国家卫生和计划生育委员会"十二五"规划教材
全国高等医药教材建设研究会"十二五"规划教材
全国高等学校教材

供卫生管理及相关专业用

卫生财务管理

Financial Management in Healthcare

主　编　程　薇

副主编　高广颖　张　媚　赵晓雯

编　者（以姓氏笔画为序）

刘　辉（中国中医科学院广安门医院）

张　媚（成都中医药大学）

张丽丽（北京中医药大学）

杨方其（卫生部北京医院）

周成红（安徽医科大学）

赵晓雯（哈尔滨医科大学）

贾莉英（山东大学）

柴冬丽（首都医科大学附属北京朝阳医院）

高广颖（首都医科大学）

高丽敏（大连医科大学）

程　薇（北京中医药大学）

雒　敏（南京医科大学）

学术秘书　蒋　艳（北京中医药大学）

人民卫生出版社

图书在版编目（CIP）数据

卫生财务管理/程薇主编. —北京:人民卫生出版社,2013.9
ISBN 978-7-117-17713-9

Ⅰ.①卫… Ⅱ.①程… Ⅲ.①医药卫生组织机构-财务
管理-研究-中国 Ⅳ.①R197.322

中国版本图书馆 CIP 数据核字（2013）第 158598 号

| 人卫智网 | www.ipmph.com | 医学教育、学术、考试、健康，购书智慧智能综合服务平台 |
| 人卫官网 | www.pmph.com | 人卫官方资讯发布平台 |

卫生财务管理

主　　编：程　薇
出版发行：人民卫生出版社（中继线 010-59780011）
地　　址：北京市朝阳区潘家园南里 19 号
邮　　编：100021
E - mail：pmph @ pmph. com
购书热线：010-59787592　010-59787584　010-65264830
印　　刷：北京盛通商印快线网络科技有限公司
经　　销：新华书店
开　　本：787×1092　1/16　　印张：22　　插页：8
字　　数：467 千字
版　　次：2013 年 9 月第 1 版　2022 年 12 月第 1 版第 4 次印刷
标准书号：ISBN 978-7-117-17713-9/R·17714
定价（含光盘）：50.00 元
打击盗版举报电话：010-59787491　E-mail：WQ @ pmph.com
质量问题联系电话：010-59787234　E-mail：zhiliang @ pmph.com

全国高等学校卫生管理专业
第二轮规划教材修订说明

　　我国卫生管理专业创办于1985年,第一本卫生管理专业教材出版于1987年,时至今日已有26年的时间。随着我国卫生事业的快速发展,卫生管理专业人才队伍逐步壮大,卫生管理专业教材从无到有,从少到多。为适应我国卫生管理专业的发展和教学需要,人民卫生出版社于2005年2月出版了第1轮全国高等学校卫生管理专业规划教材,其中单独编写教材10种,与其他专业共用教材5种,共计15种。这套教材出版八年来,为我国卫生管理人才的培养,以及医疗卫生管理事业科学化、规范化管理做出了重要的贡献。

　　当前,随着我国医疗卫生体制改革的不断深入,国家对卫生管理专业人才的需求量增加,卫生管理专业有了日新月异的发展,知识更新越来越快速,专业设置越来越细化,使得第1轮的教材已不能适应目前国内卫生管理专业发展和人才培养的需要。2012年在原卫生部领导的支持和关心下,全国高等医药教材建设研究会、人民卫生出版社开始组织第二轮规划教材的编写工作。全国高等医药教材建设研究会在2011年9月成立了"第二届全国高等学校卫生管理专业教材评审委员会",经过会上及会后的反复论证最终确定本次修订工作出版31种教材,并计划作为2013年秋季教材和2014年春季教材在全国出版发行。此次教材的修订工作是在贯彻党的十八大关于"深化教育领域综合改革"精神的背景下,在落实教育部、原卫生部联合下发的《关于实施临床医学教育综合改革的若干意见》的前提下,根据《国家医药卫生中长期人才发展规划(2011—2020年)》的任务要求,并结合国家卫生和计划生育委员会的总体要求,坚持"三基、五性、三特定"的原则,组织全国各大院校卫生管理专业的专家一起编写。

　　第二轮教材的修订工作从2012年7月开始,其修订和编写特点如下:

　　1. 教材编写修订工作是在教育部、国家卫生和计划生育委员会的领导和支持下,由全国高等医药教材建设研究会规划,卫生管理专业教材评审委员会审定,院士专家把关,全国各医学院校知名专家教授编写,人民卫生出版社高质量出版。

2. 教材编写修订工作是根据教育部培养目标、卫生管理部门行业要求、社会用人需求，在全国进行科学调研的基础上，借鉴国内外医学人才培养模式和教材建设经验，充分研究论证本专业人才素质要求、学科体系构成、课程体系设计和教材体系规划后，科学进行的。

3. 在全国广泛、深入调研基础上，总结和汲取了第一轮教材的编写经验和成果，尤其是对一些不足之处进行了大量的修改和完善，并在充分体现科学性、权威性的基础上，更考虑其全国范围的代表性和适用性。

4. 教材编写修订工作着力进行课程体系的优化改革和教材体系的建设创新——科学整合课程、淡化学科意识、实现整体优化、注重系统科学、保证点面结合。继续坚持"三基、五性、三特定"和"多级论证"的教材编写原则，以确保教材质量。

5. 教材内部各环节合理设置，含有丰富的内容和活跃的版式设计。包含章前案例、知识拓展、知识链接、本章小结、关键术语、习题、教学建议等，从多方面、多角度给予知识的讲授，促进知识的理解，深化内容的记忆。

6. 为适应教学资源的多样化，实现教材系列化、立体化建设，每种教材都配有配套光盘，方便老师教学和学生自主学习。

本轮卫生管理专业规划教材共计31种，全部为核心课程，单独编写教材，不再与其他专业共用。其中"管理基础课程部分"7种，"专业课程部分"20种，"选择性课程部分"4种。

本套教材所有31种书均为国家卫生和计划生育委员会"十二五"规划教材，计划于2013年秋季和2014年春季全部出版发行。

说明：2013年2月本套教材基本完稿，2013年3月"中华人民共和国卫生部"（简称"卫生部"）更名为"中华人民共和国国家卫生和计划生育委员会"（简称"国家卫生和计生委"）。本套教材的编委会已经考虑到此类问题，并把教材中相关名称作了修改，但是许多法规和文件还在沿用以前的名称，为了保持学术的严谨性，此类地方出现的名称不做修改。由于时间紧张，如有修改不到位的地方还请广大师生批评指正！

全国高等学校卫生管理专业
第二轮规划教材目录

书　名	版　次	主　编
1. 管理学基础	第2版	冯占春　吕　军
2. 经济学原理		刘国恩　李　玲
3. 组织行为学	第2版	刘　毅
4. 公共事业管理概论		殷　俊
5. 公共关系学		王　悦
6. 人际沟通及礼仪		隋树杰
7. 公文写作与处理	第2版	邱心镜
8. 管理流行病学		毛宗福　姜　潮
9. 卫生管理统计及软件应用		贺　佳
10. 卫生管理运筹学	第2版	秦　侠
11. 卫生管理科研方法		王　健
12. 社会医学		卢祖洵　姜润生
13. 卫生事业管理学		张　亮　胡　志
14. 卫生服务营销管理	第2版	梁万年
15. 卫生经济学		孟庆跃
16. 卫生法学		黎东生
17. 医疗保障学	第2版	姚　岚　熊先军
18. 卫生政策学	第2版	郝　模
19. 药品管理学		张新平　刘兰茹
20. 卫生监督学	第2版	樊立华
21. 医院管理学	第2版	张鹭鹭　王　羽
22. 卫生保健伦理学		佟子林
23. 卫生财务管理		程　薇
24. 卫生人力资源管理		毛静馥
25. 卫生信息管理学	第2版	胡西厚
26. 卫生项目管理		王亚东
27. 卫生技术评估		陈　洁　于德志
28. 卫生应急管理		吴群红　杨维中
29. 国际卫生保健		马　进
30. 健康管理学		郭　清
31. 公共卫生概论		姜庆五

全国高等学校卫生管理专业
第二届教材评审委员会名单

顾　问
王陇德　文历阳　陈贤义

主任委员
张　亮

副主任委员
郝　模　孟庆跃　胡　志　杜　贤

委　员
（以姓氏笔画为序）

马　进　王　羽　王　悦　毛宗福　孔军辉
申俊龙　任　苒　杨　晋　李士雪　吴群红
邱鸿钟　张新平　张鹭鹭　高建民　郭　岩
郭　清　梁万年　景　琳　曾　诚

秘　书
王　静　戴薇薇

主编简介

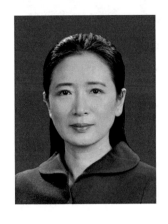

程　薇

　　女,北京中医药大学管理学院副院长,教授,博士生导师。研究领域:卫生机构财务管理、卫生机构成本核算、卫生管理及政策研究。管理学及会计学专业毕业,曾赴英国做访问学者。现为国家中医药管理局重点学科"中医药管理学"学科带头人。社会兼职:北京市卫生经济学会副会长、世界中医药学会联合会管理科学专业委员会副会长,中国卫生经济学会卫生财会分会副秘书长、中国卫生经济学会卫生服务成本与价格专业委员会专家,"北京市社区卫生管理专家团"专家,财政部修订《医院会计制度》、《医院财务制度》专家,医院财务顾问等。

　　近5年承担国家自然科学基金、国家"十一五"支撑项目课题、世界卫生组织、国家中医药管理局、北京市卫生局、北京市中医管理局等十余项课题。获科研成果奖2项。主编教材《医院会计与财务管理》、《医院财务管理》;副主编教材《卫生服务市场营销管理》;专著《医院成本管理》、《医院会计制度》、《新〈医院会计制度〉解读与衔接》。

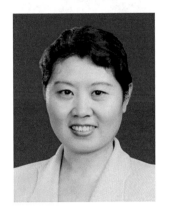

高广颖

女,首都医科大学卫生管理与教育学院教授,社会医学与卫生事业管理博士,研究生导师,北京大学中国经济中心博士后。现从事卫生事业管理专业教学与科研工作。先后受聘于原卫生部人才交流中心、贷款办、农卫司、清华大学继续教育学院等部门讲授"财务管理与成本核算"培训课程。先后主持原卫生部、教育部人文社科、北京市哲学规划办、北京市教委、北京市科委等课题 15 项。先后参与世界银行、联合国儿基会等课题 10 余项。主要研究方向是卫生经济学、医疗保障、财务管理与分析。主编、副主编、参编《医院财务管理》、《医院会计与财务管理》、《医疗保障》等教材多部。1997 年获卫生部科技进步奖三等奖,1998 年获黑龙江省教委科技进步一等奖、二等奖各一项,2003 年获黑龙江省人文社科类科研成果二等奖。2012 年获第六届教育部人文社科研究报告奖。

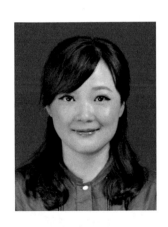

张 媚

女,成都中医药大学财务学博士,副教授。研究领域:公共财政、非营利组织财务管理、非经营性国有资产。近 5 年来,主持省部级课题 2 项,发表学术论文十余篇,参编教材 2 部。曾获四川省十四次哲学社会科学优秀成果三等奖。

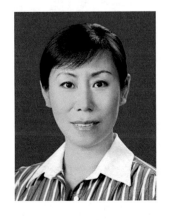

赵晓雯

女,哈尔滨医科大学卫生管理学院副教授,博士学位,硕士研究生导师。先后从事会计及财务管理的实际工作和高校卫生管理的教学与科研工作。承担卫生管理专业研究生和本科生的会计与财务管理、卫生经济学、社会医疗保险学等课程的教学,是黑龙江省卫生系统财会知识培训的骨干教师。主要研究方向:财务管理、组织行为管理等。近年来主持省、厅级课题 5 项,参加国家及省级课题 10 项。在国内外核心期刊杂志发表第一作者论文 12 篇,获第十三届黑龙江省社会科学优秀科研成果奖。主编、参编教材 3 部。

前　言

　　2009 年中共中央国务院发布的《关于深化医药卫生体制改革的意见》以及2010 年财政部、卫生部颁布的《医院财务制度》、《医院会计制度》、《基层医疗卫生机构财务制度》、《基层医疗卫生机构会计制度》的出台，将医疗卫生机构财务管理提到了空前重要的位置。医疗卫生机构加强财务管理，降低成本，提高效率，成为未来工作的重点，而对卫生管理专业学生的财务管理能力的培养，也显得尤为迫切。为顺应社会需求，全国高等医药教材建设研究会和人民卫生出版社在组织编写第二轮全国高等学校卫生管理专业规划教材时将《卫生财务管理》作为新增教材，开展了首次编写工作。

　　本书结合《医院财务制度》及《基层医疗卫生机构财务制度》的主要内容，突出新医改的要求，以财务报表为起点，以案例为载体，全书贯穿内部控制的理念，使学生在学习解读公立医院及基层医疗卫生机构(本书简称医疗卫生机构)财务信息的基础上，了解学习医疗卫生机构财务管理的理论体系，提高学生的实际操作技能。本书编写具有以下特色：

　　1. 会计核算与财务管理有机结合，注重基础，强调管理。本书以会计核算知识为基础，从报表分析出发，使用大量实际案例，系统全面地将医院会计与财务管理有针对性地提炼并进行有机结合，使学生在学习中掌握财务管理学的精髓。

　　2. 医院与基层医疗卫生机构结合，厘清共性，突出特点。新制度将医院和基层医疗卫生机构的财务制度和会计制度分开，两者之间，既存在诸多共性，又各有特色。本书在编写过程中，将两者相结合，对两者之间的共性进行厘清，同时突出两者各自的重点，便于学生的理解和掌握。

　　3. 理论与实操并重。本书以财务报表分析为起点，结合医疗卫生机构实际案例，讲述财务管理理论知识，强调实际操作技能的提高。

　　本书编委会汇集了各医学院校具有多年财务课程教学经验的一线教师，以及在医院财务部门长期从事财务管理工作、具有丰富实践经验的实务界专家，撰写过程中各位编委本着严谨、认真的编写态度，坚持高质量、严要求的编写精神，力求实现理论与实际的更好结合。本书由程薇教授担任主编，设计全书体系、编写提纲并负责全书修改、补充、统纂和定稿；高广颖、张娟、赵晓雯担任副主编，负责本书的修改、审稿等工作。

　　正是由于各位编委无私的奉献和不懈的努力，这本凝集着大家智慧和汗水的思想结晶才能得以问世，在此向各位编委表示最衷心的感谢。同时还要感谢学术秘书蒋艳为本书撰写所付出的辛勤劳动。感谢研究生们在本书校稿过程中付出的辛勤劳动。在本书的撰写过程中我们查阅了大量文献资料,在此谨向各位作者致以衷心的感谢。

本书可作为医学院校管理专业学生的教材,也可作为研究生的参考用书以及各级各类卫生管理干部、医院财务人员培训的教材,可以说是广大卫生管理人员自学及工作的工具书。

卫生财务管理作为一门新兴学科,同类教材匮乏,可供参考的资料较少,本书在编写过程中,虽然我们力求完美,但由于水平有限,且相关参考书籍较少,难免存在疏漏和不足,敬请广大读者批评指正。

2013 年仲春

目 录

第一章　卫生财务管理概论

第二章　财务报告

第三章　财务分析

第四章　流动资产管理及控制

第五章　非流动资产管理与控制

第六章 固定资产投资评价

第七章 负债、净资产管理及控制

第八章　收支、结余管理及控制

第九章　预 算 管 理

第十章　成本管理

卫生财务管理概论

通过本章的学习,你应该能够:

掌握 财务管理的概念、营利性医院和非营利性医院财务管理的目标、财务管理的内容等基本问题。

熟悉 影响医院财务决策的外部环境,制约医院财务行为的内部环境因素等。

了解 医院财务管理的基本知识和总体情况,以便为学习以后各章打下良好的理论基础。

章前案例

　　小王是国内知名大学企业财务管理专业的学生,刚刚大学毕业的他通过应聘来到一家三级甲等的公立医院财务处工作,成为医院的一名财务工作人员。作为财务专业出身的高才生,小王认为自己应该能够完全胜任这份工作,他主观上认为医院的财务管理工作与企业相比会简单很多,基本工作也就是发放职工工资,收支核算和报表的编制。但是随着工作的深入开展,小王发现自己面临着越来越大的困难,医院财务管理面临着与企业完全不同的环境,主要在于医院定位和目标的特殊性,导致医院财务管理的目标、内容和制约因素也与企业截然不同。这时,小王才认识到作为医院财务工作人员,正确认识医院的财务管理目标、内容、财务管理环境是顺利开展财务管理工作的基础。

第一节　卫生财务管理目标

　　卫生财务管理(financial management in healthcare)是对卫生服务活动中资金价值运动的经济管理活动。广义的卫生财务管理范围涵盖卫生、医疗、健康等各类组织,在我国包括了公立医院、基层医疗卫生机构、公共卫生机构、卫生行政事业单位等机构的财务管理活动。狭义的卫生财务管理指医疗卫生机构财务管理,即各级各类医院和基层医疗卫生机构。本书的卫生财务管理是狭义概念。医疗卫生机构财务管理(financial management of medical and health institutions)是医疗卫生机构经济管理的重要组成部分,是组织医疗卫生机构财务活动,处理医疗卫生机构财务关系的一项经济管理工作。其主要内容是:根据医疗卫生机构

笔记

资金运动的特点,合理地筹集资金,使用资金和分配资金,正确地处理好医疗卫生机构的各种财务关系。

　　我国卫生事业是政府实行一定福利政策的社会公益事业,医疗卫生机构作为医疗卫生服务提供者,在卫生服务体系中具有重要地位。2000 年卫生部、国家中医药管理局、财政部、国家计委制定了《关于城镇医疗机构分类管理的实施意见》,将医疗机构分为营利性医疗机构和非营利性医疗机构,进行分类管理。划分营利性和非营利性医疗机构的主要依据是医疗机构的经营目的、服务任务,以及执行不同的财政、税收、价格政策和财务会计制度。《关于公立医院改革试点的指导意见》(2010)明确了公立医院的公益性质,并提出坚持营利性和非营利性分开管理的原则。因此,我国卫生领域中营利性医疗机构与非营利性医疗机构并存格局将长期存在。由于不同类型医疗机构的财务管理目标、内容、环境等有较大差异,本节将从这两类医疗机构的特点来分析医院财务管理目标。

一、营利性医疗机构及非营利性医疗机构

(一)营利性医疗机构

　　营利性医疗机构(profit medical institutions)是指医疗服务所得收益可用于投资者经济回报的医疗机构。在我国,营利性医疗机构的特点包括:①根据市场需求自主确定医疗服务的项目;②医疗服务价格放开,依法自主经营,照章纳税;③参照执行企业的财务、会计制度和有关政策。取得《医疗机构执业许可证》的营利性医疗机构,按有关法律法规还需到工商行政管理、税务等有关部门办理相关登记手续。在我国,政府不举办营利性医疗机构。

(二)非营利性医疗机构

　　非营利性医疗机构(nonprofit medical institutions)是我国医疗机构的主体,是指为社会公众利益服务而设立和运营的医疗机构,其不以营利为目的,收入用于弥补医疗服务成本,实际运营中的收支结余只能用于自身的发展,如改善医疗条件、引进技术、开展新的医疗服务项目等。

　　政府举办的非营利性医疗机构主要提供基本医疗服务并完成政府交办的其他任务,非营利性医疗机构也可以提供少量的非基本医疗服务。政府举办的非营利性医疗机构享受同级政府给予的财政补助。非营利性医疗机构执行政府规定的医疗服务指导价格,享受相应的税收优惠政策。非营利性医疗机构执行财政部、卫生部颁布的《医院财务制度》、《医院会计制度》、《基层医疗卫生机构财务制度》和《基层医疗卫生机构会计制度》等有关法规、政策。医院按《医疗机构管理条例》进行设置审批、登记注册和校验时,需要以书面形式向卫生行政部门申明其性质,由接受其登记注册的卫生行政部门会同有关部门根据医院投资来源、经营性质等有关分类界定的规定予以核定。凡是政府主办的非营利性医疗机构,不得有营利性组织,不得投资与其他组织合资合作建立的非独立法人资格的营利性"科室"、"分院"等。

知识拓展

《关于城镇医疗机构分类管理的实施意见》中规定：非营利性医疗机构和营利性医疗机构的界定是非营利性和营利性按机构整体划分。划分的主要依据是医疗机构的经营目的、服务任务，以及执行不同的财政、税收、价格政策和财务会计制度。

1. 非营利性医疗机构是指为社会公众利益服务而设立和运营的医疗机构，不以营利为目的，其收入用于弥补医疗服务成本，实际运营中的收支结余只能用于自身的发展，如改善医疗条件、引进技术、开展新的医疗服务项目等；营利性医疗机构是指医疗服务所得收益可用于投资者经济回报的医疗机构。政府不举办营利性医疗机构。

2. 政府举办的非营利性医疗机构主要提供基本医疗服务并完成政府交办的其他任务，其他非营利性医疗机构主要提供基本医疗服务，这两类非营利性医疗机构也可以提供少量的非基本医疗服务；营利性医疗机构根据市场需求自主确定医疗服务项目。当发生重大灾害、事故、疫情等特殊情况时，各类医疗机构均有义务执行政府指令性任务。

3. 政府举办的非营利性医疗机构享受同级政府给予的财政补助，其他非营利性医疗机构不享受政府财政补助。非营利性医疗机构执行政府规定的医疗服务指导价格，享受相应的税收优惠政策。营利性医疗机构医疗服务价格放开，依法自主经营，照章纳税。

4. 非营利性医疗机构执行财政部、卫生部颁布的《医院财务制度》和《医院会计制度》等有关法规、政策。营利性医疗机构参照执行企业的财务、会计制度和有关政策。

二、医疗卫生机构财务管理目标

医疗卫生机构财务管理的目标是医疗卫生机构理财活动所希望实现的结果，是评价医疗卫生机构理财活动是否合理的基本标准。医疗卫生机构财务管理是医疗卫生机构管理活动的重要组成部分，财务管理的目标显然要与医疗卫生机构的整体目标保持一致，支持医疗卫生机构整体目标的实现。

（一）营利性医疗机构财务管理目标

营利性医疗机构的经营行为更多地以市场为导向，投资者投资营利性医疗机构的目的在于追求利润及投资回报。从财务管理的角度来看，营利性医疗机构的最主要的目标应是医疗机构所有者财富的最大化，对于股份制医疗机构，表现为股东财富的最大化。营利性医疗机构就要在这一基本目标之上构建医疗机构财务管理的原则。但是，营利性医疗机构同样也要接受卫生部门的行业管理，其财务管理的目标要在符合政策法规和行业质量标准的前提下实现。

3

知识拓展

股东财富：在股份公司中股东财富由其所拥有的股票数量和股票市场价格两方面来决定。因此，股东财富最大化也最终体现为股票价格最大化。一般认为，股价的高低代表了投资大众对公司价值的客观评价。股票价格通常以每股市价表示，受到每股盈余、企业风险等多种因素的影响。

股东财富最大化是指通过财务上的合理经营，为股东带来最多的财富。持这种观点的学者认为，股东创办企业的目的是增长财富。他们是企业的所有者，是企业资本的提供者，其投资的价值在于它能给所有者带来未来报酬，包括获得股利和出售股权获取现金。

（二）非营利性医疗机构财务管理目标

非营利性医疗机构是为社会公众利益服务而设立和运营的，得到政府资金或税收方面的支持。非营利性医疗机构没有股东，但是却有很多利益关系者，如出资者、管理者、职工、债权人、患者和潜在的患者（如社区居民）等。要提高以上这些与医疗机构利益关联者的满意度，医疗机构必须在符合政策法规的前提下追求医疗机构价值的最大化。医疗机构价值最大化是指，医疗机构财务上采用最优的财务政策，充分考虑资金的时间价值和风险与报酬的关系，在保证医疗机构长期稳定发展的基础上，在政府规定的限制内追求医疗服务对象满意度最大化和达到行业质量标准的服务数量的最大化。要满足以上的目标，在财务管理上，对医院与基层医疗卫生服务机构有不同的要求。医院财务管理目标包括：

1. 医院能够创造足够的收支结余来保证提供现有的医疗服务的连续性，这就意味着现有的房屋和设备在报废需要更新时有足够的资金保障。

2. 医院能够创造足够的收支结余可以投资于医院发展所需要的新医疗技术和医疗服务。

3. 政府和慈善机构会提供给医院一定的资金支持，医院应该积极地寻求这些支持，但是从医院本身运营和财务管理上不应仅依赖于这些外界的资金支持。

4. 医院应努力在政府指导价的基础上，以尽可能低的成本提供基本医疗服务。

基层医疗卫生机构是公益性事业单位，主要提供基本公共卫生服务和基本医疗服务，基层医疗卫生机构的生存和发展主要依赖于政府的财政拨款。因此，基层医疗卫生机构财务管理主要任务是加强资产管理、提高资金使用效率，降低成本，为群众提供更多、更好的基本医疗卫生服务和公共卫生服务。

关于营利性医疗机构与非营利性医疗机构的比较见表1-1。

三、财务关系

财务关系（financial relationships）是指医疗卫生机构在组织财务活动过程中与各有关方面产生的经济关系。医疗卫生机构的财务关系主要有以下几个方面：

笔记

表1-1　营利性医疗机构与非营利性医疗机构比较

类别	营利性医疗机构	非营利性医疗机构
财务管理目标	股东财富的最大化	医疗机构价值的最大化
特点	自主经营、自负盈亏	提供社会公共产品
所有者资金来源	股东	财政投入、社会捐赠等
所有者资金使用方式	有偿	无偿
有无税收优惠	无	有
服务定价	市场定价	政府指导价格
财务会计制度	《企业会计制度》《企业财务制度》	《医院会计制度》《医院财务制度》《基层医疗卫生机构会计制度》《基层医疗卫生机构财务制度》
关键词	利润、报酬率、风险、成本	福利性、公益性、公共性、预算管理、成本核算

（一）医疗卫生机构同所有者之间的财务关系

营利性医疗卫生机构所有者主要是法人单位、个人和外商，所有者按照投资合同、协议、章程的约定履行出资义务，形成医疗卫生机构的资本金，医疗卫生机构利用资本金进行经营，实现利润后，应按出资比例或合同、章程的规定，向所有者分配利润。政府举办的非营利性医疗卫生机构所有者是国家，政府给予医疗卫生机构相应的资金和税收方面的支持。其他非营利性医疗卫生机构的所有者主要是法人单位、个人和外商，国家不直接投资，但是同样给予税收优惠政策。非营利性医疗卫生机构要按规定提供基本医疗服务，遵守政府和卫生行业制定的收费标准及质量标准。医疗卫生机构同其所有者之间的财务关系，体现着所有权的性质，反映着经营权和所有权的关系。

（二）医疗卫生机构同债权人之间的财务关系

医疗卫生机构同债权人之间的财务关系主要是指医疗卫生机构向债权人借入资金，并按借款合同的规定按时支付利息和归还本金所形成的经济关系。医疗卫生机构与企业一样，除利用资本金进行经营活动外，还要借入一定数量的资金，以便医疗卫生机构有足够的资金进行医疗活动，这一点营利性医疗卫生机构和非营利性医疗卫生机构都是相同的。医疗卫生机构的债权人主要有：①贷款机构；②商业信用提供者；③其他出借资金给医疗卫生机构的单位或个人等。我国医疗卫生机构目前还不能通过发行债券进行筹资。医疗卫生机构利用债权人的资金后，要按约定的利息率及时向债权人支付利息，债务到期时，要按时向债权人归还本金。医疗卫生机构同债权人之间的关系体现的是债务与债权的关系。

笔记

知识拓展

《医院财务制度》第六十一条规定：医院原则上不得借入非流动负债，确需借入或融资租赁的，应按规定报主管部门（或举办单位）会同有关部门审批，并原则上由政府负责偿还。

《基层医疗卫生机构财务制度》第三十九条规定：基层医疗卫生机构不得借入偿还期在一年以上（不含一年）的长期借款，不得发生融资租赁行为。

此处的医院是指各级各类独立核算的公立医院（即政府举办的非营利性医院），包括综合医院、中医院、专科医院、门诊部（所）、疗养院等。基层医疗卫生机构是指政府举办的独立核算的城市社区卫生服务中心（站）、乡镇卫生院等基层医疗卫生机构。

这两者也是本书讲解的重点，尤其以医院为主线，展开本书的讲解。

（三）医疗卫生机构同被投资单位之间的财务关系

医疗卫生机构同被投资单位之间的财务关系主要是指医疗卫生机构将其闲置资金以购买股票或直接投资的形式向其他单位投资所形成的经济关系。医疗卫生机构同被投资单位之间的财务关系主要存在于非政府举办的医疗卫生机构。医疗卫生机构向其他单位投资，应按约定履行出资义务，参与被投资单位的利润分配。医疗卫生机构与被投资单位的关系体现的是所有权性质的投资与被投资的关系。

知识拓展

《医院财务制度》第五十五条规定：医院应在保证正常运转和事业发展的前提下严格控制对外投资，投资范围仅限于医疗服务相关领域。医院不得使用财政拨款、财政拨款结余对外投资，不得从事股票、期货、基金、企业债券等投资。

投资必须经过充分的可行性论证，并报主管部门（或举办单位）和财政部门批准。

《基层医疗卫生机构财务制度》第二十九条规定：严格禁止基层医疗卫生机构对外投资。

（四）医疗卫生机构同债务人之间的财务关系

医疗卫生机构也可以将其资金通过购买债券、提供借款或商业信用等形式出借给其他单位，通过此种方式形成的经济关系即为医疗卫生机构同债务人之间的财务关系。医疗卫生机构将资金借出后，有权要求债务人按约定的条件支付利息和归还本金。医疗卫生机构同其债务人的关系体现的是债权与债务的关系。

笔记

（五）医疗卫生机构内部各单位之间的财务关系

医疗卫生机构内部各单位之间的财务关系是指医疗卫生机构内各科室、病区之间在提供医疗服务过程中相互提供产品或服务所形成的经济关系。医疗卫生机构需开展成本核算，对内部各单位之间提供的产品和服务进行记录核算。医疗卫生机构内部形成的资金结算关系，体现了医疗卫生机构内部各单位之间的利益关系。

（六）医疗卫生机构同职工之间的财务关系

医疗卫生机构同职工之间的财务关系主要是指医疗卫生机构向职工支付劳动报酬过程中所形成的经济关系。医疗卫生机构按照职工提供的劳动数量和质量支付劳动报酬。这种医疗卫生机构与职工之间的财务关系，体现了职工和医疗卫生机构在劳动成果上的分配关系。

（七）医疗卫生机构同有关部门之间的财务关系

对于政府举办的非营利性医疗卫生机构，享受政府给予的财政补助。对于非政府举办的非营利性医疗卫生机构，享受上级单位的补助。非营利性医疗卫生机构享受相应的税收优惠政策，医疗卫生机构要按有关规定提供相应的基本医疗服务，执行政府规定的医疗服务指导价格。因此，非营利性医疗卫生机构同财政部门、卫生部门、物价部门、税收部门等存在着一定的财务关系；营利性医疗卫生机构除按税法的规定依法纳税而与国家税务机关形成一定的经济关系外，与物价部门、卫生主管部门和工商行政管理部门也有一定的财务关系。

（八）医疗卫生机构同第三方付费者的财务关系

随着医疗保险体制改革，医疗保险经办机构代表参保患者向为患者提供医疗服务的定点医疗机构支付费用的方式，即第三方付费（即保险报销费用）。这样就形成了第三方付费者（医保经办机构）、参保患者和医疗服务提供方三者之间的经济关系。保险人希望医疗机构为投保人提供既经济又实惠的服务，从而实现保障参保人群和基金平稳运行的目的；被保险人希望得到最大满足的医疗服务，从而使自己缴费受益最大化；而医疗服务提供方——医疗机构则希望将服务转化为最大的经济效益。要协调三方关系应该通过制度的建设和健康管理的模式创造一个医疗服务体系和谐有序的创新和发展空间。

第二节　卫生财务管理的内容

财务管理是有关资金的筹集、投放和分配的管理工作。财务管理的对象是资金的循环和周转。

一、财务管理的对象

财务管理主要是资金管理，其对象是资金及其流转。资金流转的起点和终点是现金，其他资产都是现金在流转中的转化形式，因此，财务管理的对象也可说是现金及其流转。财务管理也会涉及成本、收入和利润问题。从财务的观点来看，成本和费用是现金的耗费，收入和利润是现金的来源。财务管理主要在这

笔记

种意义上研究成本和收入,而不同于一般意义上的成本管理和销售管理,也不同于计量收入、成本和利润的会计工作。

(一)现金流转的概念

在建立一个新医疗卫生机构时,必须先要解决两个问题:一是制定规划,明确经营的内容和规模;二是筹集若干现金,作为最初的资本。没有现金,医疗卫生机构的规划无法实现,不能开始运营。机构建立后,现金变为经营用的各种资产,在运营中又陆续变为现金。

在医疗服务经营过程中,现金变为非现金资产,非现金资产又变为现金,这种流转过程称为现金流转。这种流转无始无终,不断循环,称为现金的循环或资金循环。

现金的循环有多条途径。例如,有的现金用于购买卫生材料,卫生材料通过医疗服务又变为现金;有的现金用于购买固定资产,如医疗器械等,它们在使用中逐渐磨损,价值进入医疗服务,陆续通过医疗服务项目变为现金。各种流转途径完成一次循环即从现金开始又回到现金所需的时间不同。购买卫生材料或药品的现金可能在较短时间就可流回,购买机器的现金则需较长时间甚至许多年才能全部返回现金状态。

现金变为非现金资产,然后又回到现金,所需时间不超过一年的流转,称为现金的短期循环。短期循环中的资产是流动资产,包括现金本身和医院正常经营周期内可以完全转变为现金的存货、应收账款、短期投资及某些待摊和预付费用等(图 1-1)。

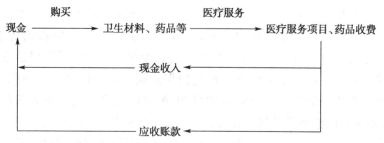

图 1-1 现金短期循环最基本的形式

现金变为非现金资产,然后又回到现金,所需时间在一年以上(不含一年)的流转,称为现金的长期循环,长期循环中的非现金资产是长期资产,包括固定资产、长期投资、无形资产等。

(二)现金的短期循环

图 1-1 省略了两个重要的情况:

一是只描述了现金的运用,没有反映现金的来源。投资人最初投入的现金,在后续的经营中经常不够使用,需要补充。补充的来源包括增加投资、向银行借款、利用商业信用解决临时资金需要等。

二是只描述了流动资产的相互转换,没有反映资金的耗费。例如,用现金支付人工成本和其他费用等。医疗卫生机构不可能把全部现金都投资于非现金资产,必须拿出一定数额用于发放工资、支付公用事业费等。这些现金被耗费了,而不是投入非现金资产。它们要与卫生材料成本加在一起,成为制定医疗服务项目价格的基础,并通过医疗服务补偿最初的现金支付。

将这两种情况补充进去,现金短期循环的基本形式如图 1-2 所示。

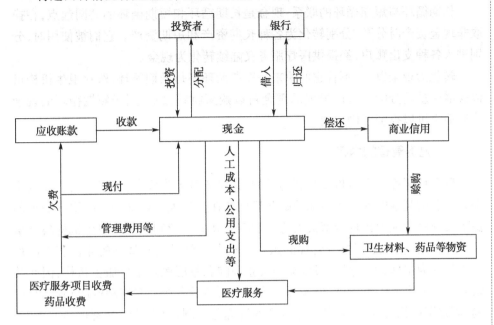

图1-2　现金短期循环的基本形式

(三) 现金的长期循环

现金长期循环的基本形式见图 1-3。

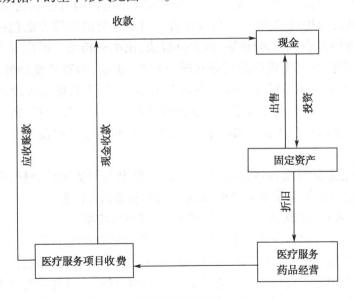

图1-3　现金长期循环的基本形式

医疗卫生机构用现金购买固定资产,固定资产的价值在使用中逐步减少,减少的价值称为折旧费。折旧费和人员经费、材料费成为医疗服务项目成本,提供医疗服务时收回现金。有时,出售固定资产也可使之变为现金。

长期循环是一个缓慢的过程,房屋建筑物的成本往往要几十年才能得到补偿。

长期循环与短期循环的联系:现金是长期循环和短期循环的共同起点,在换取非现金资产时分开,分别转化为各种长期资产和短期资产。它们被使用时,分别进入各种支出账户,经提供医疗服务又陆续转化为现金。

转化为现金以后,不管它们原来是短期循环还是长期循环,医疗卫生机构可以视需要重新分配。折旧形成的现金可以购买材料,原来用于短期循环的现金收回后也可以投资于固定资产。

二、财务管理的内容

营利性医疗卫生机构以盈利为目的,其财务目标为股东价值最大化;非政府举办的非营利性医疗卫生机构的财务目标是在满足人民群众的医疗服务需求前提下实现医疗卫生机构价值最大化。政府举办的非营利性医疗卫生机构属于事业单位,预算管理是其财务管理的重点。本书主要以政府举办的非营利性医疗卫生机构为主体,主要是各级各类的公立医院和基层医疗卫生服务机构,因此其财务管理的内容主要包括:财务分析、资产(含流动资产和非流动资产)管理与控制、固定资产投资评价、负债及净资产的管理与控制、收支及结余管理与控制、预算管理、成本管理等。

(一) 财务分析

医疗卫生机构财务分析是指医疗卫生机构根据会计报表及有关资料,采用专门的分析技术和方法,对一定时期内医疗卫生机构财务状况、财务收支情况、效益情况等进行的研究、分析和评价。财务分析的主要方法包括对比分析法、趋势分析方法、结构分析法、因素分析法、比率分析法。医疗卫生机构财务分析应注重医疗卫生机构的财务状况及资产、负债、净资产变动情况分析,以反映医疗卫生机构的结余与抗财务风险的能力、资产营运和管理效率及发展能力;在分析过程中应注重工作数量及质量指标完成情况分析、财务收支情况分析,以反映医疗卫生机构增收节支、开源节流和社会效益及经济效益协调增长情况。

目前财务分析指标体系包括预算分析、结余与财务风险分析、资产营运分析、业务收支结构、发展能力分析、成本管理分析等六项内容。

(二) 资产(含流动资产和非流动资产)管理与控制

医疗卫生机构的资产代表其经济实力,非流动资产尤其是固定资产体现了医疗卫生机构的规模,流动资产则体现了医疗卫生机构的营运能力。医疗卫生机构要合理规划非流动资产和流动资产的结构比例,并对其进行分类管理。非流动资产管理具体包括现金预算管理,应收账款及存货的管理。在流动资产的管理中,要在保证流动资产的需要量的前提下,尽量控制流动资产的占用量,加速流动资产的周转。非流动资产包括固定资产、工程项目、对外投资和无形资产管理。

10

（三）固定资产投资评价

医疗卫生机构的投资行为主要表现为对内投资，即固定资产投资。固定资产投资需要集中投入大量的资金，而这些投入的资金又不能在短期内收回，因此该项投资具有较大的风险。然而，固定资产投资作为一种战略，关系到医疗卫生机构经营的成败和未来发展的方向。医疗卫生机构只有做好固定资产投资的决策分析及评价，才能避免投资的盲目性，提高决策的科学性，保证医疗卫生机构稳定、高效地运行，确保其社会效益和经济效益的提高。固定资产投资评价的指标包括：投资回收期法、平均报酬率法、净现值法、现值指数及内含收益率法等，在评价时要树立货币时间价值观念和风险观念是现代医院财务管理的基础观念。

（四）负债及净资产的管理与控制

医疗卫生机构资产的来源主要有两个：债务性资产和权益性资产，即机构的负债和净资产，医疗卫生机构尤其是政府举办的非营利性医疗卫生机构由于其本身性质的特殊性，其资产构成情况也具有其特殊性。负债的筹资方式主要包括银行借款、商业信用、融资租赁和发行债券等，净资产的来源主要包括直接投资、内部积累、接受捐赠等。了解医疗卫生机构负债的筹集和管理方式、债务控制及净资产的分类及管理，关注医疗卫生机构经营中的经营杠杆及财务杠杆效应，对于提高医疗卫生机构财务管理水平，防范财务风险有着非常重要的意义。

（五）收支及结余管理

医疗卫生机构收支及结余的核算与管理是医疗卫生机构财会工作的一项重要内容，其核算方法不仅关系到资金使用效果的考核，而且关系到核算结果的真实程度。因此，必须正确核算医疗卫生机构收支、结余，真实准确地计算和反映医疗卫生机构收支、结余或亏损的形成，以及结余的分配或亏损的弥补情况，向决策者提供管理信息。

医疗卫生机构收支结余包括业务收支结余、财政项目补助收支结转（余）、科教项目收支结余。结余分配政策的制定也是医疗卫生机构结余管理的内容。不同性质的医疗卫生机构其结余分配政策的重点也不同。非营利性医疗卫生机构除按照国家有关规定，根据医疗卫生机构的具体情况提取职工福利基金外，其余转为事业基金，用于扩大经营。

营利性医疗卫生机构尤其是营利性股份制医疗卫生机构利润分配的顺序则遵循企业利润分配的原则：为弥补以前年度的亏损；提取盈余公积金；提取公益金；向所有者分配利润。

（六）预算管理

医疗卫生机构预算是指医疗卫生机构根据事业发展计划和任务编制的年度财务收支计划，是对计划年度内医疗卫生机构财务收支规模、结构和资金渠道所作的预计，是计划年度内医疗卫生机构各项事业发展计划和工作任务在财务收支上的具体反映，是医疗卫生机构财务活动的基本依据。

预算的编制方法主要有：固定预算、弹性预算、增量预算、零基预算、滚动预

笔记

算、概率预算等,每一种方法在理论上都有其适用范围和优缺点。

全面预算管理是一种全方位、全过程和全员的整合性管理系统,也是一套系统、精细的管理机制,具有全面控制和约束力,包括业务预算、财务预算和专门决策预算等。全面预算管理循环包括预算编制、审批、执行、调整、决算、分析、考核和控制等多个环节。

(七)成本管理

医疗卫生机构成本管理即对医疗卫生机构支出及成本费用的管理,医疗机构支出有医疗支出、财政项目补助支出、科教项目支出、管理费用和其他支出;医疗机构实行成本核算,根据核算对象的不同,可分为科室成本核算、医疗服务项目成本核算、病种成本核算、床日和诊次成本核算,其成本费用分为直接费用和间接费用。医疗机构的支出应严格执行国家有关财务规章制度规定的开支范围及开支标准,成本费用应按成本对象进行管理。

医院和基层医疗卫生机构由于其财务管理的任务和目标不同,因此其管理的内容和重点也有所差异,医院财务管理的内容涵盖较为全面,而基层财务管理的内容相对简单。

三、财务管理的职能

(一)财务决策

财务决策是指有关资金筹集和使用的决策。财务决策一般是在财务预测的基础上,对已提出的各种方案进行定性、定量分析,通过科学的、经济的、技术的论证,作出有理有据的分析结论,然后经过分析比较,权衡利弊得失,确定最佳方案。

财务决策一经确定,就要编制相应的预算,并通过预算控制调节医疗卫生机构的经济活动。财务决策的正确与否直接关系到医疗卫生机构的兴衰和成败。财务决策的一般程序是:确定决策目标,即要弄清楚决策要解决什么问题;提出备选方案,即按照决策目标,提出若干个备选方案;评价方案,即对备选方案的经济效益、社会效益和可行性进行评价,确定最优方案。

(二)财务计划

财务计划是指医疗卫生机构对其一定时期内资金运动所作的安排,是以货币形式把各方面的计划综合平衡起来,使各项计划协调统一于一个奋斗目标,以便医疗卫生机构内部各职能部门根据统一的目标,安排自己的活动,同时采取必要的措施,保证计划的完成。医疗卫生机构财务计划主要包括资金筹集和使用计划、业务收支计划、成本费用计划、流动资金计划、专项资金计划等。

编制财务计划,必须以目标任务为依据,采用既积极先进又切实可行的定额,明确财务目标。编制财务计划要兼顾各方面的利益,处理好各方面的财务关系。编制财务计划首先需要收集和整理资料,并根据上期指标的执行情况和财务决策,结合医疗卫生机构各项工作计划,合理提出财务计划指标。编制财务计划需要对各项指标进行协调、综合平衡,且在先进、合理的技术经济定额的基础上,调整指标。编制财务计划的方法有平衡法、因素法、比例法、定额法、趋势计

笔记

算法等。

（三）财务控制

财务控制是指在经营活动过程中,以计划和各项指标为依据,对资金的收入、支出、占用、耗费进行日常的计算和审核,以实现计划指标、提高经济效益。实行财务控制是落实计划任务,保证计划实现的有效措施。为了保证财务管理工作任务的完成和财务计划目标的实现,医疗卫生机构财务部门必须加强日常财务控制工作,以财务制度为依据,财务计划为目标,财务定额为标准,并在与经济责任制相结合的基础上,明确各科室、各部门和有关人员的责权关系,使财务控制工作岗位化、具体化。

财务控制的方法有事前控制、事中控制和事后控制,具体包括以下几项工作:一是制定控制标准,将标准分解到各科室或个人,便于日常控制;二是确定控制方法,主要采用实耗指标、限额领用、限额支付等;三是及时发现计划指标同实际完成情况的差异,并进行分析研究,消除不利差异,并按规定及时调整预算计划。

第三节 卫生财务管理的环境

医疗卫生机构是在一定的内外环境下诞生、存在和发展的,要开展财务管理活动必然受到国家政治、经济体制以及相关政策法规制度等诸多因素的制约,并且财务管理活动的结果同时也是这些因素相互作用的结果。这种作用于理财主体的财务活动的条件、因素的总和,就是财务环境。财务环境是实施财务管理的基础,没有良好的财务环境,就难以行使财务管理的各项职能;而财务环境也是动态可变的,随着政治、经济、管理体制等外部因素的变化而变化。市场经济条件下,医疗卫生机构的财务活动是一个开放系统,与内外部环境发生着资金、信息等方面的广泛交流。要实现医疗卫生机构财务管理目标,就要了解医疗卫生机构财务管理的环境,充分考虑各种因素,从而作出更科学、合理、有效的财务决策,以达到预期目标,避免决策失误。医疗卫生机构财务环境按构成范围,可分为内部财务环境和外部财务环境。

一、外部财务环境

医疗卫生机构财务管理的外部环境是指存在于医疗卫生机构外部的,影响财务活动的客观条件和因素。外部环境是医疗卫生机构无法改变的,医疗卫生机构必须了解这些环境的特点和变化,以尽快地适应这些环境。

（一）医疗卫生机构的财务管理和企业财务管理一样都要受到法律环境、金融市场环境和经济环境的影响

对于法律环境,医疗卫生机构的财务管理必须了解目前卫生行业的法律规范、税务法律规范和财务法律规范。医疗卫生机构的理财活动,无论是筹资、投资还是结余分配,都要遵守有关的法律规范。医疗卫生机构财务管理也要了解金融市场环境,以保证资金的运转。国家的宏观经济状况,如经济发展状况、通

货膨胀、政府的经济政策等同样影响着医疗卫生机构的财务管理和医疗卫生机构目标的实现。

（二）医疗卫生机构面临着卫生体制改革这一卫生行业特殊的环境，这一变革的环境无疑影响着医疗卫生机构财务目标的实现

1998年以来，卫生部门不断推进城镇医疗卫生体制改革。努力寻求用比较低廉的费用提供比较优质的服务的模式及方法，努力满足广大人民群众的基本医疗服务需求。这期间引入了两项机制——费用分担机制和竞争机制；推动三改联动——职工基本医疗保险制度改革、医疗卫生体制改革、药品生产流通体制改革。具体措施包括：打破垄断，推行病人选医生、选医疗机构；政府部门转变职能，将办卫生变为管卫生；实行医疗机构分类管理；实行医药收支两条线管理；规范药品购销行为，药品集中招标采购；优化卫生资源配置，发展社区卫生服务；调整不合理医疗服务价格；加强药品管理，调控药品价格等。以上各项改革都或多或少地影响着医疗卫生机构的财务管理工作。

2009年4月6日正式出台的《中共中央国务院关于深化医药卫生体制改革的意见》（以下简称《医改意见》）。关于推进公立医院补偿机制改革的问题，新医改方案提出：通过实行药品购销差别加价、设立药事服务费等多种方式逐步改革或取消药品加成政策，同时采取适当调整医疗服务价格、增加政府投入、改革支付方式等措施完善公立医院补偿机制。进一步完善财务、会计管理制度，严格预算管理，加强财务监管和运行监督。地方可结合本地实际，对有条件的医院开展"核定收支、以收抵支、超收上缴、差额补助、奖惩分明"等多种管理办法的试点。新医改方案还提出要"落实公立医院政府补助政策。逐步加大政府投入，主要用于基本建设和设备购置、扶持重点学科发展、符合国家规定的离退休人员费用和补贴政策性亏损等，对承担的公共卫生服务等任务给予专项补助，形成规范合理的公立医院政府投入机制"。

2010年2月出台的《关于公立医院改革试点的指导意见》（简称《指导意见》）明确提出："改革公立医院运行机制，改进公立医院经济运行和财务管理制度。完善医院财务会计管理制度。严格预算管理和收支管理，加强成本核算与控制。积极推进医院财务制度和会计制度改革，严格财务集中统一管理，加强资产管理，建立健全内部控制，实施内部和外部审计制度。在大型公立医院探索实行总会计师制度，加强公立医院运行监管。卫生行政部门要加强对公立医院功能定位和发展规划的监管。严格控制公立医院建设规模、标准和贷款行为，加强大型医用设备配置管理。控制公立医院特需服务规模，公立医院提供特需服务的比例不超过全部医疗服务的10%。健全财务分析和报告制度，加强公立医院财务监管。建立健全公立医院财务审计和医院院长经济责任审计制度"。这些改革措施必然影响公立医院财务管理的策略。

2010年财政部颁发的《财政部关于进一步做好预算执行工作的指导意见》、《关于加强地方财政结余结转资金管理的通知》等相关制度文件，为进一步规范事业单位的财务行为，加强事业单位财务管理和监督，提高资金使用效益提出了新的要求。

笔记

（三）相关制度对医疗卫生机构财务管理提出了新要求

2010 年 12 月 28 日,为适应社会主义市场经济和医疗卫生事业发展的需要,加强医疗卫生机构的财务管理和监督,财政部、卫生部修定了《医院财务制度》,并制定了《基层医疗卫生机构财务制度》,制度明确规定了医院和基层医疗卫生机构财务管理的基本原则、主要任务和管理体制,并对各级各类医疗卫生机构的财务管理提出了新的要求。

知识拓展

《医院财务制度》第四条规定:医院财务管理的基本原则是执行国家有关法律、法规和财务规章制度;坚持厉行节约、勤俭办事业的方针;正确处理社会效益和经济效益的关系,正确处理国家、单位和个人之间的利益关系,保持医院的公益性。

第五条 医院财务管理的主要任务是:科学合理编制预算,真实反映财务状况;依法组织收入,努力节约支出;健全财务管理制度,完善内部控制机制;加强经济管理,实行成本核算,强化成本控制,实施绩效考评,提高资金使用效益;加强国有资产管理,合理配置和有效利用国有资产,维护国有资产权益;加强经济活动的财务控制和监督,防范财务风险。

第七条 医院实行"统一领导、集中管理"的财务管理体制。医院的财务活动在医院负责人及总会计师领导下,由医院财务部门集中管理。

《基层医疗卫生机构财务制度》第四条规定:基层医疗卫生机构财务管理的基本原则是执行国家有关法律、法规和财务规章制度;坚持厉行节约、勤俭办事业的方针;正确处理社会效益和经济效益的关系,正确处理国家、单位和个人之间的利益关系,保持基层医疗卫生机构的公益性。

第五条 基层医疗卫生机构财务管理的主要任务是:科学合理编制预算,真实反映财务状况;依法取得收入,努力控制支出;建立健全财务管理制度,准确进行经济核算,实施绩效考评,提高资金使用效益;加强国有资产管理,合理配置和有效利用国有资产,维护国有资产权益;对经济活动进行财务控制和监督,定期进行财务分析,防范财务风险。

第六条 基层医疗卫生机构实行"统一领导、集中管理"的财务管理体制,财务活动在基层医疗卫生机构负责人领导下,由财务部门集中管理。

二、内部财务环境

所谓内部财务环境,是指医疗卫生机构内部客观存在的,影响财务活动的条件和因素,一般包括医疗卫生机构类型、医疗卫生机构规模、内部管理水平和组成人员素质、资金构成、设备状况、业务运转环节等,具有影响范围小、影响直接、易把握和加以利用等特点。内部财务环境具体可分为软环境和硬环境。

医疗卫生机构内部财务软环境一般是指医疗卫生机构内部自行制定的各项

财务管理规章制度,医疗卫生机构领导的财务管理水平以及财务人员水平等。医疗卫生机构在规划各项财务活动时,必须加以全面考虑,正确衡量可能出现的情况,才能做到全面而客观的正确决策。医疗卫生机构内部财务软环境始终影响和制约着医疗卫生机构的财务活动,医疗卫生机构在财务管理活动中要引起足够的重视。

医疗卫生机构内部财务硬环境一般是指医疗卫生机构的资产、负债、净资产等状况,如固定资产、流动资产的规模、结构以及两者之间的比例,固定资产完好状况和利用程度以及新旧程度和技术上的先进水平,医疗卫生机构资产负债率的高低等。这些硬环境实际上是医疗卫生机构的财务条件和能力,医疗卫生机构在规划决策其财务活动时,将直接受到这些因素的限制和影响。医疗卫生机构财务管理人员只有从本单位实际出发,根据财力状况合理安排医疗卫生机构财务活动,才能做到客观实际。

医疗卫生机构内部财务环境中的软环境和硬环境之间存在着密不可分的联系。它们相互结合构成对医疗卫生机构财务活动的制约和影响。

第四节　《医院财务制度》、《基层医疗卫生机构财务制度》修订背景及主要思路

原《医院财务制度》(以下简称旧《制度》)是 1998 年由财政部根据《事业单位财务规则》(财政部令第 8 号),结合医院特点制定并颁布实施的,适用于各级各类独立核算的公立医疗机构,包括医院、社区卫生服务中心、乡镇卫生院等。十多年来,该制度对加强医院财务管理、规范医院财务行为、提高资金使用效益起到了重要作用。但随着社会主义市场经济体制逐步完善、公共财政框架的建立和各项财政改革的深入,特别是 2009 年中共中央、国务院《医改意见》的出台,旧《制度》已经难以完全满足医疗机构财务管理的需要。为适应社会主义市场经济和医疗卫生事业发展的需要,加强医院财务管理和监督,2010 年 12 月,财政部、卫生部经过研究并在广泛征求有关方面意见的基础上,修订了旧《制度》,制定了新的《医院财务制度》并专门制定了适用于城市社区卫生服务中心(站)、乡镇卫生院的《基层医疗卫生机构财务制度》(以下简称《基层财务制度》)。

一、修订《医院财务制度》的背景

(一)深化医药卫生体制改革提出明确要求

为建立中国特色医药卫生体制,逐步实现人人享有基本医疗卫生服务的目标,提高全民健康水平,国家从 2009 年启动深化医药卫生体制改革。公立医院试点是深化医药卫生体制改革的重点,也是医改 2009—2011 年重点推进的五项改革之一。对于医院改革,《医改意见》和《医药卫生体制改革近期重点实施方案(2009—2011 年)》(以下简称《实施方案》)提出,改革其管理体制、运行机制和监管机制;推进其补偿机制改革;加快形成多元办医格局。为了完成上述改革任务,必须做到严格医院预算和收支管理,加强成本核算与控制;开展医疗服务成

笔记

本核算,科学考评医疗服务效率;全面推行医院信息公开制度,接受社会监督。也正是基于上述原因,《医改意见》中特别明确要求,进一步完善财务、会计管理制度,严格预算管理,加强财务监督和运行监督。作为医院重要管理制度之一的医院财务制度必须根据上述要求进一步修改完善。

(二)财政科学化、精细化管理提出新要求

1998年国家明确提出建立公共财政框架,启动了预算管理体制改革,目前改革路线日益清晰。近年来,我国已陆续启动和推进了各项有关改革,基本构建了适应社会主义市场经济体制,与国际惯例相接轨的预算管理体制框架,财政管理科学化、精细化水平不断提高。在上述背景下,旧《制度》也需要作出相应修订。

(三)医院科学发展、加强内部管理的迫切需要

近年来,医院经济活动和财务管理呈现出以下特点:

首先,医院经济活动多样化。医院不仅要核算医疗服务等主营业务活动,还要反映临床教学、科学试验等活动。同时医院集团化管理、托管、特需医疗服务等经济行为,也对财务管理、会计核算提出了新要求。

其次,医院核算日趋复杂化。医院既要核算预算资金的收付,又要核算业务收支的损益;既要满足内部管理要求,开展科室成本核算,又要满足外部管理要求,核算诊次成本和床日成本。有的医院还开展了项目成本、单病种成本核算。

第三,医院管理要求精细化。为达到提高医疗服务质量,规范医疗行为,有效利用资源,加强预算管理,医院应通过预算管理、成本核算、绩效考核提高医院的管理水平。因此,医院管理者对财务工作的要求越来越高,会计核算越来越细,从科室到班组,甚至核算到个人。

医院财务管理是医院管理的重要组成部分。为了有效发挥公共资源效率,控制医疗服务成本,医院迫切需要建立全面的、适应医院管理要求的财务制度、真实反映医院财务信息、发挥参谋助手、效益管理及运行监督等作用。

(四)原有《医院财务制度》的局限性

旧《制度》发布实施以来,对于医院加强财务管理、规范经济行为、提高资金使用效益发挥了重要作用。但随着经济社会的快速发展,公共财政体制和医疗卫生体制改革不断深化,医院内外部环境发生了深刻变化,旧《制度》越来越难以满足新形势和新情况的需要,财务管理工作难以适应现代医院经济管理的需要。旧《制度》的局限性主要体现在以下方面:

1. 适用范围不适应医疗卫生事业的发展　旧《制度》适用于各级各类独立核算的公立医疗机构。近年来企业事业组织、社会团体及其他社会组织举办的非营利性医院快速发展,这类医院如不能与公立医院一样适用统一的财务管理制度,可能会影响全行业管理。另外,医院与基层医疗卫生机构在运行机制上差异较大,基层医疗卫生机构业务类型比较单一,对财务管理和会计核算水平的要求相对医院更为简单,因此,医院和基层医疗卫生机构采用同一制度是不合适的。

2. 预算管理流于形式,缺乏约束力　旧《制度》规定国家对医院实行"核定收支、定额或定项补助、超支不补、结余留用"的预算管理办法,但在"核定收支"

笔记

方面仅着重于财政补助收支，而对医院全部收支核定往往流于形式，对医院的预算执行缺少约束力，不利于维护单位预算的严肃性，难以对医院运行进行全面监管。

3. 财务核算不能全面反映医院情况　旧《制度》无法完全覆盖医院的各类收入，如医院收到的科研、教学等资金，在基金类科目中核算，未纳入医院全部收入。医疗收支与药品收支分别核算的处理方法，使医疗收支和药品收支不配比。对于固定资产和无形资产没有进行折旧和药品收支不配比。对于固定资产和无形资产没有进行折旧和摊销，而是采取提取修购基金的方式在支出中列支。财务报告和分析不够完善。

4. 成本管理制度有待完善旧《制度》　对医院的成本核算规定笼统，仅反映医院医疗服务成本，难以满足各方管理者的需要。医院要开展正常的运营活动，向患者提供医疗服务，必然会消耗一定的人力、财力和物力，因此医院的运营过程也就是资源的耗费过程，同时也是成本的形成过程。医院成本管理是健全医疗服务定价、完善补偿机制、医保支付制度改革以及提高医院运营效率、优化资源配置和加强内部管理等的客观需要。

二、《医院财务制度》修订的基本思想和主要内容

《医院财务制度》修订的基本思路是：紧紧围绕"建立健全覆盖城乡居民的基本医疗卫生制度，为群众提供安全、有效、方便、价廉的医疗卫生服务"的医改总体目标。落实财政科学化、精细化管理要求，适应公立医院和社会资本举办的非营利性医疗机构功能定位和经济活动特点，按照体制机制改革有关要求，突出成本管理，规范核算程序，控制财务风险，促进医院财务管理水平不断提高。

修订后的《医院财务制度》主要内容包括以下几个方面：

（一）强化预算约束与管理

将医院所有收支全部纳入预算管理，维护预算的完整性、严肃性，杜绝随意调整项目支出等问题，促进医院规范运营。新制度明确规定对医院实行"核定收支、定项补助、超支不补、结余按规定使用"的预算管理办法，并规定地方可结合实际，对有条件的医院开展"核定收支、以收抵支、超收上缴、差额补助、奖惩分明"等多种管理办法的试点。新制度一是明确了预算管理各个环节的要求、对医院预算的编制、执行、决算等各个环节所遵循的方法、原则、程序等作出了详细规定；二是明确了主管部门（或举办单位）、财政部门以及医院等在预算管理各环节中的职责。在明确医院预算管理总体办法的基础上，注重与财政预算管理体制改革相衔接。

（二）真实反映资产负债信息

加强资产管理与财务风险防范。全面、真实反映医院资产负债情况，为严格规范医院筹资和投资行为提供有力的政策依据。新制度规定，医院要完整核算所拥有的资产和负债，全面披露资产负债信息，客观地反映资产的使用耗费和实际价值。同时强化管控手段，限制非流动负债的借入、严格大型设备购置、对外投资论证报批程序。

笔记

（三）科学界定收支分类

规范收支核算管理。根据新制度规定，收入按来源、支出按用途划分的原则，合理调整医院收支分类，配合推进医药分开改革进程，弱化药品加成对医院的补偿作用，将药品收支纳入医疗收支统一核算，根据医院职能定位和业务活动特点，收支分类中单独核算科研、教学项目收支。这些规定既体现了医院公益性质和业务特点，又规范了医院的各项收支核算与管理。

（四）强化成本控制

医改实施方案明确提出，要加强医院成本核算与控制，定期开展医疗服务成本测算，科学考评医疗服务效率。新的医院财务制度重点强化了对成本管理的要求，对成本管理的目标、成本核算的对象、成本分摊的流程、成本范围、成本分析和成本控制等都作出了明确规定，细化了医疗成本归集核算体系，为医疗成本的分摊与核算提供口径一致、可供验证的基础数据。这些规定，对于医院加强自身的运行管理，全面提升成本核算与控制水平提供了有力的数据支持。

（五）改进完善科目和财务报告体系

新制度对科目体系进行了全面梳理和完善，充实了各科目的确认、计量等核算内容，使医院的日常核算依据更为明确。同时，改进完善了医院财务报告体系，新增了现金流量表、财政补助收支情况表及报表附注，改进了各报表的项目及其排列方式，还提供了作为财务情况说明书附表的成本报表的参考格式。这一方面使医院的财务报表体系与国际惯例和企业会计相关要求更为协调，增强了通用性；另一方面，也兼顾了医院的实际情况，使医院的财务报表体系更为完整，以满足财务管理、预算管理、成本管理等多方面的信息需求。

三、制定《基层医疗卫生机构财务制度》的背景

《医改意见》指出，要完善体制机制，保障医药卫生体系有效规范运转，重点要转变基层医疗卫生机构运行机制，同时要建立规范的公立医院运行机制。对基层医疗卫生机构要严格界定服务功能，要采取适宜技术、适宜设备和基本药物，为广大群众提供低成本服务。《实施方案》指出，要改革基层医疗卫生机构补偿机制，落实政府办基层医疗卫生机构实行基本药物零差率销售后的政府投入政策，保障其正常运行。要深化基层医疗卫生机构人事分配制度改革，实施绩效工资政策。胡锦涛同志多次强调要"保基本、强基层、建机制"，为广大人民群众提供安全、有效、方便、价廉的基本医疗卫生服务。中央及省市各级政府先后出台了一系列医改政策性文件，对健全以城市社区卫生服务中心（站）、乡镇卫生院为主体的基层医疗卫生服务体系提出了明确要求。

根据《医改意见》及《实施方案》的规定，基层医疗卫生机构与公立医院在以下三个方面存在显著差异。

（一）职能定位

基层医疗卫生机构主要负责提供疾病预防控制等公共卫生服务及基本医疗服务、诊疗常见病、多发病；而公立医院主要承担危重急症和疑难病症救治、科研、教学等多方面的职能。

（二）财务管理

政府对基层医疗卫生机构更多地强调政府对其收支活动的预算管控和绩效考核,业务内容相对单一;而对医院则采取预算管理和成本核算相结合的办法,更多地强调对成本的管控。修订后的《医院财务制度》在强调医院预算管理的同时,对医疗成本核算等方面提出了更高的要求,这些要求并不适用于基层医疗卫生机构。

（三）补偿政策

《医改意见》提出,政府负责其举办的基层医疗卫生机构按照国家规定核定的基本建设经费、设备购置经费、人员经费和其承担公共卫生服务的业务经费,使其正常运行;对运行成本按照"核定任务、核定收支、绩效考核补助"的办法核定补助;对人才培训和人员招聘所需支出,由财政部门根据有关人才培养规划和人员招聘规划合理安排补助;离退休人员符合国家规定的离退休费用,在事业单位养老保险制度改革前,由财政根据国家有关规定核定补助。而政府对公立医院主要对其基本建设和设备购置、重点学科发展、符合国家规定的离退休人员费用和政策性亏损给予补助,对公立医院承担的公共卫生服务等任务给予专项补助。

此外,政府对基层医疗卫生机构的一些管理要求,如政府对其的绩效考核、对外投资、负债管理等,与《医院财务制度》相比也有较大不同。

鉴于上述差异,为适应新的基层医疗卫生机构运行机制及财务管理需要,结合目前基层医疗卫生机构的管理现状单独制定了《基层财务制度》。

四、制定《基层医疗卫生机构财务制度》的基本思路

紧紧围绕"建立健全覆盖城乡居民的基本医疗卫生制度,为群众提供安全、有效、方便、价廉的医疗卫生服务"的医改总体目标,按照适应基层医疗卫生机构功能定位和运行补偿机制、适应不同管理方法、强化绩效考核、突出预算管理、简化核算程序、促进财务管理水平不断提高的基本思路制定《基层医疗卫生机构财务制度》。

（一）强化预算管理

实行"核定任务、核定收支、绩效考核补助,超支不补,结余按规定使用"的预算管理办法,以预算管理为核心,强化预算约束。将基本医疗服务和承担公共卫生服务的职责与收支预算紧密结合,通过财务管理的办法,层层分解落实。加强基层医疗卫生机构内部管理,确保资金专款专用。不断提高资金使用效益。对不合理的超收或少支影响收支结余的,应用于抵顶下一年度预算中的财政补助收入。

（二）准确功能定位

按照基层医疗卫生机构功能定位,适当调整收支项目内容。一是弱化药品收支的核算。《医改意见》明确基层医疗卫生机构应全部配备、使用基本药物且实行零差率销售,药品收支对业务收支的影响将减弱,因此不再单独设置,而在医疗收入和医疗支出中反映。二是根据《医改意见》对基层医疗卫生机构的有关

要求,基层医疗卫生机构应主要负责提供公共卫生服务和基本医疗服务,因此将基层医疗卫生机构在开展基本医疗卫生服务活动中发生的支出归类为医疗卫生支出,并细化为医疗支出和公共卫生支出,以充分反映基层医疗卫生机构的功能定位。三是对收入内容有针对性地调整。基层医疗卫生机构不仅是医疗卫生服务体系的组成部分,更是公共卫生服务体系的重要部分。在促进城乡居民逐步享有均等化的基本公共卫生服务方面发挥着主力军的作用。为体现政府在提供公共卫生和基本医疗服务中的主导地位,细化了"财政补助收入"的核算内容。在"医疗收入"中增加了"一般诊疗费收入"。

(三)简化核算方法

一是根据基层医疗卫生机构的预算管理要求和政府补偿机制的不断完善,从简化核算方法出发,对基层机构的成本核算没有提出硬性规定。二是对基层医疗卫生机构固定资产既没有参照修订后的《医院财务制度》规定计提折旧,也没有沿袭1998年《制度》设立专用基金——修购基金,而是简化为在公用经费的维修费支出中直接列支。三是将长期资产(固定资产、在建工程、无形资产)形成的资金占用在固定基金中明细核算。

(四)强化激励约束机制

基于强化财务管控的考虑,提出了一些激励约束措施。例如,为加强财务风险管理,在资产管理部分提出严格禁止对外投资;在负债管理部分提出,基层医疗卫生机构不得借入偿还期在一年以上(不含一年)的长期借款。结合实施绩效工资,在基层医疗卫生机构专用基金中设置奖励基金,规定执行核定收支等预算管理方式的基层医疗卫生机构,在年度终了对核定任务完成情况进行绩效考核合格后,以业务收支结余为基础按照一定比例提取奖励基金,由基层医疗卫生机构结合绩效工资的实施用于职工绩效考核奖励,以完善激励约束机制,充分调动基层医疗卫生机构医务人员的积极性,促使其更好地参与和服务医改。

(五)管理体制因地制宜

根据各地基层医疗卫生机构财务管理水平差距较大的实际情况,在制度设计上尽量满足不同地区、不同管理水平的需要。制度规定,基层医疗卫生机构实行"统一领导、集中管理"的财务管理体制。同时规定有条件的地区可对基层医疗卫生机构实行财务集中管理体制,即由财务集中核算机构统一管理区域内基层医疗卫生机构的财务活动,基层医疗卫生机构只设报账员,统一向财务集中核算机构报账。

本 章 小 结

医疗卫生机构财务管理是医疗卫生机构经济管理的重要组成部分,是组织机构财务活动,处理财务关系的一项经济管理工作。其主要内容是:根据资金运动的特点,合理地筹集资金,使用资金和分配资金,正确地处理好医疗卫生机构的各种财务关系。医疗卫生机构实施财务管理需要明确财务管理的目标、内容和政策环境等,方能有的放矢,提高管理效率。本章主要介绍了

笔记

以下几方面内容:①医疗卫生机构财务管理的目标,营利性医疗机构与非营利性医疗机构财务管理目标的差异;医疗卫生机构各方面的财务关系。②财务管理的对象、内容和职能。财务管理的对象是资金及其流转,主要是现金的短期循环及长期循环;卫生财务管理的内容主要涉及八个方面,分别是财务分析、资产(含流动资产和非流动资产)管理与控制、固定资产投资评价、负债及净资产的管理与控制、收支及结余管理与控制、预算管理、成本管理;财务管理的职能是财务决策、财务计划和财务控制。③医疗卫生机构财务管理的内外部环境。④2010版《医院财务制度》和《基层财务制度》修订的背景和主要思路。本章作为概述,主要是帮助读者对医院财务管理的基本理念、基础知识和环境有一个总体的了解,为以后的学习打下基础。

关键术语

卫生财务管理(financial management of health)

医疗卫生机构财务管理(financial management of medical and health institutions)

营利性医疗机构(profit medical institutions)

非营利性医疗机构(nonprofit medical institutions)

财务关系(financial relationships)

思考题

分别论述营利性医疗机构与非营利性医疗机构财务管理的内容、重点及两者的区别。

(程 薇)

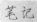

笔记

第二章

财务报告

学习目标

通过本章的学习,你应该能够:

掌握 会计核算的基本理论、财务报告的概念和组成内容、医疗卫生机构财务报告形成的完整过程和会计报表的全部框架结构。

熟悉 医院资产负债表、收入费用总表、财政补助收支情况表、现金流量表、医疗收入费用明细表的概念、格式和内容。

了解 基层医疗卫生机构资产负债表、收入支出总表、业务收支明细表、财政补助收支明细表、净资产变动表的概念、格式和内容;不同会计报表的编制方法,以及成本报表的概念、结构和内容。

章前案例

　　张某是某省一家大型三甲医院利民医院的院长,具有丰富的医院管理经验。在他的带领下,该医院已连续多年成为该市最受市民欢迎和喜爱的医院,并且取得了社会效益和经济效益的双丰收。为了充分发挥张某的组织管理才能,根据上级卫生主管部门的委派,张某将去当地一家长期经营管理不善,同样也是大型三甲医院的虹桥医院担任院长,卫生主管部门希望通过张某的领导和管理,能够给这家医院一次焕发生机的机会。之前,张某对虹桥医院的基本情况大致有所了解,走马上任的第一天,张某就给院长秘书开出了一份清单,让秘书在最快的时间里协助他了解虹桥医院的基本情况。这份清单的主要内容包括:

　　1. 医院现有职工人数及人员结构、医院占地面积及房屋设备情况、医院床位数。

　　2. 医院现有货币资金、库存物资、各种应收款项、长短期投资、固定资产、预付账款、无形资产、长短期借款、各种应付款项、应交税金、医院资金提供者提供的资金总量及尚未分配的结余、财政及科教项目结转和结余等情况。

　　3. 近5年内各年的医疗收入、医疗成本、管理费用、其他收入、其他支出、结余及分配情况。

　　4. 近5年内各年医疗收入、医疗成本的具体构成情况。

　　5. 近5年内各年的现金流量情况,具体包括:业务活动、投资活动、筹资活动等分别产生的现金流量情况。

笔记

6. 近5年内各年财政补助基本情况。

7. 上年及本年度医院各科室直接成本情况。

8. 上年及本年度医院临床服务类科室成本情况。

9. 上年及本年度医院临床服务类科室全成本构成情况。

10. 近5年医院业务开展情况、年度预算执行情况、资产利用及负债管理情况、成本核算及控制情况、绩效考评情况等。

张院长为什么给院长秘书开出这样一份清单,这份清单所提供的信息能让张院长在最短的时间里了解该医院的基本信息吗?这正是本章要让学生了解和掌握的知识和内容。

第一节 财务报告核算基础

一、财务报告核算基础概念

(一)会计核算与财务管理

会计核算和财务管理是人们在社会经济活动中经常接触的两个概念,作为两个并列的经济范畴,两者在概念和职能等方面都有着明显的区别。

会计核算是以货币为计量单位,采用借贷记账法,以凭证、账簿等为核算工具,对医疗卫生机构经济活动的价值及价值运动过程进行记录、计量、分类、汇总和报告的经济管理活动。财务管理是组织医疗卫生机构财务活动,处理机构财务关系的一项经济管理工作。其主要内容是:根据医疗卫生机构资金运动的特点,合理地筹集资金,使用资金和分配资金,正确地处理好各种财务关系。

会计核算与财务管理的主要区别除了概念不同外,还表现在:①职能不同。会计的基本职能是对资金价值及价值运动的核算和监督,侧重于提供会计信息、反映经济活动;而财务的基本职能是预测、决策、计划和控制等,侧重于对资金的组织、运用和管理。②依据不同。会计核算依据是国家统一的会计制度及具体会计政策;而财务管理除依据政府颁布的财务制度外,还根据组织特点与管理要求所制定的内部财务管理办法,享有较大的理财自主权和决策权。③在时间和范围方面。会计核算面向的是医疗卫生机构过去发生的经济活动,并对这些已经发生过的经济活动进行准确核算和真实反映;而财务管理则是侧重于医疗卫生机构未来将要发生的经济活动,并对这些即将发生的经济活动进行预测、决策、计划和控制。④目的和结论方面。会计核算的目的是通过精准计算,真实、准确地提供会计信息;而财务管理的目的在于使卫生机构的财富最大化或价值最大化,其结论相对来讲比较灵活。

会计核算与财务管理也是密切联系的,主要表现在:会计核算是财务管理的基础,财务管理必须利用会计核算所提供的资料对医疗卫生机构未来的经济活动进行分析和预测,并作出科学决策;财务管理制度又是会计核算的基本依据,

笔记

会计核算必须以财务管理的规定和要求为依据进行科目设置和核算,管好、用好资金,确保医疗卫生机构的各项财务收支不违反财务制度的规定。

（二）会计基本假设与原则

1. 会计基本假设　也称会计核算的前提,它是对会计这种经济管理活动所依存的客观环境中与会计相关的因素进行的抽象和概括,是对会计工作所处的时间、空间环境等所作的合理界定,是会计工作的基本前提与制约条件。会计核算的前提包括会计主体、持续经营、会计分期、货币计量。

（1）会计主体:会计主体是会计工作为其服务的特定单位和组织,指医疗卫生机构会计确认、计量和报告的空间范围,明确会计主体是组织会计核算的首要前提。

一般来说,凡有经济业务的任何特定的独立实体,如需独立核算盈亏或经营成果及编制独立的会计报表,就可以构成一个会计主体。在会计主体假设前提下,医疗卫生机构会计核算应当以自身发生的各项经济业务为对象,记录和反映其自身的各项经济活动。

需要特别指出的是,会计主体与法律主体并不是等同的概念,所有的会计主体不一定都是法律主体,但所有的法律主体都应该是会计主体。例如,一家医院拥有若干分院,为了全面反映各分院的财务状况与经营成果,可以将各分院作为一个会计主体开展会计核算,但分院却不是法律主体。

（2）持续经营:持续经营是指在正常情况下,医疗卫生机构将按照既定的经营方针和预定的经营目标一直无限期的运营下去,而不会存在破产和停业清算的情况。它是会计假设中一个极为重要的内容。有了持续经营前提,医疗卫生机构在会计信息的收集和处理上所使用的会计处理方法才能保持稳定,会计记录和会计报表才能真实可靠。会计核算上所使用的一系列会计处理方法都是建立在持续经营的前提基础上的。

持续经营假设为许多资产计量和费用分配奠定了理论基础,例如在持续经营的前提下,医疗卫生机构可以正常使用它所拥有的资产,偿还正常的债务、进行会计记录、按照成本记账、确定折旧方法计提折旧等。同时也为确定各种费用分配方法提供了依据,也建立起了会计确认和计量的原则。如固定资产价值在取得时按成本入账,折旧按使用年限或按工作量分期摊销;无形资产的摊销;预提和待摊费用的分配;资产、负债划分为流动和长期;收益确定和费用分配的应计原则等,都必须在这一前提下才有意义。

《事业单位会计准则》中对事业单位持续经营前提规定为:会计核算应当以事业单位各项业务活动持续正常地进行为前提。医疗卫生机构的会计核算也应遵循这一会计假设。

（3）会计分期:会计分期是指人为地把持续不断的业务运营活动,划分为一个首尾相接、等间距离的会计期间,以便分期地确定费用、收入和经营成果或收支结余,分期地确定各期初期末的资产、负债和净资产的数量,进行结账和编制会计报表,及时有效地向有关方面提供财务状况和财务成果的会计信息。

有了会计分期,才产生了本期与非本期的区别;有了本期和非本期的区别,

笔记

才产生了权责发生制和收付实现制;有了会计分期,也就有了预收、预付、应收、应付、预提、待摊等一些特殊的会计方法。由此可见,会计分期规定了会计核算的时间范围,是适时总结业务活动或预算执行情况的重要前提条件之一。只有规定固定的会计期间,才能把各期的财务成果进行比较。

我国《事业单位会计准则》对会计分期前提的规定是:会计核算应当划分会计期间、分期结算账目和编制会计报表。事业单位会计分期采用"公历制",即每年1月1日至12月31日为一个会计年度,会计期间分为年度、季度和月份,会计年度、季度和月份的起讫日期采用公历日期。会计期间的划分为财务报告期间和截止日的确定提供了基础,《医院会计制度》规定医院财务报告分为中期财务报告和年度财务报告,以短于一个完整的会计年度的期间(如季度、月度)编制的财务报告为中期财务报告,年度财务报告则是以整个会计年度为基础编制的财务报告。

根据世界各国对预算年度的规定不同,会计年度采用的形式有:公历制(即每年1月1日起至本年12月31日止),如中国、德国、匈牙利、波兰、瑞士、朝鲜等国;四月制(即每年4月1日起至次年3月31日止),如英国、加拿大、印度、日本、新加坡等国;七月制(即每年7月1日起至次年6月30日止),如瑞典、澳大利亚等国;十月制(即每年10月1日起至次年9月30日止),如美国、缅甸、泰国、斯里兰卡等国。

(4)货币计量:货币计量又称货币计量单位,是指会计主体的业务管理活动及其结果,必须以货币作为计量手段予以综合反映。会计核算必须选择货币作为会计核算上的计量单位,并以货币形式反映单位的生产、经营的全过程,从而使会计核算的对象统一表现为货币运动,全面反映机构的财务状况和经营成果。由此可见,会计计量之所以以货币为统一计量单位,主要是因为货币是现代经济中一切有价物的共同尺度,是商品交换的媒介物,是债权债务清算的手段。

会计综合反映医疗卫生机构的资产、负债、净资产、收入和费用等方面的信息,货币是最理想的计量单位,其他如实物、劳务计量尺度都不具有这种功能。

货币计量前提包括三个方面的内容:①货币计量单位是会计计量的基本计量单位,其他单位是辅助的;②在多种货币同时存在的条件下,或某些业务是用外币折算时,需要确定一种货币为记账本位币,我国会计准则规定以人民币为记账本位币;③货币计量单位是借助价格来完成的,如某些经济业务没有客观形成的市场价格作为计量依据时,应选择合理的评估方法来完成计量工作。

《事业单位会计准则》中对事业单位货币计量前提的规定是:会计核算以人民币为记账本位币。发生外币收支的,应当折算为人民币核算。

应当注意的是,货币计量前提是以币值的相对稳定为基础的,在恶性通货膨胀或物价急剧变化的情况下,就需要采用特殊的会计准则来进行处理,如通货膨胀会计。货币计量假设是一种币值不变的会计假设,是指在正常的会计处理过程中,不考虑币值变动的影响,即假定货币价值稳定不变。币值不变假设是历史

笔记

成本原则的理论基础。假定货币稳定保证了不同时期的会计信息具有可比性。

在医疗卫生机构会计核算中遵循了上述四项基本假设,在会计报表中无需说明;若有违背,则应作为重大事项的揭示予以说明和反映。

上述会计核算的四项基本假设,具有相互依存、相互补充的关系。会计主体确立了会计核算的空间范围,持续经营与会计分期确立了会计核算的时间长度,而货币计量则为会计核算提供了必要手段。没有会计主体,就不会有持续经营;没有持续经营,就不会有会计分期;没有货币计量,就不会有现代会计。

2. 会计核算的原则 是指对医疗卫生机构会计核算进行指导的基础性规范,是对会计工作及由此产生的会计信息的基本要求,会计核算的原则一般包括两方面的内容:一是对会计工作及会计信息的质量要求,主要有真实性原则、相关性原则、可比性原则、一致性原则、及时性原则、明晰性原则和重要性原则等;二是对资产、负债、收入、费用等各要素的确认和计量方面的会计原则,主要有历史成本原则、配比原则、谨慎性原则和专款专用原则等。

(1)真实性原则:是指医疗卫生机构会计核算应以实际发生的经济业务和以合法的凭证为依据,进行会计计量、编报财务报告,客观真实地反映机构的财务收支状况及其结果。按照这个要求,会计核算的对象应该是医疗卫生机构实际已经发生的经济业务,并有合法的凭证作依据,利用符合经济业务特点的方法或标准进行核算。

会计信息的真实性,是保证医疗卫生机构会计核算质量的首要条件,真实性原则要求会计处理必须做到内容真实确切、数字准确无误、项目全面完整、手续齐全完备、资料及时可靠。

(2)相关性原则:又称有用性原则,是指医疗卫生机构会计核算所提供的会计信息应当符合国家宏观经济管理的要求,满足利益相关各方的需要,即预算管理和有关各方了解医疗卫生机构财务状况及收支情况的需要,满足机构内部加强管理的需要。会计信息相关性,是随着医疗卫生机构的内外环境的变化而变化的。在计划经济时期,医疗卫生机构的会计工作和会计信息主要是为满足国家对其直接管理而服务的,其信息的主要内容是资金的收、付、存的基本内容。随着社会主义市场经济等外部环境的变化,医疗卫生机构的会计信息也必须随之变动。医疗卫生机构的资产、负债和净资产及其变化情况,已成为最为有用的经济信息,成为加强机构内、外部管理的必要信息。因此,医疗卫生机构必须按相关性原则进行会计处理,并提供有用的会计信息。

(3)可比性原则:又称统一性原则,是指医疗卫生机构会计核算应当按照统一规定的会计处理方法进行,同行业不同单位会计指标应当口径一致,相互可比。这条原则要求的内容:一是在同一行业内、医疗卫生机构之间应采取统一的会计处理方式和方法,统一按行业会计制度进行;二是同一医疗卫生机构在不同地点、不同时间发生的相同类型的经济业务,应采用统一的会计处理方式和方法,以保证机构内部各类业务事项的可比性。会计信息的可比性是提高会计信息可利用程度的一个重要内容。

(4)一致性原则:是指医疗卫生机构各个会计期间所用的会计处理方法、程序和依据应当前后一致,不得随意变更。如确有必要变更,应当将变更的情况、原因和对机构财务收支结果的影响在财务报告中说明。在会计核算中,某些业务往往存在着多种核算方法可供选择使用,如材料的计价方法、累计折旧、坏账准备的计提方法及收支结余确定方法等。为了保证会计报表前后期有关数据的可比性,防止因会计方法变更影响会计数据的客观性,会计处理方法必须前后各期保持一致。

(5)及时性原则:是指对医疗卫生机构的各项经济业务应当及时进行会计核算。及时性内容包括两个方面:一是医疗卫生机构的会计处理应当及时,即会计事项的账务处理应当在当期内进行,不能延至下一会计期间或提前至上一会计期间;二是会计报表应在会计期间结束后,按规定日期呈报给上级主管部门、财政部门、出资者及其各方利益关系人,不得影响有关各方使用报表。及时性原则是保证会计信息使用者及时利用会计信息的必要条件,但医疗卫生机构不得为满足及时性原则而提前结账和赶制会计报表,否则将违背真实性原则。

(6)明晰性原则:又称清晰性原则,可理解性和可辨认性原则,是指医疗卫生机构会计记录和会计报告应当清晰明了,便于理解和运用。提供会计信息的目的在于使用,要使用会计信息就必须理解、明了会计信息所说明的问题。因此,要求医疗卫生机构所提供的会计信息简明、易懂、明了地反映机构的财务状况和业务运营成果。明晰性原则是对会计技术提出的质量要求。

(7)重要性原则:又称充分性原则,是指医疗卫生机构的会计报告应当全面反映机构的财务收支情况及其结果,对于重要的经济业务,应当单独反映,力求精确,并予以重点说明。

(8)历史成本原则:又称实际成本计价原则、原始成本原则,是指医疗卫生机构的各项财产物资应当按照取得或购建时的实际价值核算,除国家另有规定者外,一律不得自行调整其账面价值。由于历史成本具有客观性,是交易过程形成的成本,没有随意性;同时,历史成本资料容易取得,历史成本反映财产物资取得时的价值,既有案可查,前后又具有可比性,同时又能反映物价波动情况。

(9)配比原则:又称收入与费用相配比原则,是指医疗卫生机构的支出(费用)与取得的收入应当相互配比,以求得合理的结余。配比原则包括三个方面的内容:一是收入必须与取得时付出的成本、费用相配比,这样才能确定取得的某类收入是否可抵偿其耗费;二是某一部门的收入必须与该部门的成本、费用相配比,它可以衡量和考核某一部门的业绩;三是某个会计期间的收入必须与该期间的耗费相配比,即本会计期间内的总收入应与总成本、总费用相配此,从而确定出本期医疗卫生机构的结余情况。

根据收入与成本、支出(费用)之间的关系,配比的方式有直接配比、间接配比和期间配比三种。凡是与各项收入有直接联系的费用或者支出,如材料费、人工费,都可以作为直接配比的项目直接处理;对与收入没有直接联系的间接费用,则按一定的标准分摊,确定为某类收入的费用;对会计期间发生的管理费用,则应采用期间配比的方式,作为期间费用直接列入当期的支出。医疗卫生机构

28

会计的配比原则与权责发生制的应用是相互联系的,即会计基础采用权责发生制的单位,支出与相关的收入应当相互配比。在配比原则下,将会发生待摊费用和预提费用等核算内容。

根据配比原则,当医疗卫生机构医疗收入已经实现时,某些资产已被消耗(如药品和卫生材料),以及劳务已经提供(如提供诊察服务),对于已被耗用的这些资产和劳务的成本,应当在确认有关收入的期间确认为费用。医疗卫生机构的各项费用中,医疗业务成本与医疗收入的实现直接相联系,两者的确认应符合配比原则,在某个会计期间确认医疗收入时,应当同时确认与之相关的医疗业务成本。

(10)谨慎性原则:又称为稳健性原则,是指医疗卫生机构对交易或者事项进行会计处理时应当保持应有的谨慎,不应当高估资产或者收益、低估负债或者费用。谨慎性要求医疗卫生机构在面临风险或者不确定性时,应当保持应有的谨慎性,充分估计各种风险和损失,避免机构在发生风险时正常运营受到严重影响。

(11)专款专用原则:是指对指定用途的资金,应按规定的用途使用,并单独反映。由于国家对事业单位有专项补助经费,因此,这一原则是事业单位会计特有的准则,它只存在于事业单位(包括医疗卫生机构)会计中,而不存在于企业与行政单位会计中。在资金投入主体较多,投入项目较多的医疗卫生机构,必须按资金取得时规定的用途使用资金,专款专用并专设账户。会计核算和报表都应单独反映其取得、使用情况,从而保证专用资金的使用效果。例如医院会计中的财政补助收入、科教项目收入、财政项目补助支出、科教项目支出等会计科目,以及财政补助收支情况表等均是该项原则的具体体现。

(三)会计核算基础

在医院会计实务中,其交易或者事项的发生时间与相关货币收支时间有时并不完全一致,例如,某些款项已经收到,但医疗服务并未提供,或者某款项已支付,但却并非本期经营活动所发生的。如何对医院发生的收入、费用进行确认,取决于医院会计核算所遵循的会计核算基础。

会计核算基础是医院在会计确认、计量和报告的过程中所采用的基础,是确认一定会计期间的收入和费用,从而确定损益的标准。目前通用的会计核算基础包括权责发生制和收付实现制两种方式。

权责发生制基础,是指医院会计以收入和费用是否已经发生为标准来确认当期收入与费用的处理方式,即以收付的应归属期间为标准,确定当期收入和费用的处理方法。其主要内容为:凡是当期已经实现的收入和已经发生或应当负担的费用,无论款项是否收付,都应当作为当期的收入和费用处理;凡是不属于当期的收入和费用,即使款项已经在当期收付,也不应作为当期的收入和费用入账。

收付实现制,是指以货币资金的实收实付为基础来确认收入和费用的处理方式。凡是在当期实际收到的款项,或在当期实际支出的款项,无论该项收入、费用发生在什么时间,是否应归当期,都作为当期的收入和费用处理。

笔记

2010版《医院会计制度》第一部分第三条规定：医院会计采用权责发生制基础，医院会计要素包括资产、负债、净资产、收入和费用。

《基层医疗卫生机构会计制度》第一部分第四条规定：基层医疗卫生机构会计采用收付实现制基础，基层医疗卫生机构会计要素包括资产、负债、净资产、收入和支出。

此外，我国预算会计（含行政单位会计、事业单位会计除经营业务）要求采用收付实现制。因此，当医院在以权责发生制确认各项业务收入和费用的同时，医院取得的财政补助收入、科教项目收入以及相应发生的财政项目补助支出、科教项目支出还应采用收付实现制进行核算。

二、会计核算方法

（一）会计要素与会计恒等式

会计要素与会计等式是会计核算的基本内容，会计要素是账户设置和会计报表设计的基础，而会计等式则表明了会计要素之间的数量关系。

1. 会计要素　医疗卫生机构会计核算的对象是医疗卫生机构资金的运动，为了对机构的业务活动进行全面、系统、正确的确认、计量、记录和报告，有必要将会计对象分解为若干构成要素。会计要素就是对会计对象所作的最基本的带有规律性的科学分类，是会计核算对象的具体化。会计要素有利于账户的设置和会计报表的设计，有利于不同层次的分类核算。

以医院为例，医院的会计要素包括：反映医院财务状况的静态表现的资产、负债和净资产，其体现了医院基本的产权关系；反映医院运营成果的动态指标收入和费用，则体现了医院运营中的财务关系。

（1）资产：是指医院过去的交易或者事项形成的、由医院拥有或者控制的、预期会给医院带来经济利益的资源。资产具有以下特征：①资产作为一项资源，应当由医院拥有或者控制，具体是指医院享有某项资源的所有权，或者虽然不享有某项资源的所有权，但该资源能被医院所控制，例如融资租入固定资产；②资产具有直接或者间接导致现金和现金等价物流入医院的潜力；③资产是由医院过去的交易或者事项形成的，包括购买、提供医疗服务、出售药品或者其他交易或事项，医院预期在未来发生的交易或者事项不形成资产。

（2）负债：是指医院所承担的过去交易或者事项形成的，能以货币计量，需要以资产或劳务偿付的现时义务。负债具有以下特征：①负债是医院承担的现时义务，未来发生的交易或者事项形成的义务，不属于现时义务，不应当确认为负债；②负债预期会导致经济利益流出医院，如果不会导致医院经济利益流出，不应当确认为负债；③负债是由医院过去的交易或者事项形成的，医院将在未来发生的承诺、签订的合同等交易或者事项，不形成负债。此外，确认负债时，还应当满足以下两个条件：一是与该义务有关的经济利益很可能流出医院；二是未来流

笔记

30

出的经济利益的金额能够可靠地计量。

(3)净资产：医院净资产是指资产减去负债的差额。包括：事业基金、专用基金、待冲基金、待冲财政基金、待冲科教项目基金、财政补助结转(余)、科教项目结转(余)、本期结余、结余分配等(净资产中各项目的具体含义详见第七章第二节)。

(4)收入：是指医院为开展业务活动,依法取得的非偿还性资金。收入是医院在日常业务和科教活动中形成的,会导致净资产增加,与政府部门或所有者投入资本无关。一般而言,收入只有在经济利益很可能流入从而导致医院资产增加或者负债减少、经济利益的流入额能够可靠计量时才能予以确认。医院收入主要有：医疗收入、财政补助收入、科教项目收入、其他收入等。

(5)费用：是指医院为开展医疗和科教活动和其他活动所发生的各项资金耗费及损失等开支,会导致净资产减少。费用确认应符合以下条件：①与费用相关的经济利益应当很可能流出医院；②经济利益流出医院的结果会导致资产的减少或者负债的增加；③经济利益的流出额能够可靠计量。医院费用包括：医疗业务成本、财政项目补助支出、科教项目支出、管理费用和其他支出等。

2. 会计恒等式　是反映各会计要素之间数量关系的公式,是会计科目、复式记账和会计报表等会计核算方法的理论依据。

医疗卫生机构要开始医疗服务活动,必须先拥有或控制一定的经济资源,即资产。医疗卫生机构的资产尽管在数量和结构上有所不同,但医疗卫生机构各种资产的来源不外有两个：一是出资者的资金投入,即出资者权益；二是债权人提供的资金,即债权人权益。资产的构成,表明机构拥有多少经济资源和拥有什么样的经济资源；权益(负债及净资产)的构成,表明由不同渠道取得这些经济资源时所形成的经济关系。因此,资产与权益之间形成了相互依存关系,它们是同一资金的两个不同方面,任何资产必然有其相应的权益,任何权益必有它的资产；一个医疗卫生机构的资产总额与权益总额在数量上存在着必然相等的关系,这一平衡关系用公式表示如下：

$$资产 = 权益$$
$$权益 = 负债 + 净资产$$
$$资产 = 负债 + 净资产 \qquad 公式 2\text{-}1$$

这个等式表明医疗卫生机构在某一时点上资金运动的相对静止状态。

医疗卫生机构在开展业务活动过程中不断产生收入和费用,收入和费用相抵后即产生结余,结余是医疗卫生机构的运营成果,是机构净资产的重要来源。在收入和费用没有结转之前,即在一定时期内动态观察医疗卫生机构的业务活动,会计平衡公式还可以表示为：

$$资产 = 负债 + 净资产 + (收入 - 费用) \qquad 公式 2\text{-}2$$

上述等式,只存在于业务活动过程中,年终结余分配后,上式又回复为：

$$资产 = 负债 + 净资产$$

(二)会计科目与账户

1. 会计科目　简称"科目",是按经济内容对资产、负债、净资产、收入、费用

笔记

等会计要素作进一步分类的类别名称,即对会计要素的具体内容进行分类核算的标志或项目。会计科目是对会计对象的具体内容进行科学归类和连续核算与监督的重要工具。会计科目的设置应符合会计核算原则对会计核算工作的基本要求,以保证会计信息的质量。每一个会计科目都应当明确反映一定的经济内容,科目和科目之间在内容上不能相互交叉。会计科目是设置账户的依据,是账户的名称。

(1)会计科目的分类:由于每个会计科目核算的经济内容及提供核算指标的详细程度不同,可以按不同的分类方法将会计科目进行分类。

1)按核算的经济内容不同,可以分为资产类、负债类、净资产类、收入类和费用类。

2)按提供核算指标的详细程度,可以分为总分类科目和明细分类科目。医疗卫生机构会计还要根据其经济业务复杂程度、管理要求,把明细科目分为子目和细目,子目称为一级明细科目,细目称为二级明细科目。通常总账科目又称一级科目,一级明细科目又称二级科目,二级明细科目又称三级科目。

(2)医院会计科目:医院会计科目名称如表2-1所示,将会计科目分为资产类、负债类、净资产类、收入类和费用五类(医院会计科目的具体含义见光盘)。

表2-1　医院会计科目名称和编号

序号	编号	会计科目名称	序号	编号	会计科目名称
一、资产类			29	2204	应付职工薪酬
1	1001	库存现金	30	2205	应付福利费
2	1002	银行存款	31	2206	应付社会保障费
3	1003	零余额账户用款额度	32	2207	应交税费
4	1004	其他货币资金	33	2209	其他应付款
5	1101	短期投资	34	2301	预提费用
6	1201	财政应返还额度	35	2401	长期借款
	120101	财政直接支付	36	2402	长期应付款
	120102	财政授权支付	三、净资产类		
7	1211	应收在院病人医疗款	37	3001	事业基金
8	1212	应收医疗款	38	3101	专用基金
9	1215	其他应收款	39	3201	待冲基金
10	1221	坏账准备		320101	待冲财政基金
11	1231	预付账款		320102	待冲科教项目基金
12	1301	库存物资	40	3301	财政补助结转(余)
13	1302	在加工物资	41	3302	科教项目结转(余)
14	1401	待摊费用	42	3401	本期结余
15	1501	长期投资	43	3501	结余分配

笔记

序号	编号	会计科目名称	序号	编号	会计科目名称
	150101	股权投资	四、收入类		
	150102	债权投资	44	4001	医疗收入
16	1601	固定资产		400101	门诊收入
17	1602	累计折旧		400102	住院收入
18	1611	在建工程	45	4101	财政补助收入
19	1621	固定资产清理		410101	基本支出
20	1701	无形资产		410102	项目支出
21	1702	累计摊销	46	4201	科教项目收入
22	1801	长期待摊费用	47	4301	其他收入
23	1901	待处理财产损溢	五、费用类		
二、负债类			48	5001	医疗业务成本
24	2001	短期借款	49	5101	财政项目补助支出
25	2101	应缴款项	50	5201	科教项目支出
26	2201	应付票据	51	5301	管理费用
27	2202	应付账款	52	5302	其他支出
28	2203	预收医疗款			

2. 会计账户　是根据会计科目,按照会计管理与核算的要求,具有一定格式和结构,用来分类记录会计要素增减变动情况及其结果的载体或记账实体,也就是在账簿中开设的记账单元。在会计核算中,会计账户是用货币计量单位对经济业务按会计科目进行归类、反映和监督的一种专门方法。

(1)会计账户的设置:是根据事先确定的会计科目而设置的,有什么会计科目就相应设置什么账户;会计科目是分级设置的,账户也应分级设置。

为了总括核算医疗卫生机构的经济活动情况,根据总分类科目设置的账户称为总账账户,又称一级账户,一般习惯也称为总账,用来核算某项经济内容的总括情况。按子目设置的账户称为二级账户;按细目设置的账户称为三级账户;二级、三级账户统称明细账户,一般又称分户账,用来核算某项经济业务详细内容的账户。总账账户与明细账户对比见表2-2。

(2)会计账户的基本结构:医疗卫生机构在开展业务活动的过程中,其经济业务的增减变化是错综复杂的,但每项经济业务所引起增减变化归纳起来不外乎是增加和减少两种情况,账户的结构就要分别记载这两种情况的变化,并为变化后的财务状况及其结果提供资料。

1)账户结构形式:账户的基本结构分为左方和右方两部分,反映经济业务引起资金运动数量变化的增加和减少两种情况。在账户中应包括以下内容:①账户的名称,即会计科目;②日期和摘要,即经济业务发生的时间和内容;③凭证号

笔记

表2-2　总账账户与明细账户

总账账户 一级账户	明细账户(也称为分户账)	
	二级账户 (按子目设置)	三级账户 (按细目设置)
医疗收入	住院收入	床位收入 治疗收入 手术收入 护理收入 …
	门诊收入	挂号收入 诊察收入 检查收入 化验收入 …

数,即账户记录的来源和依据;④增加和减少的金额。图2-1为账户的简化形式,通常称为"T"字账。

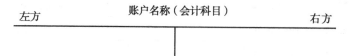

<table>
<tr><td>左方</td><td style="text-align:center">账户名称(会计科目)</td><td>右方</td></tr>
</table>

图2-1　"T"字式账户结构

账户的左方和右方,登记经济业务引起资金运动数量变化的增加或减少。如果在"左方"记录增加额,则在"右方"记录减少额;反之,如果在"右方"记录增加额,则在"左方"记录减少额。

2)账户的余额:账户记录的内容通常包括四个金额要素:期初余额、本期增加发生额、本期减少发生额和期末余额,它们也是账户记录金额的核算指标。①本期增加发生额:指本期账户所登记的增加金额的合计数;②本期减少发生额:指本期账户所登记的减少金额的合计数;③期末余额与期初余额:期末余额为本期期初余额加上本期增加额减去本期减少额后的金额。

上述四项指标的关系可用下列公式表示:

本期期末余额＝本期期初余额＋本期增加发生额－本期减少发生额

公式2-3

(三) 借贷记账法

借贷记账法,是指以"借"、"贷"为记账符号,以"资产＝负债＋净资产"为理论依据,以"有借必有贷,借贷必相等"为记账规则,来登记经济业务,反映各会计要素增减变动情况的一种复式记账法。借贷记账法是当今世界各国普遍采用的一种记账方法。

笔记

1. 借贷记账法的主要特点

(1)以"借"、"贷"作为记账符号,在医疗卫生机构的实际工作中,"借"表示资产类、费用类账户的增加和负债类、净资产类、收入类账户的减少;"贷"表示负债类、净资产类、收入类账户的增加和资产类、费用类账户的减少。借贷记账法的记账符号如图2-2所示。

借方	账户名称（会计科目）	贷方
资产的增加		资产的减少
负债的减少		负债的增加
净资产的减少		净资产的增加
费用的增加		费用的减少或转出
收入的减少或转出		收入的增加

图2-2 借贷记账法的记账符号

(2)以"有借必有贷,借贷必相等"作为记账规则,医疗卫生机构的每项经济业务,如果在一个账户中记借方,必须同时在另一个或几个账户中记贷方;或者在一个账户中记贷方,必须同时在另一个或几个账户中记借方,记入借方的总额与记入贷方的总额必须相等。

(3)按"借方 = 贷方"的等式试算平衡,即:①所有账户在一定期间内借方发生额的总和必然等于贷方发生额的总和;②所有期末有余额的账户,它的借方余额的总和也必然等于贷方余额的总和。

上述平衡关系用公式表示如下:

$$\sum 账户的借方发生额 = \sum 账户的贷方发生额 \qquad 公式2-4$$
$$\sum 账户的借方余额 = \sum 账户的贷方余额 \qquad 公式2-5$$

2. 借贷记账法的账户结构 借贷记账法账户结构是以会计等式为基础体现的一种对称。借贷记账法的每一个账户都分为左右两方,左方为"借方",右方为"贷方"。采用借贷记账法时,规定账户的借贷两方必须作相反方向的记录。账户结构可以概括如图2-3所示。

借方	账户名称（会计科目）	贷方

图2-3 账户的结构

(1)资产类账户的结构:资产类账户的结构如图2-4所示。

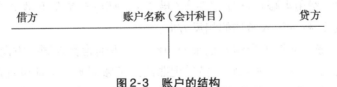

借方	资产类账户名称	贷方
期初余额	×××	
本期增加额	×××	本期减少额 ×××
本期发生额合计	×××	本期发生额合计 ×××
期末余额	×××	

图2-4 资产类账户的结构

借方期末余额 = 借方期初余额 + 借方本期发生额 – 贷方本期发生额

公式 2-6

（2）负债及净资产类账户的结构：负债及净资产类账户的结构如图 2-5 所示。

借方		负债及净资产类账户名称	贷方
		期初余额	×××
本期减少额	×××	本期增加额	×××
本期发生额合计	×××	本期发生额合计	×××
		期末余额	×××

图2-5　负债及净资产类账户的结构

贷方期末余额 = 贷方期初余额 + 贷方本期发生额 – 借方本期发生额

公式 2-7

（3）费用类账户的结构：费用类账户的结构如图 2-6 所示。

借方		费用类账户名称	贷方
本期增加额	×××	本期转出额	×××
本期发生额合计	×××	本期发生额合计	×××

图2-6　费用类账户的结构

（4）收入类账户的结构：收入类账户的结构如图 2-7 所示。

借方		收入类账户名称	贷方
本期转出额	×××	本期增加额	×××
本期发生额合计	×××	本期发生额合计	×××

图2-7　收入类账户的结构

其记账方法也有相应要求：

（1）任何账户都是左借右贷。

（2）资产、费用类账户增加记左方（借方），净资产、负债和收入类账户增加记右方（贷方），减少记入增加的相反方向。

（3）各类账户的期末余额与记录增加额的一方通常都在同一方向。

3. 借贷记账法的记账规则　借贷记账法的记账规则概括地说就是："有借必有贷,借贷必相等"。借贷记账法的记账规则一是根据复式记账的原理,对任何一项经济业务都必须以相等的金额,在两个或两个以上相互联系的账户中进行登记;二是根据借贷记账法账户结构的原理,对每一项经济业务都应当作借贷相反的记录。因此,借贷记账法要求对每一项经济业务都要按借贷相反的方向,以相等的金额,在两个或两个以上相互联系的账户中进行的登记。

结合会计等式,在账户中体现这一平衡关系,可以将不同性质的账户结构确定为:凡是属于资产类和费用类的账户,经济业务的发生所引起的增加数记入借方,减少数记入贷方,余额在借方;凡是属于负债类、收入类和净资产类的账户,减少数记入借方,增加数记入贷方,余额在贷方。借贷记账法的记账规则见图2-8所示。

资产 + 费用			负债 + 净资产 + 收入	
借方	贷方	=	借方	贷方
增加	减少		减少	增加

图 2-8 借贷记账法的记账规则

三、会计凭证、账簿和核算形式

(一) 会计凭证

会计凭证是记录经济业务、明确经济责任、按一定格式编制的据以登记会计账簿的书面证明。会计凭证既是记录经济业务的证据,又是登记账簿的依据,填制和审核会计凭证是会计工作的开始,也是对经济业务进行日常监督的重要环节。

会计凭证的填制和审核是会计核算工作的重要组成部分也是会计活动的起点,它可以为以后的会计核算、财务分析、成本控制、经营管理提供真实、准确、合法、完整的依据资料。

1. 会计凭证的意义

(1) 真实记录经济业务,为记账提供依据:医疗卫生机构通过填制会计凭证,可以把日常发生的经济业务全部记录下来。经过分类与汇总的会计凭证,是据以登记各种账簿的重要依据。会计凭证所记录的经济业务信息是否真实、可靠、及时、完整对于医疗卫生机构保证会计信息质量,具有重要的作用。

(2) 有利于明确经济责任:医疗卫生机构的任何会计凭证除记录有关经济业务的基本内容外,还必须由有关部门和人员签章,以对会计凭证所记录经济业务的真实性、完整性、合法性负责,便于在发现问题时分清有关人员的责任,使其严格遵循医疗卫生机构的财务规章制度。

(3) 有利于发挥会计监督的作用:通过会计凭证的审核,可以查明每一项经济业务是否符合国家有关法律、法规、制度规定,是否符合医疗卫生机构的计划、预算进度,是否有违法乱纪、铺张浪费行为等。对于查出的问题,应积极采取措施予以纠正,实现对经济活动的事中控制,保证医疗卫生机构的经济活动健康运行。

2. 会计凭证的种类　会计凭证按其编制程序和用途的不同,分为原始凭证和记账凭证。

(1) 原始凭证:是在经济业务发生或完成时取得或填制、用以证明经济业务发生和完成情况的会计凭证。它是进行会计核算的原始资料和重要依据。如购买药品、卫生材料等的购货发票,提供医疗服务的收费收据等。

(2) 记账凭证:是由会计人员根据审核无误的原始凭证或原始凭证汇总表,按照经济业务的内容加以归类,并据以确定会计分录后所填制的会计凭证,它是登记账簿的直接依据。它根据复式记账法的基本原理,确定了应借、应贷的会计科目及其金额,将原始凭证中的一般数据转化为会计语言,是介于原始凭证与账簿之间的中间环节,是登记明细分类账户和总分类账户的依据。如收款凭证、付

笔记

款凭证、转账凭证等。

3. 记账凭证和原始凭证的区别

(1)原始凭证是由经办人员填制的；记账凭证一律由会计人员填制。

(2)原始凭证是根据发生或完成的经济业务填制；记账凭证是根据审核后的原始凭证填制。

(3)原始凭证仅用以记录、证明经济业务已经发生或完成反映的是经济信息；记账凭证要依据会计科目对已经发生或完成的经济业务进行归类、整理反映的是会计信息。

(4)原始凭证是填制记账凭证的依据；记账凭证是登记账簿的依据。

(二) 会计账簿

会计账簿简称账簿，是由具有一定格式、相互联系的账页所组成，并以会计凭证为依据，用来序时、分类地全面记录和反映一个单位经济业务事项的会计簿籍。设置和登记会计账簿，是重要的会计核算基础工作，是连接会计凭证和会计报表的中间环节，做好这项工作，对于加强经济管理具有十分重要的意义。

1. 会计账簿的意义

(1)通过账簿的设置和登记，记载、储存会计信息。将会计凭证所记录的经济业务记入有关账簿，可以全面反映会计主体在一定时期内所发生的各项资金运动，储存所需要的各项会计信息。

(2)通过账簿的设置和登记、分类、汇总会计信息。账簿由不同的相互关联的账户所构成，通过账簿记录，一方面可以分门别类地反映各项会计信息，提供一定时期内经济活动的详细情况；另一方面可以通过发生额、余额计算，提供各方面所需要的总括会计信息，反映财务状况及经营成果。

(3)通过账簿的设置和登记，编表、输出会计信息。为了反映一定日期的财务状况及一定时期的经营成果，应定期进行结账工作，进行有关账簿之间的核对，计算出本期发生额和余额，据以编制会计报表，向有关各方提供所需要的会计信息。

(4)通过账簿的设置和登记，检查、审核会计信息。账簿记录是会计凭证信息的进一步整理和汇总。利用账簿资料，可以考核医疗卫生机构各项计划的完成情况，使机构管理者和其他有关管理部门了解机构的经营业绩，进而对资金使用是否合理，费用开支是否符合标准，经济效益有无提高，利润的形成与分配是否规范等作出分析和评价。

2. 会计账簿的分类　账簿的种类和结构多种多样，为了便于了解和运用各种账簿，对账簿可按一定标志分类。

(1)按用途分类：账簿按其用途的不同，可以分为序时账簿、分类账簿和备查账簿三类。

1)序时账簿：又称日记账，是按照经济业务发生或完成时间的先后顺序逐日逐笔进行登记的账簿。

2)分类账簿：对全部经济业务事项按照会计要素的具体类别而设置的分类账户进行登记的账簿。分类账簿按其提供核算指标的详细程度不同，又分为总

笔记

分类账和明细分类账。

3）备查账簿：又称辅助账簿，是对某些在序时账簿和分类账簿等主要账簿中都不予登记或登记不够详细的经济业务事项进行补充登记时使用的账簿。

（2）按账页格式分类：按照账页格式的不同，账簿可分为两栏式、三栏式、多栏式和数量金额式四种。

1）两栏式账簿：只有借方和贷方两个基本金额的账簿。普通日记账一般采用两栏式账簿。

2）三栏式账簿：设有借方、贷方和余额三个基本栏目的账簿。各种日记账、总分类账、资本、债权、债务明细账都可采用三栏式账簿。

3）多栏式账簿：在账簿的两个基本栏目及借方和贷方按需要分设若干专栏的账簿。如多栏式日记账、多栏式明细账。但是，专栏设置在借方，还是设在贷方，或是两方同时设专栏，设多少专栏，则根据需要确定。收入、费用明细账一般均采用多栏式账簿。

4）数量金额式账簿：借方、贷方和金额三个栏目内都分设数量、单价和金额三小栏，借以反映财产物资的实物数量和价值量。如库存物资、药品等实物明细账通常采用数量金额式账簿。

（3）按外形特征分类：按照账簿的外形特征可分为订本账、活页账、卡片账三种。

1）订本账：是在启用前将编有顺序页码的一定数量账页装订成册的账簿。

2）活页账：是将一定数量的账页置于活页夹内，可根据记账内容的变化而随时增加或减少部分账页的账簿。活页账一般适用于明细分类账。优点在于可以根据实际需要增添账页，不会浪费账页，使用灵活，并且便于同时分工记账。但账页容易散失和被抽换。

3）卡片账：是将一定数量的卡片式账页存放于专设的卡片箱或卡片夹中，账页可以根据需要随时增添的账簿。卡片账一般适用低值易耗品、固定资产等的明细核算。这种账簿的优缺点和活页账相同。它不需每年更换，可以跨年度使用。使用这种账簿时，应在卡片上连续编号，加盖有关人员的印章，并置放在卡片箱或卡片夹中，以防丢失，保证安全。

3. 会计账簿的基本内容　医疗卫生机构应按照会计核算的基本要求和会计规范的有关规定，结合本机构经济业务的特点和经营管理的需要，设置必要的账簿，并认真做好记账工作。各种账簿的形式和格式多种多样，但均应具备下列组成内容：

（1）封面：主要标明账簿的名称和记账单位名称。如总分类账簿、现金日记账、银行存款日记账。

（2）扉页：标明会计账簿的使用信息，如要填列科目索引、账簿启用和经管人员一览表等。

（3）账页：是账簿用来记录经济业务事项的载体，其格式因反映经济业务内容的不同而有所不同。但其内容应当包括：

1）账户的名称，以及科目、二级或明细科目；

笔记

2）登记账簿的日期栏；

3）记账凭证的种类和号数栏；

4）摘要栏，所记录经济业务内容的简要说明；

5）金额栏，记录经济业务的增减变动和余额；

6）总页次和分户页次栏。

（三）会计核算处理程序

会计核算处理程序也称会计核算组织程序或会计账务处理程序，它是在会计核算中，以账簿体系为核心，把会计凭证、会计账簿、记账程序和记账方法有机地结合起来的技术组织方式。简言之，是记账和产生会计信息的步骤和方法。包括会计凭证和账簿的种类、格式，会计凭证与账簿之间的联系方法，由原始凭证到编制记账凭证、登记明细分类账和总分类账、编制会计报表的工作程序和方法等。

目前，我国常采用的会计核算处理程序主要有：记账凭证账务处理程序、汇总记账凭证账务处理程序和科目汇总表账务处理程序等（汇总记账凭证账务处理程序和科目汇总表账务处理程序具体内容见光盘）。

记账凭证账务处理程序是直接根据各种记账凭证逐笔登记总分类账的程序，记账凭证核算程序是最基本的账务处理程序，其他核算形式都是在其基础上发展起来的。在这一程序中，记账凭证可以是通用记账凭证，也可以分设收款凭证、付款凭证和转账凭证，需要设置现金日记账、银行存款日记账、明细分类账和总分类账，其中现金日记账、银行存款日记账和总分类账一般采用三栏式，明细分类账根据需要采用三栏式、多栏式和数量金额式。

记账凭证账务处理程序的具体程序见图2-9所示。

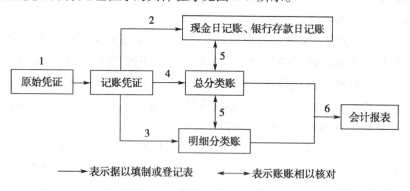

图2-9　记账凭证账务处理程序

第二节　财务报告概述

财务报告（financial report）是指医疗卫生机构对外提供的反映机构某一特定日期的财务状况和某一会计期间的经营成果、财政补助收支情况、现金流量等情况的书面文件。它是医疗卫生机构根据日常会计核算资料归集、加工、汇总形成的一个完整的报告系统，是机构会计核算的最终成果。

笔记

知识拓展

2010 版《医院会计制度》第一部分第五条规定："医院财务报告是反映医院某一特定日期的财务状况和某一会计期间的收入费用、现金流量等的书面文件。医院财务报告由会计报表、会计报表附注和财务情况说明书组成"。第六条规定："医院财务报告分为中期财务报告和年度财务报告,以短于一个完整的会计年度的期间(如季度、月度)编制的财务报告称为中期财务报告。年度财务报告则是以整个会计年度为基础编制的财务报告。医院对外提供的年度财务报告应按照有关规定经过注册会计师审计"。

一、财务报告的作用

医疗卫生机构日常的会计核算虽然可以提供反映医疗卫生机构经济业务的财务收支情况,但反映在会计凭证和账簿上的资料是比较分散的,不便理解和利用,很难满足资金提供者、债权人和社会有关方面了解医疗卫生机构会计信息的需要,也难满足机构领导加强内部经济管理的需要。因此,在日常会计核算的基础上,根据会计信息使用者的需要,定期对日常会计资料按照统一的格式进行加工处理,形成财务报告,全面、综合、清晰地揭示或反映医疗卫生机构的财务状况、业务活动成果和财务收支情况对机构的经济管理活动具有重要的作用。

1. 如实反映医疗卫生机构的财务状况、收入费用、医院现金流量等情况　一般而言,会计具有核算和监督两个职能,其中尤其是核算职能是会计最本质的职能。医疗卫生机构通过编制财务报告,可以真实、完整地反映其所控制的经济资源、所承担的债务状况、所取得的收入、发生的成本费用以及现金流量、财政补助收支执行情况等,从而可以反映出机构的经济实力、偿债能力、运营绩效、现金周转、预算执行情况等广泛的信息。

2. 履行医疗卫生机构管理层的受托责任　由于医疗卫生机构资产属于国有资产,上级管理部门与医疗卫生机构管理层之间形成了委托与受托之间的关系,即医疗卫生机构管理层主要是受上级管理部门之托来从事日常业务活动,管理层为了履行其受托责任,必须向委托人披露相关的财务和绩效信息,而定期编制并对外提供财务报告即可达到这一目的,有效履行机构管理层的受托责任。

3. 提供会计信息使用者决策有用的信息　医疗卫生机构定期编制财务报告不仅可以满足财政、卫生等主管部门及审计等其他监督部门的信息需要,还可以满足债权人、捐赠人、机构管理层和机构自身的信息需要,为这些会计信息使用者提供与其决策有用的信息。这些会计信息使用者通过全面阅读和综合分析医疗卫生机构财务报告,可以了解和掌握机构过去和当前的状况,预测机构的未来发展趋势,从而作出相关的决策。

4. 有助于提高医疗卫生机构的透明度增强其社会公信力　作为财政补助的机构,信息的阳光化对于医疗卫生机构的发展至关重要。为此,医疗卫生机构通过编制财务报告,可以有效提高其透明度,增强其社会公信力,从而有利于医疗

笔记

卫生机构在社会公众中树立良好、可信的形象,促进其长远发展。

二、财务报告的构成

财务报告由会计报表、会计报表附注和财务情况说明书组成。

(一)会计报表

会计报表(accounting statement)是财务报告的主要组成部分,是医疗卫生机构向外传递会计信息的主要手段。会计报表是根据日常会计核算资料定期编制的,综合反映医疗卫生机构某一特定日期财务状况和某一会计期间运营成果的总结性书面文件。

医疗卫生机构的会计报表可以按照不同的标志进行分类。

(1)按照会计报表反映的经济内容不同,可以分为静态会计报表和动态会计报表。静态报表是指反映资产、负债和净资产的会计报表,如医院的“资产负债表”反映一定时点医院资产、负债和净资产的构成和来源渠道,即从总量上反映医院的财务状况。动态会计报表是指反映机构一定时期内资金耗费和资金收回的报表,如医院的“收入费用总表”。

(2)按照会计报表报送的对象不同,可以分为对外报送的会计报表和内部使用的会计报表。对外报送的会计报表是指医疗卫生机构根据本行业会计制度的要求向外报送的会计报表。例如,“资产负债表”、“收入费用总表”、医院“医疗收入费用明细表”、基层医疗卫生机构“业务收支明细表”、医院“现金流量表”、“财政补助收支情况表”等。内部使用的会计报表,是指医疗卫生机构根据内部管理需要和主管部门的要求自行设计编报的会计报表,如医院的“管理费用明细表”、“其他收支明细表”等。

(3)按照会计报表编制的时间不同分类,财务报告分为中期财务报告和年度财务报告。其中,中期财务报告是以短于一个完整会计年度的期间(如季度、月度)编制的财务报告;年度财务报告则是以整个会计年度为基础编制的财务报告。

此外,按照会计报表的编制主体不同还可以将会计报表分为:单位报表、合并报表和汇总报表。

2010版《医院会计制度》和《基层医疗卫生机构会计制度》对公立医院和基层医疗卫生机构的法定报送的会计报表进行了明确规定,见表2-3、表2-4。

表2-3 公立医院会计报表

编号	会计报表名称	编制期
会医 01 表	资产负债表	月度、季度、年度
会医 02 表	收入费用总表	月度、季度、年度
会医 02 表附表 01	医疗收入费用明细表	月度、季度、年度
会医 03 表	现金流量表	年度
会医 04 表	财政补助收支情况表	年度

笔记

表2-4　基层医疗卫生机构会计报表

编号	会计报表名称	编制期
会基医 01 表	资产负债表	月度、季度、年度
会基医 02 表	收入支出总表	月度、季度、年度
会基医 02 表附表 01	业务收支明细表	月度、季度、年度
会基医 02 表附表 02	财政补助收支明细表	月度、季度、年度
会基医 03 表	净资产变动表	年度

（二）会计报表附注

报表附注是为便于会计报表使用者理解会计报表的内容而对会计报表的编制基础、编制依据、编制原则和方法及主要项目等所作的解释。报表附注至少应当包括下列内容：

1. 遵循会计制度和财务制度的声明。

2. 重要会计政策、会计估计及其变更情况的说明。

3. 重要资产转让及其出售情况的说明。

4. 重大投资、借款活动的说明。

5. 会计报表重要项目及其增减变动情况的说明。

6. 以前年度结余调整情况的说明。

7. 有助于理解和分析会计报表需要说明的其他事项。

会计报表附注的主要形式有：

1. 尾注说明　这是附注的主要编制形式，一般适用于说明内容较多的项目。

2. 括弧说明　此种形式常用于为会计报表主体内提供补充信息，因为它把补充信息直接纳入会计报表主体，所以比起其他形式来，显得更直观，不易被人忽视，缺点是它包含内容过短。

3. 备抵与附加账户　设立备抵与附加账户，在会计报表中单独列示，能够为会计报表使用者提供更多有意义的信息，这种形式目前主要是指坏账准备等账户的设置。

4. 脚注说明　指在报表下端进行的说明，例如，说明已贴现的商业承兑汇票和已包括在固定资产原价内的融资租入的固定资产原价等。

5. 补充说明　有些无法列入会计报表主体中的详细数据、分析资料，可用单独的补充报表进行说明，比如，可利用补充报表的形式来揭示关联方的关系和交易等内容。

（三）财务情况说明书

财务情况说明书是对医疗卫生机构一定会计期间业务活动以及财务状况、收入费用、成本核算、预算执行等情况进行分析说明的书面文字报告。财务情况说明书主要说明医疗卫生机构的业务开展情况、预算执行情况、财务收支状况、成本控制情况、负债管理情况、资产变动及利用情况、基本建设情况、绩效考评情况、对本期或下期财务状况发生重大影响的事项、专用资金的使用情况以及其他

笔记

需要说明的事项。财务情况说明书可以全面扼要地提供医疗卫生机构财务、运营等活动的全貌,分析总结其业绩和不足,是财务报告使用者了解和考核其业务活动开展情况的重要资料。财务情况说明书至少应当对医疗卫生机构的下列情况作出说明:

1. 业务开展情况。
2. 年度预算执行情况。
3. 资产利用、负债管理情况。
4. 成本核算及控制情况。
5. 绩效考评情况。
6. 需要说明的其他事项。

2010 版《医院会计制度》规定医院财务情况说明书中对成本核算及控制的说明应附有成本报表,并且提供了成本报表的参考格式。

三、财务报告的审计

(一)医院财务报告的审计

2010 版《医院会计制度》规定,医院对外提供真实、完整的会计报表,不得违反规定随意改变会计报表的编制基础、编制依据、编制原则和方法,不得随意改变制度规定的会计报表有关数据的会计口径,医院会计应当根据登记完整、核对无误的账簿记录和其他有关资料编制会计报表,要做到数字真实、计算准确、内容完整、报送及时。医院财务报告分为中期财务报告和年度财务报告。以短于一个完整的会计年度的期间(如季度、月度)编制的财务报告称为中期财务报告,年度财务报告则是以整个会计年度为基础编制的财务报告。医院会计制度还明确规定医院对外提供的财务报告应当由单位负责人和主管会计工作的负责人、会计机构负责人(会计主管人员)签名并盖章;设置总会计师的单位,还应当由总会计师签名并盖章。

为保证医院财务报告的质量,2010 版《医院会计制度》第一部分第六条规定:"医院对外提供的年度财务报告应按有关规定经过注册会计师审计"。首先注册会计师出具的审计报告不同于内部审计报告,它是站在独立的第三方对医院的会计报表发表审计意见。因此,引入注册会计师审计可以更加规范医院的会计核算,提高医院会计报表的可信度。此外,相对于政府审计和内部审计而言,注册会计师审计的独立性和专业性更强,注册会计师审计对会计报表的合规性和公允性进行的审计,更能公允的反映被审计医院会计报表的真实性。

(二)基层医疗卫生机构财务报告的审计

2010 版《基层医疗卫生机构会计制度》规定,基层医疗卫生机构会计报表应根据登记完整、核对无误的账簿记录和其他有关资料编制,要做到数字真实、计算准确、内容完整、报送及时。对外提供的财务报告应由单位负责人和主管会计工作的负责人、会计机构负责人(会计主管人员)签名并盖章。与《医院财务制度》相比,2010 版《基层医疗卫生机构会计制度》对基层医疗卫生机构并没有作出注册会计师审计的要求。

第三节 资产负债表

资产负债表(balance sheet)是反映医疗卫生机构某一会计期末全部资产、负债和净资产情况的报表,或者说它反映的是医疗卫生机构在某一特定日期的财务状况。具体而言,资产负债表反映医疗卫生机构在某一特定日期所拥有或控制的经济资源、所承担的现时义务和净资产的构成情况。

一、资产负债表的编制

资产负债表的编制是以日常会计核算记录的数据为基础进行归类、整理和汇总,加工成报表项目的过程。我国医疗卫生机构资产负债表主体部分的各项目都列有"年初余额"和"期末余额"两个栏目,是一种比较资产负债表各项目的填列方法如下:

1. "年初余额"的填列方法 "年初余额"栏内各项数字,应当根据上年年末资产负债表"期末余额"栏内数字填列。如果本年度资产负债表规定的各个项目的名称和内容同上年度不相一致,应对上年年末资产负债表各项目的名称和数字按照本年度的规定进行调整,填入本表"年初余额"栏内。

2. "期末余额"的填列方法 "期末余额"是指某一会计期末的数字,即中期期末或者年末的数字。资产负债表各项目"期末余额"的数据来源,一般可以通过以下几种方式取得:

(1)直接根据总账科目的余额填列:如医院资产负债表中的"短期投资"、"财政应返还额度"、"应收在院病人医疗款"、"应收医疗款"、"待摊费用"、"固定资产原价"、"累计折旧"、"短期借款"、"应缴款项"、"应付票据"、"事业基金"、"专用基金"、"待冲基金"、"财政补助结转(余)"、"科教项目结转(余)"等项目。

(2)根据几个总账科目的余额计算填列:如医院资产负债表中的"货币资金"项目,根据"库存现金"、"银行存款"、"零余额账户用款额度"、"其他货币资金"科目的期末余额合计填列;"存货"项目,根据"库存物资"、"在加工物资"科目的期末余额合计填列。

(3)根据总账科目和明细科目的余额分析计算填列:如医院资产负债表中的"长期借款"项目,根据"长期借款"总账科目余额扣除"长期借款"科目所属的明细科目中反映的将于一年内到期的长期借款部分分析计算填列。医院资产负债表中属于这类的项目还有:"长期借款"、"长期应付款"、"长期投资"。

(4)根据有关资产科目与其备抵科目抵消后的净额填列:如医院资产负债表中的"固定资产"、"无形资产"项目等。

此外,还要注意有关项目应根据相关科目的不同方向余额,以"一"号填列的情况,如医院资产负债表中的"坏账准备"、"固定资产清理"、"待处理财产损溢"、"本期结余"等项目。

二、资产负债表的结构和内容

1. 医院资产负债表的结构和内容　医院资产负债表的基本结构是以"资产 = 负债 + 净资产"这一会计恒等式为理论基础,采用账户式结构,报表分为左右两方,左方列示资产各项目,反映全部资产的分布及存在形态;右方列示负债和净资产各项目,反映全部负债和净资产的内容及构成情况。资产各项目按其流动性由强到弱顺序排列,包括流动资产和非流动资产;负债各项目按其到期日的远近或者偿付的紧迫程度顺序排列,包括流动负债和非流动负债;净资产按照项目内容排列。资产负债表左右双方平衡,即资产总计等于负债和净资产总计。以A 医院为例,医院资产负债表的基本格式见表2-5。

2. 基层医疗卫生机构资产负债表的结构和内容　与医院资产负债表的理论基础、结构和项目排列原则相同,基层医疗卫生机构的资产负债表也采用账户式结构,只不过两者由于核算的内容不同,因此资产负债表的具体项目有所不同。基层医院资产负债表的结构也分为左右两方,左方反映基层医疗卫生机构的资产构成情况;右方又分为上下两段,上段反映基层医疗卫生机构的负债构成情况,下段反映净资产构成情况。右方上下两段合计数相加之和等于左方合计数,符合资产 = 负债 + 净资产的平衡原理。左方"资产"的排列顺序为:流动资产、非流动资产。右方上段"负债"的排列顺序为:借入款、结算医疗款、应缴款项、应付款项、预收医疗款、应付职工薪酬、应付社会保障费、应交税费、其他应付款;右下方"净资产"包括固定基金、事业资金、专用基金、财政补助结转(余)、其他限定用途结转(余)、本期结余、未弥补亏损。把流动资产排列在前,把流动资产中的速动资产排列在最前列,而固定资产、在建工程、无形资产排列在后,这样做的目的是为了反映基层医疗卫生机构近期偿债能力,提供有关方面(债权人、资金提供者等)关心资产变动和决策需要的资金状况,以满足多方面利用报表的需要。以 B 社区卫生服务中心为例,基层医疗卫生机构资产负债表的基本格式见表2-6。

三、资产负债表信息的用途

资产负债表是以"资产 = 负债 + 净资产"这一等式为理论基础,采用账户式结构,反映和填列每个项目的"期末余额"和"年初余额"。通过资产负债表可以提供某一日期资产的总额及其结构,表明医疗卫生机构拥有或控制的资源及其分布情况,使用者可以一目了然地从资产负债表上了解医疗卫生机构在某一特定日期所拥有的资产总量及其结构;可以提供某一日期的负债总额及其结构,表明医疗卫生机构未来需要用多少资产或劳务清偿债务以及清偿时间;可以反映净资产的状况,据以判断净资产增加、减少的情况以及对负债的保障程度。不同的报表使用者根据各自的需要,可以有选择地利用资产负债表提供的丰富资料。总之,通过资产负债表可以帮助报表使用者全面了解医疗卫生机构的财务状况,分析机构的债务偿还能力,从而为未来的经济决策提供参考。资产负债表的具体用途表现在:

笔记

表2-5　A医院资产负债表

编制单位:A医院　　　　　2012年12月31日

会医01表

单位:万元

资产	期末余额	年初余额	负债和净资产	期末余额	年初余额
流动资产:			流动负债:		
货币资金	28 528.22	22 546.79	短期借款	0.00	0.00
短期投资	0.00	0.00	应缴款项	0.00	0.00
财政应返还额度	4093.05	3575.39	应付票据	0.00	0.00
应收在院病人医疗款	1231.29	1065.56	应付账款	11 433.68	11 800.71
应收医疗款	3864.22	3704.80	预收医疗款	1391.14	1369.93
其他应收款	1202.60	489.55	应付职工薪酬	1973.14	1082.87
减:坏账准备	152.00	125.77	应付福利费	321.74	343.37
预付账款	445.50	361.46	应付社会保障费	0.01	25.65
存货	4731.81	5038.33	应交税费	9.14	22.35
待摊费用	212.20	123.56	其他应付款	810.60	596.56
一年内到期的长期债权投资	0.00	0.00	预提费用	17.12	0.00
流动资产合计	44 156.87	36 779.67	一年内到期的长期负债	0.00	0.00
非流动资产:			流动负债合计	15 956.57	15 241.45
长期投资	7024.50	10 024.50	非流动负债:		
固定资产	26 181.49	26 184.53	长期借款	0.00	0.00

笔记

续表

资产	期末余额	年初余额	负债和净资产	期末余额	年初余额
固定资产原价	50 053.29	48 329.54	长期应付款	879.42	911.72
减:累计折旧	23 871.81	22 145.02	非流动负债合计	879.42	911.72
在建工程	18 487.04	14 996.72	负债合计	16 835.99	16 153.17
固定资产清理	0.00	0.00	净资产:		
无形资产	79.22	0.00	事业基金	46 690.01	45 313.33
无形资产原价	81.17	0.00	专用基金	1923.33	2028.90
减:累计摊销	1.95	0.00	待冲基金	14 174.85	10 800.81
长期待摊费用	0.00	0.00	财政补助结转(余)	4093.05	3575.39
待处理财产损溢	16.00	16.00	科教项目结转(余)	12 227.89	10 129.82
非流动资产合计	51 788.25	51 221.74	本期结余	0.00	0.00
	0.00	0.00	未弥补亏损	0.00	0.00
	0.00	0.00	净资产合计	79 109.13	71 848.24
资产总计	95 945.13	88 001.41	负债和净资产总计	95 945.13	88 001.41

笔记

48

表2-6 B社区卫生服务中心资产负债表

表编制单位:B社区卫生服务中心　　　2012 年12 月31 日

会基医 01 表

单位:万元

资产	期末余额	年初余额	负债和净资产	期末余额	年初余额
流动资产:			负债:		
货币资金	310.00	340.23	借入款	0.00	0.00
财政应返还额度	0.00	0.00	待结算医疗款	0.00	0.00
应收医疗款	495.90	450.05	应缴款项	256.55	765.99
其他应收款	98.05	70.01	应付账款	525.62	111.25
库存物资	245.55	217.35	预收医疗款	150.00	0.00
待摊支出	0.00	0.00	应付职工薪酬	0.00	0.00
流动资产合计	1149.50	1077.64	应付社会保障费	0.00	0.00
			应交税费	1.58	2.17
非流动资产:			其他应付款	65.21	55.80
固定资产	845.38	824.42	负债合计	998.96	935.21
在建工程	0.00	0.00	净资产:		
无形资产	0.00	0.00	固定基金	845.38	824.42
非流动资产合计	845.38	824.42	事业基金	62.57	56.22

笔记

49

续表

负债和净资产	期末余额	年初余额
专用基金	5.65	4.14
财政补助结转（余）	68.34	67.58
其他限定用途结转（余）	13.98	14.49
本期结余	0.00	0.00
未弥补亏损	0.00	0.00
净资产合计	995.92	966.85
负债和净资产总计	1994.88	1902.06

资产	期末余额	年初余额
资产总计	1994.88	1902.06

笔记

1. 资产项目说明了医疗卫生机构所拥有和控制的各种经济资源以及偿还债务的能力。控制一定量的经济资源是医疗卫生机构经营的基本条件。经济资源的实质是未来经济利益,体现了机构未来潜在的利益。因此,一般情况下,医疗卫生机构控制和运作的经济资源越多,其形成和产生的新的经济利益和社会财富的能力也就越强。这就是资产负债表提供资产总量信息的一个重要的经济意义。资产负债表向人们展示了医疗卫生机构获取经济利益的潜力和能力。

2. 负债项目显示了医疗卫生机构所负担的长短期债务的数额及其偿还期限的长短。不同的负债结构,特别是流动负债的比例大小不同,负债经营的风险也有差别。因此,资产负债表提供负债的具体结构项目的数字,又为合理有效地评估医疗卫生机构的经营和理财风险提供了重要依据。

3. 净资产项目,表明医疗卫生机构的资金提供者提供的资金总量及尚未分配的结余。基金提供者可以从资产负债表中看出所提供的资金保值、增值的情况。

4. 同期项目的横向对比和不同时期相同项目的纵向对比。纵向比较分析法,是将医疗卫生机构连续若干期的财务状况进行比较,确定其增减变动的方向、数额和幅度,以此来揭示机构财务状况的发展趋势;横向比较分析法,是将本机构的财务状况与其他医疗卫生机构的同期财务状况进行比较,确定其存在的差异及其程度,以此来揭示机构财务状况中存在的问题,从而更好地进行决策。

5. 通过资产负债表中的有关项目,可以对比计算资产负债率、流动比率、速动比率、净资产保值增值率,了解医疗卫生机构负债水平的高低、短期负债的偿还能力和净资产完整、保全情况。

编制资产负债表可以据以分析、检查资产、负债和净资产三者之间的结构是否合理,医疗卫生机构各项资产的配置是否合理,是否有较好的偿债能力,是否有一定的经济运行能力,从而总结和评价机构整体经济运行情况。

第四节　收入费用总表及附表

一、收入费用总表

收入费用总表(revenue and expense summary)是反映医疗卫生机构在一定会计期间运营成果及年末结余分配情况的会计报表。收入费用总表是动态财务报表。利用收入费用总表可以了解医疗卫生机构一定时期的业务活动成果、业务收入的来源和各项费用的去向,了解收支结余的分配去向及未分配结余情况。

(一) 收入费用总表的编制

收入费用总表中"本月数"栏反映各收入、费用及结余项目的本月实际发生数。在编制季度"总表"时,应当将本栏改为"本季度数",反映各收入、费用及结余项目的本季度实际发生数。在编制年度"总表"时,应当将本栏改为"上年数"栏,反映各收入、费用及结余项目上一年度的实际发生数。如果本年度"总表"规定的各个项目的名称和内容同上年度不一致,应对上年度"总表"各项目的名称和数字按照本年度的规定进行调整,填入年度本表中的"上年数"栏。

表中"本年累计数"栏反映各项目自年初起至报告期末止的累计实际发生数,可以根据各月数据累计加总填列。

"总表"各项目的填列方法可归纳为以下三类:

1. 根据总账及明细账科目的本期发生额直接或分析填列 如医院收入费用总表中的"医疗收入"、"财政基本补助收入"、"医疗业务成本"、"管理费用"、"其他收入"、"其他支出"、"财政项目补助收入"、"财政项目补助支出"、"科教项目收入"、"科教项目支出"等项目。

2. 只在编制年度收入费用(支出)总表时才填列的项目 如医院收入费用总表中的"财政基本补助结转"、"结转入结余分配"、"年初未弥补亏损"、"事业基金弥补亏损"、"提取职工福利基金"、"转入事业基金"、"年末未弥补亏损"等项目。这些项目直接填列在"本年累计数"栏,有些按相关科目及明细科目发生额分析填列,有些根据相关科目及明细科目的年初、年末余额填列。

3. 根据表中项目计算填列 如医院收入费用总表中"医疗结余"、"本期结余"、"本期财政项目补助结转(余)"、"本期科教项目结转(余)"项目。

(二)收入费用总表的结构和内容

1. 医院收入费用总表的结构和内容 医院收入费用总表主要采用多步式结构,即对当期收入、费用、支出项目按性质加以归类,按结余形成的主要环节列示一些中间性结余指标,如医疗结余、本期结余,便于使用者理解医院运营成果的不同来源。医院收入费用总表的左右分为"本月数"和"本年累计数";上下分为"医疗收入"、"医疗结余"、"本期结余"、"结转入结余分配"、"本期财政项目补助结转(余)"和"本期科教项目结转(余)"六大项。通过六大项目总括反映两个方面的内容:一是医院在某一会计期间内开展业务活动所实现的全部收入与发生全部费用的情况;二是医院在年末的结余分配情况或亏损弥补情况。该表按照各项收入、费用及其构成,以及结余分配或亏损弥补情况分项编制而成。

收入费用总表按反映内容性质的不同,可以分为三大部分:

(1)反映医院在一定会计期间除项目收支外的收入、费用及结余情况:体现在报表的"一、二、三"部分。该部分采用多步式结构,反映医院除项目收支外的收入、费用及结余情况,其本质是反映出医院维持其基本运营活动的收支补偿机制。该部分反映的基本公式为:

$$医疗结余 = 医疗收入 + 财政基本补助收入 - 医疗业务成本 - 管理费用$$
公式 2-8

$$本期结余 = 医疗结余 + 其他收入 - 其他支出 \qquad 公式 2-9$$

(2)反映医院在一定会计期间的项目收支情况:体现在报表的"五、六"部分。该部分包括本期财政项目补助结转(余)和本期科教项目结转(余),反映医院财政项目补助资金和非财政科教项目资金的本期收支及结转(余)情况。该部分反映的基本公式为：

本期财政项目补助结转（余）＝本期财政项目补助收入－本期财政项目补助支出

公式2-10

本期科教项目结转（余）＝本期科教项目收入－本期科教项目支出

公式2-11

收入费用总表的以上两大部分反映了医院全部的收入、费用情况。

（3）反映年末结余分配或弥补亏损情况：集中体现在报表的"四"部分。该部分反映某一会计年度实现的可供分配的结余及其分配情况或累计亏损的弥补情况。按照有关部门预算管理规定，财政基本补助结转资金不得提取职工福利基金和转入事业基金，因此，本年可供分配结余的计算公式如下：

本年可供分配结余＝本期结余（指本年结余）－财政基本补助结转

公式2-12

按照医院财务制度和主管部门规定执行"超收上缴"政策的医院，如果发生结余上缴义务的，则本年可供分配结余的计算公式如下：

本年可供分配结余＝本期结余（指本年结余）－财政基本补助结转－结余上缴

公式2-13

为提供相关比较信息，便于报表使用者分析判断医院运营成果的未来发展趋势，《医院会计制度》规定年度收入费用总表应提供两年的比较数据。以A医院为例，医院收入费用总表的基本格式见表2-7。

表2-7　A医院收入费用总表

会医02表

编制单位：A医院	2012年12月	单位：万元
项目	上年数（略）	本年累计数
1. 医疗收入		104 010.26
加：财政基本补助收入		3359.28
减：医疗业务成本		100 556.04
减：管理费用		6395.72
2. 医疗结余		417.78
加：其他收入		2062.34
减：其他支出		787.72
3. 本期结余		1692.40
减：财政基本补助结转		0.00
4. 结转入结余分配		0.00
加：年初未弥补亏损		0.00
加：事业基金弥补亏损		0.00
减：提取职工福利基金		0.00

笔记

续表

项目	上年数(略)	本年累计数
转入事业基金		0.00
年末未弥补亏损		0.00
5. 本期财政项目补助结转(余)		517.66
财政项目补助收入		6506.00
减:财政项目补助支出		5988.34
6. 本期科教项目结转(余)		2098.08
科教项目收入		5202.72
减:科教项目支出		3104.65

2. 基层医疗卫生机构收入支出总表的结构和内容　基层医疗卫生机构收入支出总表是反映基层医疗卫生机构在某一会计期间内全部收入、支出的实际情况,是反映基层医疗卫生机构一定期间业务活动成果及其分配情况的报表。收入支出总表采取结余计算和结余分配合二为一的形式编报,既反映基层医疗卫生机构在一定期间的业务活动成果及其来龙去脉,又反映业务活动成果的分配过程,结余的实现和结余的分配一目了然。在实际工作中,按月计算本期结余、编报"收入支出总表",年度中间不进行结余分配,年度终了计算出全年损益后,据实进行结余分配。

基层医疗卫生机构收入支出总表的结构左右分为"本月数"和"本年累计数"两部分;上下分为"收入"、"支出"、"本期结余"、"结余分配"和"转入事业基金"五大项,其中"结余分配"反映本期结余减去财政补助结转(余)和其他限定用途结转(余)后结转入结余分配的金额,"转入事业基金"反映非限定用途的待分配结余完成弥补亏损及提取专用基金后转入事业基金的结余数额。与医院收入费用总表相比,基层医疗卫生机构的收入支出总表更多地体现为"大收大支"的核算理念。以 B 社区卫生服务中心为例,基层医疗卫生机构收入支出总表的基本格式见表2-8。

表2-8　B 社区卫生服务中心收入支出总表

会基医 02 表

编制单位:　　　　2012 年12 月　　　　单位:万元

项目	上年数	本年累计数
1. 收入	—	5162.64
财政补助收入		1478.22
医疗收入		3681.61
上级补助收入		0.00
其他收入		2.81

续表

项目	上年数	本年累计数
2. 支出	—	5142.09
医疗卫生支出		5141.87
其中:医疗支出		5061.09
公共卫生支出		80.78
财政基建设备补助支出		0.00
其他支出		0.22
3. 本期结余	—	82.07
减:财政补助结转(余)		67.58
减:其他限定用途结转(余)		14.49
4. 结转分配	—	0.00
加:年初未弥补亏损		0.00
加:事业基金弥补亏损		0.00
年末未弥补亏损		0.00
减:提取专用基金		0.00
其中:提取职工福利基金		0.00
提取奖励基金		0.00
提取其他专用基金		0.00
5. 转入事业基金	—	0.00

（三）收入费用总表信息的用途

以医院为例,医院收入费用总表可以总括反映医院在一定会计期间的运营成果及年末结余的分配情况,通过收入费用总表可以了解医院一定时期的业务活动成果、医疗收入的来源和各项费用的去向,了解收支结余的分配去向及未分配结余情况,以及政府财政补助和科教项目结转和结余的情况。具体作用表现在:

1. 评价、解释和预测医院的业务活动成果和取得结余的能力　医院的业务活动成果,一般是指其医疗收入和其他收入与其支出相抵后的差额所表现的净收益的信息。业务活动成果是一个绝对数指标,它可以反映医院资产的增长规模。取得结余的能力是一个相对值指标,它是指医院在医疗服务活动中,运用一定的经济资源,如人力、物力,获得业务活动成果的能力。医院可以用资产收益率、净资产收益率、支出收益率和人均实现收益等指标,分析本院在不同时期,或不同医院在同一时间的收益率,揭示医院利用其经济资源的效率,了解医院收益增长的规模和趋势。根据收入费用总表所提供的业务活动成果信息,可以评价、

55

解释和预测医院的获利能力,据以对今后的业务活动作出决策。

2. 评价、解释和预测医院的偿债能力　一般而言,偿债能力是指医院以资产清偿债务的能力,收入费用总表并不提供偿债能力,然而医院的偿债能力,既取决于资产的流动性和资产的结构,也取决于医院的获利能力。医院在个别期间取得结余的能力不足,不一定影响或完全影响偿债能力,如果医院长期结余不足或丧失结余的能力,则医院资产的流动性则必然由好转差,资产的结构也将有可能由优转良或转差,甚至陷入资不抵债的困境。因此,一个医院长期结余很少,获利能力不好甚至发生亏损,在一般情况下其偿债能力不会很强。因此,医院管理人员、社会有关方面通过分析和比较医院收入费用总表的有关信息,可以评价、解释和预测医院的偿债能力,尤其是医院长期负债的偿债能力,继而可以揭示医院偿债能力的变化趋势,找出症结所在。

3. 医院管理人员可以据此作出合理的决策　通过对收入费用总表有关数据指标进行比较和分析,可以了解或掌握医院各项收入、费用与结余之间的关系,发现在业务活动中各方面存在的问题,以揭示矛盾,找出差距,改进管理,为增收节支作出合理的决策。

4. 是评价、考核医院管理人员业绩的依据　收入费用总表所表达的业务收支结余,具有客观性和可验证性,是医院本期已实现业务收入与其相关支出的因果关系配比的结果。因而医院比较前后收入费用总表上的各项收入、费用和结余的增减变化情况,并考核其增减变化的原因,一般可以较为客观地评价各职能部门、各科室组织的成绩和效率,评价这些部门管理人员和工作人员的业绩与整个医院业务活动成绩的关系,进而可以评判各部门管理人员的功过得失,并采取有力措施予以弥补,使业务活动能逐步趋向合理,以取得理想的净收益。

此外,医院编制的收入费用总表除上述用途外,还可以提供医院本期财政项目补助结转(余)和科教项目结转(余)的情况,使报表使用者总括了解本医院本会计期间财政项目和科教项目的收入、支出、结转和结余情况。

二、收入费用明细表

收入费用明细表是收入费用总表的附表。

医疗收入费用明细表(detailed statement of medical revenue and expenses)是反映某一会计期间内医院的医疗收入、医疗成本及其明细项目的实际发生情况的报表。医疗收入费用明细表作为医院收入费用总表的附表,是对收入费用总表中医疗收入、医疗业务成本和管理费用的明细内容所作的进一步说明,其中医疗成本包括医疗业务成本和管理费用。

基层医疗卫生机构业务收支明细表是反映基层医疗卫生机构在某一会计期间内医疗收入和医疗卫生支出及其所明细项目实际情况的报表。

（一）收入费用明细表的结构和内容

1. 医疗收入费用明细表的结构和内容　医疗收入费用明细表分左右两方,左边列示医疗收入各明细项目的金额,右边列示医疗成本各明细项目的金额。

（1）医疗收入的列示内容：医疗收入按形成来源不同，分为门诊收入和住院收入。门诊收入包括挂号收入、诊察收入、检查收入、化验收入、治疗收入、手术收入、卫生材料收入、药品收入、药事服务费收入和其他门诊收入；住院收入包括床位收入、诊察收入、检查收入、化验收入、治疗收入、手术收入、护理收入、卫生材料收入、药品收入、药事服务费收入和其他住院收入。

需要注意的是，各项医疗收入均应按照扣除分摊的医保结算差额后的净额列示。

（2）医疗成本的列示内容：医疗成本指医疗业务成本和管理费用的总和。医疗成本应按性质和功能两种分类予以列示。

1）按性质分类：医疗成本分为人员经费、卫生材料费、药品费、固定资产折旧费、无形资产摊销费、提取医疗风险基金和其他费用。按性质分类列示医疗成本，有助于反映费用的经济用途。

2）按功能分类：医疗成本分为医疗业务成本和管理费用。其中，医疗业务成本指各医疗业务科室发生的可以直接计入各科室或采用一定方法计算后计入各科室的直接成本。具体包括临床服务成本、医疗技术成本和医疗辅助成本，分别反映临床服务类科室、医疗技术类科室、医疗辅助类科室发生的直接成本合计数。管理费用指医院行政后勤管理部门发生的费用以及医院统一负担的管理费用。按功能分类列示医疗成本，有助于反映费用发生的活动领域。

以 A 医院为例，医疗收入费用明细表的基本格式见表 2-9。

2. 基层医疗卫生机构业务收支明细表的结构和内容　基层医疗卫生机构业务收支明细表的结构分也分为左右两部分，左方反映医疗收入情况；右方反映医疗支出情况。分别展示了基层医疗卫生机构"医疗收入"、"住院收入"、"医疗卫生支出"和"公共卫生支出"四大项目的具体构成。以 B 社区卫生服务中心为例，基层医疗卫生机构业务收支明细表见表 2-10。

（二）收入费用明细表信息的用途

以医院为例，医疗收入费用明细表作为收入费用总表的附表，是对收入费用总表中医疗收入和费用所做的进一步细化，医疗收入费用明细表的信息具有以下主要用途：

1. 可以进一步了解医院医疗收入的具体构成　医院的医疗收入由门诊收入和住院收入组成，医疗收入明细表通过门诊收入和住院收入的进一步细化，可以使报表使用者详细掌握医院医疗收入的具体构成以及各项收入占总收入的比例，利用这些数据可以分析掌握门诊收入和住院收入中各项收入的分布情况，发现日常管理中的重点和薄弱环节。

2. 可以进一步分析医院各项明细收入的增减变动趋势　医疗收入费用明细表详细列示了本期和本年度医院门诊收入和住院收入中各项收入的详细数据，通过连续的多个报告期数据的纵向比较，可以详细掌握各项收入的增减变动趋势，从而找出影响医疗收入的关键环节，为下一步医院的管理工作提供详实的数据。

笔记

表2-9 A医院医疗收入费用明细表

编制单位:A医院　　　　　　　　　2012年12月

会医02表附表01
单位:万元

项目	本年数(略)	本年累计数	项目	本年数(略)	本年累计数
医疗收入		104 010.26	医疗成本		106 951.76
1. 门诊收入		78 840.71	(一)按性质分类		
其中:挂号收入		2124.92	1. 人员经费		27 500.06
诊察收入		661.22	2. 卫生材料费		7761.35
检查收入		3534.37	3. 药品费		64 459.68
化验收入		3753.70	4. 固定资产折旧费		1365.18
治疗收入		2442.82	5. 无形资产摊销费		0.14
手术收入		145.43	6. 提取医疗风险基金		311.97
卫生材料收入		509.79	7. 其他费用		4501.30
药品收入		65 260.04	(二)按功能分类		
其中:西药收入		13 624.95	1. 医疗业务成本		100 556.04
中成药收入		25 510.24	其中:临床服务成本		84 810.40
中草药收入		26 124.85	医疗技术成本		11 582.35
药事服务费收入		0.00	医疗辅助成本		4163.29
其他门诊收入		408.42	2. 管理费用		6395.72

笔记

续表

项目	本年数（略）	本年累计数	项目	本年数（略）	本年累计数
2. 住院收入		25 169.55			
其中:床位收入		1068.41			
诊察收入		149.47			
检查收入		1827.50			
化验收入		3689.05			
治疗收入		4151.89			
手术收入		952.42			
护理收入		158.55			
卫生材料收入		1944.00			
药品收入		10 779.51			
其中:西药收入		7949.93			
中成药收入		1997.53			
中草药收入		832.05			
药事服务费收入		0.00			
其他住院收入		448.74			

笔记

编制单位:B社区卫生服务中心　　　　　2012年12月　　　　　　表2-10　B社区卫生服务中心业务收支明细表　　　　　会基医02表附表01

单位:万元

项目	上年数(略)	本年累计数	项目	上年数(略)	本年累计数
一、医疗收入			二、医疗卫生支出		
1. 门诊收入			1. 医疗支出		
其中:挂号收入		4.56	其中:人员经费		1280.63
诊察收入		33.11	药品支出		3389.81
检查收入		44.52	材料支出		111.43
药品收入		3267.97	其中:卫材支出		34.12
其中:西药收入		1633.85	其他材料支出		6.50
中草药收入		179.90	非财政资本性支出		13.19
中成药收入		1454.22	维修费		13.89
卫材收入		0.00	提取医疗风险基金		0.00
一般诊疗费收入		0.00	其他公用经费		252.13
治疗收入		223.79	合计		5061.09
手术收入		0.76	2. 公共卫生支出		
化验收入		116.85	其中:人员经费		66.33
其他门诊收入		−9.95	药品支出		0.00
合计		3681.61	材料支出		2.15

续表

项目	上年数(略)	本年累计数
其中:卫材支出		0.00
其他材料支出		0.26
非财政资本性支出		0.92
维修费		1.42
其他公用经费		9.96
合计		80.78
总计		5141.87

项目	上年数(略)	本年累计数
2. 住院收入		
其中:床位收入		0.00
诊察收入		0.00
检查收入		0.00
药品收入		0.00
其中:西药收入		0.00
中草药收入		0.00
中成药收入		0.00
卫材收入		0.00
一般诊疗费收入		0.00
治疗收入		0.00
手术收入		0.00
化验收入		0.00
护理收入		0.00
其他住院收入		0.00
合计		0.00
总计		3681.61

笔记

3. 可以进一步掌握医疗成本和费用控制的重点 医疗收入费用明细表详细列示了医疗成本按性质分类、按功能分类各项费用和成本的具体数据,通过分析这些数据的构成,可以清晰掌握医院成本控制的重点,为医院加强成本管理提供了准确信息。此外,连续多个报告期医疗收入费用明细表的纵向比较,也可以帮助管理者发现成本控制的效果和不足。

4. 可以为财务分析提供更加详实的数据支持 财务分析的主要目的是对经营单位的财务状况和经营成果进行评价和剖析,经营成果的剖析包括资产收益率、净资产收益率、支出收益率等指标的分析,而这些指标的剖析离不开医疗收入费用明细表提供的数据,财务分析的透彻和准确能够为医院的科学管理提供必要的基础数据支持。

第五节 其 他 报 表

一、医院现金流量表

现金流量表(cash flow statement)是反映医院一定会计期间现金流入和流出的报表。这里的"现金"是指医院的库存现金以及可以随时用于支付的存款,即不仅包括"库存现金"账户核算的库存现金,还包括可以随时用于支付的银行存款、零余额账户用款额度和其他货币资金。编制现金流量表有助于会计报表使用者了解和评价医院现金获取能力、支付能力、偿债能力和周转能力,有助于预测医院未来现金流量,有助于分析判断医院的财务前景。

现金流量表是以现金为基础编制的财务状况变动表,划分为业务活动、投资活动和筹资活动,按照收付实现制原则编制,将权责发生制下的信息调整为收付实现制下的现金流量信息。2010版《医院会计制度》规定:医院应当在年末编制本年度现金流量表。基层医疗卫生机构不要求编报现金流量表。

(一)现金流量及其分类

现金流量是指现金的流入和流出。医院的现金流量产生于不同的来源,也有不同的用途。例如,可通过提供医疗服务收到现金,通过向银行借款收到现金等;购买卫生材料、固定资产需要支付现金,职工工资也需要用现金进行支付等。现金流量净额是指现金流入与流出的差额,可能是正数,也可能是负数。如果是正数,则为净流入;如果是负数,则为净流出。一般来说,现金流入大于流出反映了医院现金流量的积极现象和趋势。现金流量信息能够表明医院经营状况是否良好,资金是否紧缺,医院偿付能力大小,从而为行政管理部门、债权人、医院管理者等提供有用的信息。

需要注意的是,医院现金形式的转换不会产生现金的流入和流出,如医院从银行提取现金,是医院现金存放形式的转换,不构成现金流量。此外,医院取得财政补助,在直接支付方式下,实质是现金流入和现金流出同步发生,财政直接支付所取得的补助及同时发生的支出也构成医院的现金流量。

2010版《医院会计制度》规定,现金流量表应当按照业务活动产生的现金流

62

量、投资活动产生的现金流量和筹资活动产生的现金流量分别反映。

1. 业务活动产生的现金流量　业务活动是指医院投资活动和筹资活动以外的所有交易和事项,包括提供医疗服务、获得非资本性财政补助、取得科研项目拨款、支付人员经费、购买药品及卫生材料、支付项目支出、支付其他公用经费等。通过业务活动产生的现金流量,可以说明医院的业务活动对现金流入和流出的影响程度,判断医院在不动用对外筹得资金的情况下,现金流量是否足以维持日常业务周转、偿还债务等的需要。

业务活动产生的现金流入项目主要有:开展医疗服务活动收到的现金、财政基本支出补助收到的现金、财政非资本性项目补助收到的现金、从事科教项目活动收到的除财政补助以外的现金、收到的其他与业务活动有关的现金;业务活动产生的现金流出项目主要有:发生人员经费支付的现金、购买药品支付的现金、购买卫生材料支付的现金、使用财政非资本性项目补助支付的现金、使用科教项目收入支付的现金、支付的其他与业务活动有关的现金。

2. 投资活动产生的现金流量　投资活动是指医院长期资产的购建和对外投资及其处置活动。现金流量表中的"投资"既包括对外投资,又包括长期资产的购建与处置。其中,长期资产是指固定资产、无形资产、在建工程等。医院的投资活动包括取得和收回投资、购建和处置固定资产、购买和处置无形资产等。通过投资活动产生的现金流量,可以判断投资活动对医院现金流量净额的影响程度。

投资活动产生的现金流入项目主要有:收回投资所收到的现金,取得投资收益所收到的现金,处置固定资产、无形资产收回的现金净额,收到的其他与投资活动有关的现金;投资活动产生的现金流出项目主要有:购建固定资产、无形资产支付的现金,对外投资支付的现金,上缴处置固定资产、无形资产收回现金净额支付的现金,支付的其他与投资活动有关的现金。

3. 筹资活动产生的现金流量　筹资活动主要是指导致医院债务规模发生变化的活动,包括取得和偿还借款、偿付利息等。应付账款、应付票据等属于业务活动,不属于筹资活动。医院取得的财政资本性项目补助(即用于购建固定资产、无形资产的财政补助)从性质上类似于国家对企业的投资,参照企业现金流量表中将实收资本作为筹资活动现金流量的做法,2010 版《医院会计制度》规定将医院取得的财政资本性项目补助作为筹资活动产生的现金流量。

筹资活动产生的现金流入项目主要有:取得财政资本性项目补助收到的现金、借款收到的现金、收到的其他与筹资活动有关的现金;筹资活动产生的现金流出项目主要有:偿还借款支付的现金、偿付利息支付的现金、支付的其他与筹资活动有关的现金。医院在进行现金流量分类时,对于现金流量表中未特殊说明的现金流量,应按照现金流量表的分类方法和重要性原则,判断某项交易或事项所产生的现金流量应当归属的类别或项目,对于重要的现金流入或流出项目应当单独反映。

（二）现金流量表的编制原理

资产负债表、收入费用总表及其附表均是按照权责发生制原则编制的,而现金流量表是以现金为基础编制,划分为业务活动、投资活动和筹资活动,按照收

笔记

付实现制原则编制,将权责发生制下的信息调整为收付实现制下的现金流量信息。其基本公式是:

本期现金流入 – 本期现金流出 = 现金期末结存 – 现金期初结存

公式 2-14

2010 版《医院会计制度》规定,现金流量表应当按照业务活动产生的现金流量、投资活动产生的现金流量和筹资活动产生的现金流量分别反映,由此可得:

现金净增加额 =（业务活动产生的现金流入量 – 业务活动产生的现金流出量）+（投资活动产生的现金流入量 – 投资活动产生的现金流出量）+（筹资活动产生的现金流入量 – 筹资活动产生的现金流出量）± 汇率变动对现金的影响额

公式 2-15

编制现金流量表有助于会计报表使用者了解和评价医院现金获取能力、支付能力、偿债能力和资金周转能力,有助于管理者预测医院未来现金流量,从而分析判断医院的财务前景。

（三）现金流量表的内容和格式

按照 2010 版《医院会计制度》规定,医院现金流量表在格式的设计上主要依照现金流量的性质,依次分类反映业务活动产生的现金流量、投资活动产生的现金流量和筹资活动产生的现金流量,最后汇总反映医院现金净增加额。在有外币现金流量折算为人民币的医院,正表中还应单设"汇率变动对现金的影响额"项目,以反映医院外币现金流量折算为人民币时,所采用的现金流量发生日的汇率或期初汇率折算的人民币金额与"现金净增加额"中外币现金净增加额按期末汇率折算的人民币金额之间的差额。以 A 医院为例,医院现金流量表的基本格式见表 2-11(现金流量表的编制方法见光盘)。

表 2-11　A 医院现金流量表

编制单位:A 医院　　　　　　　2012 年度

会医 03 表
单位:万元

项目	行次	金额
1. 业务经营活动产生的现金流量:		
开展医疗服务活动收到的现金	1	103 902.67
财政基本支出补助收到的现金	2	3359.28
财政非资本性项目补助收到的现金	3	
从事科教项目活动收到的除财政补助以外的现金	4	5205.09
收到的其他与业务活动有关的现金	5	4261.13
现金流入小计	6	116 728.17
发生人员经费支付的现金	7	27 381.59
购买药品支付的现金	8	65 277.64
购买卫生材料支付的现金	9	4789.12
使用财政非资本性项目补助支付的现金	10	116.00

续表

项目	行次	金额
使用科教项目收入支付的现金	11	2285.46
支付的其他与业务活动有关的现金	12	13 146.09
现金流出小计	13	112 995.90
业务活动产生的现金流量净额	14	3732.27
2. 投资活动产生的现金流量:		
收回投资所收到的现金	15	3000.00
取得投资收益所收到的现金	16	335.70
处置固定资产、无形资产收回的现金净额	17	2.48
收到的其他与投资活动有关的现金	18	
现金流入小计	19	3338.18
购建固定资产、无形资产支付的现金	20	7077.37
对外投资支付的现金	21	
上缴处置固定资产、无形资产收回现金净额支付的现金	22	
支付的其他与投资活动有关的现金	23	
现金流出小计	24	7077.37
投资活动产生的现金流量净额	25	– 3739.19
3. 筹资活动产生的现金流量:		
取得财政资本性项目补助收到的现金	26	6506.00
借款收到的现金	27	
收到的其他与筹资活动有关的现金	28	
现金流入小计	29	6506.00
偿还借款支付的现金	30	
偿付利息支付的现金	31	
支付的其他与筹资活动有关的现金	32	
现金流出小计	33	
筹资活动产生的现金流量净额	34	6506.00
4. 汇率变动对现金的影响额	35	
5. 现金净增加额	36	6499.08

二、财政补助收支情况表

财政补助收支情况表(revenue and expenditure statement of governmental subsidy)是反映医疗卫生机构某一年度内财政补助收支及其结转、结余情况的报表。该表全面反映了医疗卫生机构财政补助的取得、支出及结转、结余情况,有助于

笔记

为医疗卫生机构管理部门等信息使用者了解、评价医疗卫生机构财政拨款预算执行情况,进行财政拨款支出决策,加强财政拨款结转、结余资金管理等提供有用的会计信息。

（一）医院财政补助收支情况表的内容和格式

医院财政补助收支情况表的内容和格式　财政补助收支情况表由"上年结转"、"本年财政补助收支、上缴"、"结转下年"三个部分构成,其反映的基本公式为:

上年结转 + 本年财政补助收入 − 本年财政补助支出 − 财政补助上缴 = 结转下年

$$\text{公式 2-16}$$

为提供相关比较信息,便于报表使用者分析判断医院财政补助的未来发展趋势,2010 版《医院会计制度》规定财政补助收支情况表在"本年财政补助收支、上缴"部分要提供两年的比较数据。以 A 医院为例,医院财政补助收支情况表的基本格式见表 2-12。

表 2-12　财政补助收支情况表

会医 04 表

编制单位:A 医院	2012 年度	单位:万元
项目	结转本年数	—
一、上年结转	3575.39	—
（一）财政补助结转	3575.39	—
1. 基本支出结转	0.00	—
2. 项目支出结转	3575.39	—
其中:医疗卫生项目	3575.39	—
科学技术项目	0.00	—
教育项目	0.00	—
（二）财政补助结余	0.00	—
项目		上年数
二、本年财政补助收入	9865.28	15 458.75
（一）基本支出	3359.28	3808.75
（二）项目支出	6506.00	11 650.00
其中:医疗卫生项目	6390.00	11 650.00
科学技术项目	116.00	0.00
教育项目	0.00	0.00
三、本年财政补助支出	9347.62	12 301.69
（一）基本支出	3359.28	3808.75
（二）项目支出	5988.34	8492.94
其中:医疗卫生项目	5872.34	8492.94

笔记

续表

项目	结转本年数	一
科学技术项目	116.00	0.00
教育项目	0.00	0.00
四、财政补助上缴	0.00	0.00
（一）财政补助结转上缴	0.00	0.00
（二）财政补助结余上缴	0.00	0.00
项目		
五、结转下年	4093.05	—
（一）财政补助结转	4093.05	—
1. 基本支出结转	0.00	—
2. 项目支出结转	4093.05	—
其中：医疗卫生项目	4093.05	—
科学技术项目	0.00	—
教育项目	0.00	—
（二）财政补助结余	0.00	—

（二）基层医疗卫生机构财政补助收支明细表的内容和格式

财政补助收支明细表反映基层医疗卫生机构在某一会计期间内财政补助收支及其所属明细项目的实际情况。

财政补助收支明细表的结构分为左右两部分，左方反映财政补助收入情况；右方反映财政补助支出情况。以 B 社区卫生服务中心为例，基层医疗卫生机构财政补助收支明细表的基本格式见表 2-13。

三、基层医疗卫生机构净资产变动表

净资产变动表（net assets alteration statement）是反映基层医疗卫生机构在某一会计年度内净资产各项目及其所属明细项目的增减变动情况。净资产变动表能够动态地反映净资产的变动情况，与作为静态报表的"资产负债表"相辅相成，互为补充。

净资产变动表的内容和结构

净资产变动表的横项按固定基金、事业基金、专用基金、为弥补亏损、财政补助结转（余）、其他限定用途结转（余）等列示，其中固定基金包括固定资产占用、在建工程占用、无形资产占用明细项目；专用基金包括医疗风险基金、职工福利基金、奖励基金、其他专用基金明细；财政补助结转（余）包括基本支出补助结转、项目支出补助结转（余）明细项目。净资产变动表的纵项，按年初数、本年增加数、本年减少数、年末数列示。以 B 社区卫生服务中心为例，基层医疗卫生机构净资产变动表见表 2-14。

笔记

表2-13 B社区卫生服务中心财政补助收支明细表

编制单位:B社区卫生服务中心　　　　2012年12月

会基医02表附表02

单位:万元

项目	本月数	累计数	项目	本月数	累计数
一、财政补助收入			二、财政补助支出		
(一)基本支出补助收入			(一)基本支出		
1. 人员经费补助收入		1086.95	1. 人员经费		1086.95
2. 公用经费补助收入		111.52	其中:使用基本公共卫生服务补助收入		572.25
3. 基本公共卫生服务补助收入		0.00	2. 公用经费		111.52
合计		1198.47	其中:使用基本公共卫生服务补助收入		111.52
			合计		1198.47
(二)项目支出补助收入			(二)项目支出		
1. 基建项目			1. 基建项目		
(1)××项目			(1)××项目		
……			……		
小计		0.00	小计		0.00
2. 设备购置			2. 设备购置		
(1)××设备			(1)××设备		
……			……		
小计		67.58	小计		0.00

续表

项目	本月数	累计数
3. 重大公共卫生服务		
(1) ××项目		
……		
小计		259.20
合计		259.20
总计		1457.67

项目	本月数	累计数
3. 重大公共卫生服务		
(1) ××项目		
……		
小计		212.17
合计		279.75
总计		1478.22

笔记

表2-14 净资产变动表

2012 年12 月

编制单位:B 社区卫生服务中心

会基医 03 表

单位:万元

| 项目 | 合计 | 固定基金 | | | | 事业基金 | 专用基金 | | | | | | 未弥补亏损 | 财政补助结转(余) | | 其他限定用途结转(余) |
		小计	固定资产占用	在建工程占用	无形资产占用		小计	医疗风险基金	职工福利基金	奖励基金	其他专用基金			基本支出补助结转(余)	项目支出补助结转(余)	
1. 年初数	925.03	803.15	803.15	0.00	0.00	42.44	17.92	0.00	4.14	0.00	13.78	0.00	47.03	14.49
2. 本年增加数	55.60	21.27	21.27	0.00	0.00	13.78	0.00	0.00	0.00	0.00	0.00	0.00	20.55	0.00
3. 本年减少数	13.78	0.00	0.00	0.00	0.00	0.00	13.78	0.00	4.14	0.00	13.78	0.00	0.00	0.00
4. 年末数	966.85	824.42	824.42	0.00	0.00	56.22	4.14	0.00	4.14	0.00	0.00	0.00	67.58	14.49

四、医院成本报表

随着医疗卫生体制改革的不断深入,医院成本核算、分析及管理工作变得越来越重要。一方面在卫生资源有限的情况下,医院需要依靠技术进步、科学管理和结构调整,降低成本,提高效率,向社会提供更多、更好的卫生服务;另一方面,科学的成本核算与分析结果也是制定合理的医疗收费标准的重要依据。

为了促进医院加强成本核算与控制,便于医院行政管理部门等相关方面了解、评价、监督医院的成本管理工作,并为国家研究、制定医疗收费标准及医疗改革政策提供依据,2010版《医院会计制度》规定医院应当在编报财务报告时,在财务情况说明书中对医院的成本核算与控制情况作出说明,并附送成本报表。同时,2010版《医院会计制度》提供了成本报表的参考格式(成本报表的内容、参考格式及编制方法见第十章或光盘)。

成本报表反映医院各科室在经营过程发生的直接成本和临床服务类科室的全成本情况,是医院财务报告的重要组成部分。成本报表对医院加强成本管理,提高医院整体管理水平有着重要的作用。

本 章 小 结

财务报告全面、综合、清晰地揭示或反映了医疗卫生机构的财务状况、业务活动成果和财务收支情况,对机构的经济管理活动具有重要的作用。本章主要介绍了以下几方面内容:①财务报告的会计核算基础,包括会计核算的基本假设、原则、核算方法、处理程序等,为财务报告的编制奠定基础。②财务报告的定义、作用、构成和审计等,以及公立医院和基层医疗卫生机构财务报告的构成。③医疗卫生机构的主要报表:医院和基层医疗卫生机构的资产负债表和收入费用总表及附表,及其在编制、结构和内容等方面的共性与差别;医院的现金流量表。④医疗卫生机构的其他报表,包括医院和基层医疗卫生机构的财政补助收支情况表、基层医疗卫生机构净资产变动表以及医院成本报表的相关知识点。本章是会计核算知识和财务管理知识学习的衔接点。通过本章的学习,读者能全面了解医疗卫生机构财务报告的编制和应用。

关键术语

会计要素(accounting elements)

借贷记账法(debit-credit bookkeeping)

财务报告(financial report)

会计报表(accounting statement)

资产负债表(balance sheet)

收入费用总表(revenue and expense summary)

医疗收入费用明细表(detailed statement of medical revenue and expenses)

财政补助收支情况表(revenue and expenditure statement of governmental subsidy)

笔记

现金流量表（cash flow statement）　　　　成本报表（cost statement）

思考题

1. 医院财务报告由哪几部分组成？

2. 简要介绍医院资产负债表的结构。

3. 什么是现金流量表？现金流量表的内容有哪些？

4. 分别介绍按照会计制度要求医院和基层医疗卫生机构会计报表各包括哪些报表。

（赵晓雯　刘　辉）

财务分析

通过本章的学习,你应该能够:

掌握 财务分析的各种分析方法和指标,重点掌握财务分析指标体系。

熟悉 财务分析的目的、意义、种类和财务综合分析指标框架的含义。

了解 财务分析的基本程序,掌握并能熟练运用这些方法开展财务分析。

章前案例

　　小王是财务管理专业的本科毕业生,被分配到某三甲医院财务处工作,财务处处长让其做 2010 年医院运行情况分析。小王通过分析,认为医院的业务收入同比去年增加了 20%,门诊量增加了 15%,2010 年医院结余 200 万。小王根据这些指标写了一份财务分析报告,他认为医院的发展前景非常好。但是财务处长说,他的分析不完整、不准确,给他两个月时间,让他重新做分析。

　　经过两个多月的工作,小王对医院的运行情况有了进一步的了解和体会,并且认识到医院的财务管理工作与企业不同,财务分析重点也与企业有差异。财务分析中不仅仅要分析结余等经济效益指标,更应关注医院的长期发展和社会评价。小王重新进行了财务分析,结果发现:①医院的业务收入持续增加,但是医院的净资产增长缓慢;②药品收入占业务收入比例过大,医院对药品收入依赖性强;③另外还存在现金流短缺、固定资产虚高、医院成本过大且存在浪费现象、成本控制意识不强等问题。小王根据这些问题提出了改进建议,并将此份财务分析报告交给处长。

　　医疗卫生机构的财务分析与其他行业的财务分析有什么不同,应该如何开展财务分析,是学生需要掌握和了解的知识。

第一节　财务分析概述

一、财务分析的含义

　　医疗卫生机构财务分析(financial analysis of medical and health institutions)是以医疗卫生机构会计资料等财务报告为基础,采用一定的技术方法,对机构的财

笔记

务状况和经营成果进行评价和剖析的一项财务活动,以反映医疗卫生机构在运营过程中的利弊得失、财务状况和发展趋势。2010 版《医院财务制度》第六十九条规定:医院应通过相关指标对医院财务状况进行分析。财务分析以医疗卫生机构财务报告反映的财务指标为主要依据,为改进医疗卫生机构的管理工作和优化经济决策提供重要的财务信息。其目的是帮助医疗卫生机构管理者查找经营过程中的利弊,了解并掌握机构的财务状况及其发展趋势,进而将重要的财务信息应用到机构财务管理工作和经营决策过程中去。

二、财务分析的意义和目的

(一)财务分析是评价财务状况,衡量经营业绩的重要依据

医疗卫生机构在持续经营中,经营业绩以及财务成果都将以不同的财务指标表现出来,评价这种业绩和成果的前提就是对这些财务指标开展分析,通过对医疗卫生机构财务报表等核算资料进行分析,可以较为准确地了解与掌握机构所具备的抗财务风险能力、营运能力和发展能力等。便于经营管理者及其报表使用者了解医疗卫生机构的财务状况和经营成果,并通过分析将影响财务状况和经营成果的主客观因素区分开来,以划清经济责任,从而对机构经营状况作出较为客观的综合评价。

(二)财务分析是实现理财目标和经营目标的重要手段

财务指标的分析,既能揭示成绩也能揭示矛盾和问题,通过对财务指标的分析,医疗卫生机构管理者可以清晰地查明各项财务指标的优劣,从而找出经营管理和财务管理中的薄弱环节,并分析其原因,以便及时采取措施,重点改进,引导和促进医疗卫生机构采用合理的融资活动,开展理财活动,提高资金的使用效率。

(三)财务分析有利于投资者和债权人作出正确的投资决策

投资者和债权人是医疗卫生机构经济资源的提供者,他们十分关心医疗卫生机构的财务经营状况。投资者关注资金使用效果以及保值增值能力,债权人关注资金的偿债能力及风险等情况。通过财务分析,便于投资者和债权人更加深入地了解医疗卫生机构的财务状况、经营成果和现金流量等情况,从而把握医疗卫生机构的收益水平和财务风险水平,为进行投资、融资决策提供依据。

(四)有利于加强财务管理,规范财务行为,提高资金使用效率

医疗卫生机构管理者通过对单位财务预算执行情况的分析,可以找出工作中的差距,总结预算执行中的经验教训,促进单位加强预算管理,保证单位预算的完成。通过对单位资源消耗的分析,促使单位充分挖掘内部潜力,积极增收节支,提高资金使用的社会效益和经济效益。通过对单位内部财务规范性的分析,促进医疗卫生机构不断完善内部财务管理办法,规范财务行为。

(五)财务分析有利于医疗卫生机构加强和改善内部管理

医疗卫生机构的会计报表只能概括地反映出医疗卫生机构过去的财务状况和经营成果。财务分析是财务管理中的重要方法之一。只有通过财务分析,才能掌握各项财务计划指标的完成情况,正确评价医疗卫生机构的财务状况和经

笔记

营成果,改善财务预测、决策、计划和控制,揭示医疗卫生机构在提供服务的过程及其管理中存在的问题,总结经验教训,为制定机构发展计划和财务决策提供重要依据,以促进机构管理者不断改进工作,提高财务管理水平。

（六）开展财务分析有利于国家进行宏观经济管理和调控

新医改背景下,财政成为医疗卫生机构投资的主体。卫生行政管理部门通过对医疗卫生机构财务报表等会计信息进行汇总分析,可以了解和掌握医疗卫生机构整体运行情况,制定正确、合理、有效的管理方法和调控措施,促进医疗卫生机构认真贯彻执行医改路线、方针和政策,保证医疗机构的公益性发展。

三、医疗卫生机构财务分析的基本内容

根据 2010 版《医院财务制度》和《基层财务制度》规定,财务分析的主要内容包括预算管理分析、结余和风险管理分析、资产营运能力分析、成本管理分析、收支结构分析和发展能力分析。

（一）预算管理分析

预算管理是财务管理的第一个环节,预算管理分析是通过预算收入执行率、预算支出执行率、财政专项拨款执行率等指标反映医疗卫生机构的预算执行情况。预算执行率反映医疗卫生机构预算管理水平;财政专项拨款执行率反映医疗卫生机构财政项目补助支出执行进度。

（二）结余和风险管理分析

医院的结余与风险管理分析是通过业务收支结余率、资产负债率、流动比率等指标反映医院获得经济收益和抵抗财务风险的能力,是医院经营状况的一种反映。业务收支结余率反映医院除来源于财政项目收支和科教项目收支之外的收支结水平,能够体现医院的财务状况、医疗支出的节约程度以及管理水平;资产负债率反映医院的资产中借债筹资的比重,衡量医院利用负债进行营运的能力;流动比率衡量医院流动资产在短期负债到期以前可以变为现金、用于偿还债务的能力。

基层卫生机构除了上述三个指标外,还包括人员经费与公用经费分别占医疗卫生支出的比率:①人员经费占医疗卫生支出的比率反映基层医疗卫生机构人员配备的合理性和人员经费在医疗卫生支出中的结构比重,人员经费包括基本工资、绩效工资、社会保障缴费、离退休费、住房公积金等;②公用经费占医疗卫生支出的比率反映对人员的商品和服务支出投入情况及该部分支出在医疗卫生支出中的结构比重。公用经费包括办公费、印刷费、水费、电费等。通过分析人员经费和公用经费占医疗卫生支出的比率,可以了解支出的结构是否合理,将该指标与同类型单位或先进单位,或历年该指标进行比较,从而评价支出的合理性,为安排以后支出提供参考。

（三）资产运营分析

医院的资产运营分析是通过总资产周转率、应收账款周转天数、存货周转率等指标反映医院的资产管理效率。

总资产周转率反映医院运营能力。应收账款周转天数反映医院应收账款流

动速度。存货周转率反映医院向病人提供的药品、卫生材料、其他材料等的流动速度以及存货资金占用是否合理。资产运营分析主要应用于医院。

（四）成本管理分析

成本管理分析是 2010 版《医院财务制度》增加的主要内容之一，开展成本管理有利于控制费用，减轻患者的疾病经济负担。成本管理分析是通过门诊收入成本率、住院收入成本率、百元收入药品、卫生材料消耗等指标反映医院提供医疗服务过程中的成本管理水平。2010 版《医院财务制度》要求医院开展成本管理分析，对于基层医疗卫生机构没有要求。

（五）收支结构分析

收支结构分析反映医疗卫生机构经营的水平和效果，是财务分析的重要内容。医院通过人员经费支出率、公用经费支出比率、管理费用率、药品、卫生材料支出率、药品收入占医疗收入比重等指标反映医院重要的收支项目的结构比，从而认识局部与整体之间的关系和影响，发现存在问题的收支项目，揭示进一步分析的方向。基层医疗卫生机构对收支结构的分析包括医疗支出占医疗卫生支出的比重和公共卫生支出占医疗卫生支出的比重，反映出医疗卫生支出的构成。

（六）发展能力分析

医院的发展能力分析是通过总资产增长率、净资产增长率、固定资产净值率等指标反映医院的资产及净资产的发展潜力以及固定资产的新旧程度。总资产增长率从资产总量方面反映医院的发展能力；净资产增长率反映医院净资产的增值情况和发展能力；固定资产净值率反映医院固定资产的新旧程度。根据《基层财务制度》规定，基层医疗卫生机构的财务分析不包括发展能力分析。

四、财务分析的基本步骤

财务分析的过程一般按照以下几个步骤进行：

（一）明确财务分析的目的

如何进行财务分析，首先取决于分析的目的是什么。医疗卫生机构开展财务分析的根本目标是保证可持续发展。具体目标是利用医疗卫生机构财务分析，寻找机构各种资金利用状况，存在的问题，指明开展财务管理的方向，为医疗卫生机构的决策服务。医疗卫生机构管理者只有通过经常性的分析来对医疗卫生机构各项服务和资金使用等各方面工作进行评价，才能洞察医疗服务中的风险性、资产运行中安全性和效益性，把握机构的发展趋势，为医疗卫生机构决策和控制提供依据。

（二）收集财务分析所需要的资料

一般来讲，财务报告是财务分析的主要资料来源。此外，根据不同的分析目的，还要收集其他资料，如卫生统计报表、本单位历年的经营状况、人员构成、市场前景等。

笔记

（三）选择财务分析指标和分析方法

财务分析方法服从于财务分析目的,应当根据不同的分析目的,采用适当的指标,采取不同的分析方法,这是财务分析中最重要的环节。如果指标选择不当,将影响到财务决策的正确性。例如,对未来发展趋势的预测,一般采用趋势分析法;对流动性资产的分析,需要用比率分析法;对计划执行情况的分析,则采用因素分析法等。

（四）进行财务分析计算

根据所掌握的数据资料和分析目的,选择适当的方法,采用合适的指标,进行分析计算。如分析医院流动性时,应计算其流动比率等指标;分析其收益能力时,则要计算其净资产收益率等。

（五）撰写财务分析报告

在撰写财务分析报告时,对分析过程、指标的选择、所采用的分析方法、分析依据等作出明确清晰的说明和解释;对分析结果作出总结和概括。同时还应当对分析资料、分析方法的局限性作出说明和解释。

五、财务分析的资料

医疗卫生机构财务分析是以财务报告为基础,采用一定的技术方法,对医疗卫生机构的财务状况和经营成果进行评价和剖析的一项财务活动。不同的主体对财务分析的内容和重点略有不同。因此,开展财务分析过程中,针对不同的主体所应具备的财务分析资料也不同。

（一）财务分析的主体

1. 投资人　投资人和经营单位的所有者关心资本的保值增值状况。投资者关注的重点是医疗卫生机构的收益能力、发展能力和业绩综合分析评价。通过对医疗卫生机构进行财务分析,可以了解资金的使用状况和资金回报的基本趋势。

2. 债权人　债权人（金融机构等）对其投资的安全性高度重视。最关注的目标是医疗卫生机构是否有足够的支付能力,偿还本息的可靠性与及时性的能力,重点是偿债能力、收益能力和产生现金能力。

3. 管理者　医疗卫生机构管理者要对本单位资金的各个方面,包括营运能力、偿债能力以及对社会贡献能力的全部信息予以详尽的了解和掌握,并要综合分析医疗卫生机构的经营情况。

4. 政府管理机构　医疗卫生机构的资金来源于政府财政预算资金,政府对国家财政资金资助的单位进行财务分析,除关注投资所产生的经济效益外,还要关心投资的社会效益。因此,政府考核拨款单位经营状况,不仅需要了解其资金占用的使用效率,而且还要借助财务分析,检查拨款单位是否存在违法违纪、浪费国家财产的问题。最后通过综合分析,对医疗卫生机构的发展以及其对社会的贡献程度进行分析考察。因此,政府的关注目标在于医疗卫生机构的收入能力,资产使用效率、社会贡献能力等。

笔记

（二）财务分析的资料

针对不同的财务分析主体,由于分析的目的不同,所采取的资料也不完全相同。但是,一般应该包括以下资料:

1. 财务分析的基本资料 财务分析的基本资料是医疗卫生机构的会计报表。根据 2010 版的《医院会计制度》和《医院财务制度》的规定,无论财务分析的主体是谁,开展财务分析时必须具备的基本资料就是会计报表。其中,医院的会计报表包括资产负债表、收入费用总表、业务收入费用明细表、现金流量表、财政补助收支情况表、成本报表等有关附表(会计报表的用途、具体内容、指标含义等参考第二章医院财务报告)。基层医疗卫生机构的会计报表包括资产负债表、收入支出总表、业务收支明细表、财政补助收支明细表、净资产变动表。

2. 财务分析的辅助资料 除了财务报告以外,政府、医疗卫生机构等部门在开展财务分析时,还需要关注社会指标和医院服务量等指标。财务分析还需要一些辅助的材料,主要包括以下资料:

(1)会计报表附注:会计报表附注对会计科目的含义、口径的变化进行说明,便于开展财务分析时各项指标之间的可比性。例如,2010 版《医院会计制度》医疗收入的含义与 1998 版《医院会计制度》中的医疗收入指标口径不一致,前者包括药品收入,后者不包括药品收入。因此,在开展财务分析时,必须重新调整口径,保持指标口径的一致性,才能保证财务分析结果的准确性。

(2)财务分析情况说明书:该说明书对以往情况进行分析,为当前的财务分析提供基础数据和参考资料,所以也是财务分析过程中的辅助资料。

(3)基本数字表:在开展财务比率分析时,经常要利用职工人员数、床位数等资料。这些资料来源于医疗卫生机构的基本数字表,这张报表并不是会计报表,而是统计报表,该报表是分析医疗卫生机构承担服务量、资产利用等情况的主要报表,是医疗卫生机构主管部门财务分析过程中所关心的,也是体现医疗卫生机构公益性的重要指标,所以也是财务分析中不可缺少的基本数据之一。

(4)基本建设支出报表:该报表反映了医疗卫生机构基本建设的收支情况和资金占用情况。开展现金流量分析时,需要利用该报表的部分相关数据。

第二节 财务分析基本方法

财务分析是一项技术性很强的工作,其重点在于选择合适的方法进行计算与分析。通常使用的财务分析方法包括比较分析法、趋势分析法、比率分析法、因素分析法等。

一、比较分析法

比较分析法(comparative analysis)是将两个或两个以上相关指标(可比指标)进行对比,测算出相互间的差异,从中进行分析比较,找出产生差异主要原因的一种分析方法。比较分析法是实际工作中最常用的一种方法。主要用于以下几个方面:

1. 用本期的实际指标与本期计划指标比较,用以说明本期计划的完成情况和完成进度情况,并为进一步分析产生差异的原因指明方向。

2. 用本期的实际指标与上期实际指标比较,用以了解指标的发展变化情况,预测发展变化的规律和趋势,评价本期与上期财务管理状况的优劣。

3. 用本单位的实际指标与本地区的先进水平进行比较,用以说明医疗卫生机构的差距与不足,促进单位进一步提高财务管理水平。

4. 用本单位的实际指标与其他地区同类机构相同指标进行比较,以说明地域差异。

5. 用本期实际指标与本单位历史上最好水平进行比较,找出和分析存在差距的原因。

6. 用本单位内部各个部门、科室之间的指标进行比较,了解掌握单位内部各部门的管理情况,查找原因,鼓励先进,鞭策落后。

采用比较分析法时,应注意指标的统一性和可比性。进行对比的各项指标,在指标口径、经济内容、计算方法等方面,应具有可比的共同基础。如果相比较的指标之间存在不可比因素,应先按照统一的口径进行调整,然后再进行比较。

二、趋势分析法

趋势分析法(trend analysis)是通过比较医疗卫生机构连续几期的会计报表或财务指标来分析财务指标的变化情况,并以此预测医疗卫生机构未来发展趋势的一种分析方法。采用这种方法可以从医疗卫生机构的财务状况和经营成果的发展变化中寻求其变动的原因、性质、速度等,并以此来判断医疗卫生机构未来的发展趋势。

(一)定基分析法

定基分析法是指连续在几期的会计数据中,以某期为固定时期(一般为第一期),指数定为100,分别计算其他各期对固定基期的变动情况,以判断其发展趋势。其中,要分析的时期称为报告期,要对比的时期称为基期。采用定基指标分析时,可以将报告期与基期进行直接对比,便于挖掘潜力,改进工作方法。

$$定基发展速度 = \frac{报告期金额}{基期金额} \times 100\% \qquad 公式\ 3\text{-}1$$

$$定基增长速度 = 定基发展速度 - 1 \qquad 公式\ 3\text{-}2$$

(二)环比分析法

环比分析法是指在连续几期的会计数据中,每一期分别与上期进行对比,分析计算各期的变动情况,以判断发展趋势。采用环比指标分析,可以看出指标的连续变化趋势。

$$环比发展速度 = \frac{报告期金额}{上期金额} \times 100\% \qquad 公式\ 3\text{-}3$$

$$环比增长速度 = 环比发展速度 - 1 \qquad 公式\ 3\text{-}4$$

笔记

【例1】 表3-1是某医院2010—2012年连续三年的资产负债表。以2010年为基期,计算定基百分比,并作简要分析。

表3-1 资产负债表(简表)　　　　　　单位:万元

项目	2010年	2011年	2012年	定基百分比(%)		环比百分比(%)	
				2011	2012	2011	2012
流动资产							
速动资产	1430	2700	4080	188.81	285.31	188.81	151.11
应收账款	3500	2600	1700	74.29	48.57	74.29	65.38
存货	130	190	300	146.15	230.77	146.15	157.89
非流动资产							
长期投资	40	50	120	125.00	300.00	125.00	240.00
固定资产	5400	5660	5900	104.81	109.26	104.81	104.24
资产总计	10 500	11 200	12 100	106.67	115.24	106.67	108.04
流动负债	2500	2800	3000	112.00	120.00	112.00	107.14
非流动负债	2000	2178	2378	108.90	118.90	108.90	109.18
净资产	6000	6222	6722	103.70	112.03	103.70	108.04
负债与净资产合计	10 500	11 200	12 100	106.67	115.24	106.67	108.04

注:①定基比的计算均以2010年为基期。②流动资产=速动资产+应收账款+存货;非流动资产=长期投资+固定资产资产总计=流动资产+非流动资产

根据表3-1的数据简要分析如下:

①总资产稳定增长;②速动资产(即货币资金、应收款项等)增长很快,是总资产增长的主要原因;③存货持续上升且幅度很大,一方面说明需要提高服务量,另一方面要分析哪些存货较多,应适当加以控制;④应收账款逐年下降,说明应收账款回款速度有所提高;⑤固定资产稳定增长;⑥负债稳中有降,其中流动负债略有下降,表明医院压力在逐步减少;⑦净资产增长较快,表明医院发展前景良好。

由此可见,该医疗卫生机构总资产稳定增长,净资产稳步增加,医院具有发展潜力。

(三)在运用趋势分析法时应注意的几个问题

1. 选择合适的基期　基期必须具有代表性、正常性和可比性;当出现重大政策调整以后,应该根据政策调整的年份来调整基期。例如,医改启动的2009年、《医院财务制度》实施的2012年等。

2. 趋势分析法所需要的期数　从理论上讲,趋势分析法所需要的期数应在三期以上。一般而言,选择的期数越多,分析结果的准确性越高。从实际工作来看,采用趋势分析法分析的期数以不少于五期为宜。

3. 分析过程应排除不可比因素　趋势分析法所采用的指标一般是不同时间的同一个指标。但要注意在指标计算口径上力求一致,当会计政策、财务制

度等发生变化时,应对相关因素作适当的调整,并注意偶然事件的影响。例如,某三级医院分析业务收入发展趋势时,其中 2003 年的业务收入呈现明显的下降趋势,这不一定是医院自身的经营问题,而是有可能受到当年 SARS 的影响。又如,分析 2007—2012 年某三级医院医疗收入时,要注意医疗收入这个指标口径的变化。2012 年以前,医疗收入仅包括门诊收入和住院收入,不包括药品收入(含门诊和住院),而 2012 年,随着 2010 版《医院会计制度》和《医院财务制度》的出台,医疗收入的口径发生了变化。医疗收入不仅包括医疗服务收入(含门诊和住院),还包括药品收入(含门诊和住院)。因此,首先要将医疗收入的口径进行调整,让其口径一致,然后才能够采用趋势分析法进行分析。

三、结构分析法

结构分析法(structure analysis)是指某一项财务数据在全部该类财务数据中所占的百分比。例如将医疗卫生机构的总收入作为总体,计算财政补助收入占总收入的比重,可以反映政府对医疗卫生机构的支持程度。这是一种非常简单但很实用的方法,也是一种便于掌握的分析方法。但是在分析中要注意总体和部分之间的构成关系。

1. 筹资结构　是指医疗卫生机构某类筹资形式或渠道所筹集的资金在所筹全部资金中的比重。筹资结构又分为自有资金和借入资金类型结构。筹资结构的计算公式为:

$$某类(种)筹资形式(渠道)所占比重 = \frac{某类筹资形式所筹资金}{全部筹资总额} \times 100\%$$

公式 3-5

2. 资产结构　是指医疗卫生机构某类资产在资产总额中所占的比重。它可以分析资产占用的合理性和有效性。计算公式为:

$$某类(项)资产所占比重 = \frac{某类资产总额}{资产总额} \times 100\%$$ 公式 3-6

3. 负债结构　负债包括流动负债和非流动负债,流动负债和非流动负债占负债总额的比重称为负债结构。由于流动负债要求在一年之内偿还,如果流动负债所占比例较高,说明医疗卫生机构的还款压力比较大;如果流动负债比例较小,说明医疗卫生机构还款压力不大,可以通过医疗活动增加收入以偿还负债。计算公式为:

$$某类负债所占比重 = \frac{某类负债总额}{负债总额} \times 100\%$$ 公式 3-7

4. 收入结构　是指各个不同项目的收入额占全部收入的比重。计算公式为:

$$某类(项)收入所占比重 = \frac{某类收入金额}{收入总额} \times 100\%$$ 公式 3-8

例如:本年财政补助收入占总收入(医疗收入 + 财政补助收入 + 科教项目收入 + 其他收入)的比例反映出政府对医疗卫生机构的支持力度;药品收入占医疗

笔记

收入的比例反映出医疗卫生机构对药品收入的依赖程度,从另一个侧面也反映出就诊者的医疗费用负担情况(计算药品收入时,需要将门诊收入和住院收入下的三级科目药品收入相加)。

5. 支出结构 是指各个不同项目(类别)的支出占全部支出的比重。按照2010版《医院财务制度》的规定,医院支出包括医疗支出、财政项目补助支出、科教项目支出、管理费用和其他支出。《基层财务制度》规定,医疗卫生机构支出包括医疗卫生支出、财政基建设备补助支出、其他支出和待摊费用等项目。计算公式为:

$$某类(项)支出所占比重 = \frac{某类支出金额}{支出总额} \times 100\% \qquad 公式3-9$$

例如:医疗支出占医疗卫生机构支出的比例越高反映出医疗卫生机构在提供服务的过程中,用于医疗服务的资源消耗越大。

四、因素分析法

因素分析法(factor analysis)是依据分析指标与其影响因素之间的关系,从数量上来确定几种相互联系的因素对分析对象影响程度的一种分析方法。一项指标的变动一般来讲受到多种因素的影响,因素分析法就是研究各项因素变动对指标影响程度的大小,以便了解原因,分清责任,评价医疗卫生机构的经营工作;同时也可以通过因素分析,找出问题之所在,抓住主要矛盾,有的放矢地解决问题。

(一)因素分析法的种类

常见的因素分析法包括连环替代法和差额分析法。

1. 连环替代法 这是最基本的因素分析方法。它是根据财务指标与其影响因素的依存关系,从数值上测定各因素对分析指标差异影响程度的方法。连环替代法是利用各个因素的实际数与计划数的连环替代来计算各因素的影响程度。

连环替代法的计算步骤包括:①比较分析财务指标的实际数和计划数,确定分析对象;②确定影响分析对象变动的各项因素;③对影响这项经济指标的各项因素进行分析,决定每一项因素的排列顺序;④逐项进行连环替代,计算替代结果;⑤比较各因素的替代结果,确定各因素对分析指标的影响程度;⑥对各项因素影响程度验证,检验分析结果。

假定某一财务指标 S 受 a、b、c 三个因素的影响,且 $S = a \times b \times c$,其实际数指标与计划数指标分别为:

实际数:$S_n = a_n \times b_n \times c_n$

计划数:$S_0 = a_0 \times b_0 \times c_0$

实际数与计划数的总差异 $S(S_n - S_0)$ 同时受 a、b、c 三个因素的影响。

计划数指标　　$S_0 = a_0 \times b_0 \times c_0$ ①

第一次替代　　$S_1 = a_1 \times b_0 \times c_0$ ②

第二次替代　　$S_2 = a_1 \times b_1 \times c_0$ ③

笔记

....

第 n 次替代　$S_n = a_n \times b_n \times c_n$ ④

②式 – ①式：$S_1 - S_0 = (a_1 - a_0) \times b_0 \times c_0$　　即 a 因素变动对 S 的影响

③式 – ②式：$S_2 - S_1 = a_1 \times (b_1 - b_0) \times c_0$　　即 b 因素变动对 S 的影响

④式 – ③式：$S_n - S_2 = a_n \times b_n \times (c_n - c_0)$　　即 c 因素变动对 S 的影响

将这三个因素各自的影响程度相加，即为总差异（$S_n - S_0$）。

【例 2】　某医院青霉素销售情况如下，2012 年药品销售收入比 2011 年减少了 6520 元，为什么？采用因素分析法开展分析，见表 3-2。

表 3-2　青霉素销售情况统计表

指标	2011 年	2012 年
销售数量(盒)	50 000	55 000
进价(元)	1.00	0.80
加价率(%)	5.00	4.50
药品销售收入(元)	52 500	45 980

药品销售收入 = 数量 × 进价 × (1 + 加价率)　　公式 3-10

第一步，2011 年药品销售收入 = 50 000 × 1.00 × (1 + 5%) = 52 500　①

第二步，逐项替代：

替换数量因素：55 000 × 1.00 × (1 + 5%) = 57 750　②

数量因素影响 = ② – ① = 5250

替换价格因素：55 000 × 0.80 × (1 + 5%) = 46 200　③

价格因素影响 = ③ – ② = – 11 550

替换加价率因素 = 55 000 × 0.80 × (1 + 4.5%) = 45 980　④

加价率因素的影响 = ④ – ③ = – 220

第三步，验证各个因素共同影响，2012 年的药品销售收入总的下降了 6520 元（5250 – 11 550 – 220）。

结论：由于数量的增加，使药品销售收入增加了 5250 元，由于价格的下降，使药品销售收入下降 11 550 元，由于加价率下降，使得销售收入下降了 220 元。三个因素综合作用的结果，药品销售总收入下降了 6520 元。

2. 差额分析法　差额分析法是利用各个因素的实际数与计划数的差额来计算各因素对指标变动的影响程度，它实际上是连环替代法的简化形式，在实际工作中一般都采用这种因素分析法。其基本要点是，用某项因素的实际数与计划数的差额，乘以因素关系之中列在该因素前各个因素的实际数和列在该因素后的各个因素的计划数，所得出的结构就是该因素变动对分析指标的影响程度。

【例 3】　某医院甲制剂的计划产量 100 件，计划单位耗用量 50kg，每千克材料计划价格 8 元；该制剂实际产量 120 件，实际单位耗用量 49kg，每千克材料实际价格 7 元。要求采用因素分析法和差额分析法对材料费用

笔记

差异进行分析。

$$材料费用 = 制剂产量 \times 单位耗用量 \times 材料单价 \qquad 公式 3-11$$

计划材料费用 $= 100 \times 50 \times 8 = 40\,000(元)$ ①

实际材料费用 $= 120 \times 49 \times 7 = 41\,160(元)$

两者相差$:41\,160 - 40\,000 = 1160(元)$

第一次替代$:120 \times 50 \times 8 = 48\,000(元)$ ②

第二次替代$:120 \times 49 \times 8 = 47\,040(元)$ ③

第三次替代$:120 \times 49 \times 7 = 41\,160(元)$ ④

②－①$= 48\,000 - 40\,000 = 8000(元)$

说明由于产量增加,使材料费用增加了 8000 元;

③－②$= 47\,040 - 48\,000 = -960(元)$

说明由于单耗下降,使材料费用减少了 960 元;

④－③$= 41\,160 - 47\,040 = -5880(元)$

说明由于单价下降,使材料费用减少了 5880 元;

三个因素共同影响额为:

$$8000 + (-960) + (-5880) = 1160(元)$$

根据上例资料,运用差额分析法计算分析如下:

由于产量变动对材料费用的影响:

$$(120 - 100) \times 50 \times 8 = 8000(元)$$

由于单耗变动对材料费用的影响:

$$120 \times (49 - 50) \times 8 = -960(元)$$

由于单价变动对材料费用的影响:

$$120 \times 49 \times (7 - 8) = -5880(元)$$

三个因素共同影响:

$$8000 - 960 - 5880 = 1160(元)$$

(二)因素分析中应注意的问题

因素分析法既可以全面分析各个因素对某项经济指标的影响,又可以单独分析某个因素对某一经济指标的影响,在财务分析中应用较为广泛。但在应用因素分析法中,应注意以下几个问题:

1. 因素的关联性 即被分解的各个因素必须与总体指标存在着因果关系,客观上构成指标差异的制约因素。

2. 计算结果的假定性 采用因素分析法计算某个因素变动的影响程度时,需假定其他因素不变,并且需假定前面的因素已变动,而后面因素未变动。连环替代顺序不同将导致计算分析结果不同。为此,在开展财务分析时应力求这种假定是合乎逻辑的,应具有实际经济意义的。

3. 因素替代的顺序性 替代因素时,必须遵循各因素的主次依存关系,排列成一定的顺序并依次替代,不可颠倒,否则会得出不同的结果。应按照事物的发展规律和各因素的相互依存关系合理排列各因素的顺序。确定各因素排列顺序的一般原则是:先数量因素后质量因素;先实物因素后价格因素;先主要因素后

笔记

次要因素。

4. 顺序替代的连环性　因素分析法所确定的每一因素变动对总指标的影响,都是在前一次计算的基础上进行的,并采取连环比较的形式确定所有因素变化影响结果。只有保持计算过程的连环性,才能使各个因素影响数之和等于分析指标变动的差异,以全面说明分析指标变动的原因。

五、比率分析法

比率分析法(ratio analysis)就是通过某些彼此存在关联的会计项目之间数据进行对比,计算出各种财务比率,并用来揭示各相关会计项目之间逻辑关系的一种分析方法。比率是相对数,采用这种方法,能够把某些条件下的不可比指标变成可以比较的指标,以利于进行分析。财务比率分析方法是财务分析中经常使用的一种重要方法。医院财务比率分析一般包括预算管理分析、结余和风险管理分析、资产营运能力分析、成本管理分析、收支结构分析和发展能力分析等六个方面的分析。企业财务比率分析一般包括偿债能力、运营能力、营利能力、发展能力等四个方面的分析。

知识拓展:

企业一般常用的财务分析指标体系

财务指标体系取决于分析的目的。企业常用的财务分析指标体系主要包含三个方面,三者相互依存,相互作用,相辅相成。

1. 偿债能力分析　是指企业偿还各种到期债务的能力,是衡量企业财务风险、评价财务稳健目标实现程度的重要指标。包括短期偿债能力和长期偿债能力。短期偿债能力包括流动比率、速动比率、现金比率等。长期偿债能力包括资产负债率、股东权益比率与权益乘数等。

2. 营运能力分析　是反映企业的资金周转状况、经营状况及管理水平。主要指标包括:存货周转率、应收账款周转率、流动资产周转率、固定资产周转率、总资产周转率等。

3. 获利能力分析　反映企业赚取利润的能力,是评价企业管理能力的重要依据。主要指标包括资产报酬率、股东权益报酬率、销售净利率、成本费用净利率等。

第三节　财务分析指标体系

财务分析指标就是财务状况的概念和数值,即医疗卫生机构财务活动的投入与产出在一定时间、地点或条件下的比较关系。财务分析指标体系是由一系列财务分析指标所构成的系统,用于分析医疗卫生机构的运行情况和资金使用效率。财务分析指标体系的确定取决于分析的目的。不同利益主体进行财务分

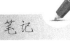
笔记

析有着各自不同的侧重点,城市医疗机构和基层医疗机构由于功能定位不同,所采取的财务分析指标也有所区别(注:基层医疗机构的财务分析指标少于医院财务分析指标,本部分以医院财务分析指标为主,对基层医疗卫生机构与医院不同的财务分析指标加以补充介绍)。根据 2010 版的《医院财务制度》和《基层财务制度》规定,财务分析主要包含以下五个方面,各方之间相互依存,相互作用,相辅相成,形成财务分析的指标体系。

一、预算管理指标

预算管理指标主要反映医疗卫生机构预算执行情况和财政专项拨款执行,它反映出医疗卫生机构预算管理水平和财政项目补助支出执行进度。

(一)预算执行情况指标

预算执行情况包括预算收入和支出两个方面。主要指标包括:预算收入执行率、预算支出执行率、财政专项拨款执行率。该指标越大,说明预算管理水平越高。否则,预算管理水平越低。该指标是医疗卫生机构管理者必须关注的指标之一。

$$预算收入执行率 = 本期实际收入总额 / 本期预算收入总额 \times 100\%$$

公式 3-12

$$预算支出执行率 = 本期实际支出总额 / 本期预算支出总额 \times 100\%$$

公式 3-13

(二)财政专项拨款执行率

财政专项拨款执行率是反映医疗卫生机构财政项目补助支出执行进度的指标。执行率越高,表明该机构财政专项经费使用率越高,反之越差。

$$财政专项拨款执行率 = \frac{本期财政项目补助实际支出}{本期财政项目支出补助收入} \times 100\% \quad 公式 3-14$$

二、结余和财务风险管理指标

医疗卫生机构经过一段时间的运行,通常情况下会产生一定的结余,并将这些结余用于弥补医疗卫生服务的资源消耗。同时,医疗卫生机构在运行过程中,也会或多或少地面临一定的财务风险。结余和财务风险管理指标主要是反映医疗卫生机构一定时间的经营结余和经营风险的财务状况。

(一)医院经营结余指标

1. 业务收支结余率 反映结余的指标主要是业务收支结余率,业务收支结余率反映医院除财政项目收支和科教项目收支之外的收支结余水平,能够体现医院财务状况、医疗支出的节约程度以及管理水平。

$$业务收支结余率 = \frac{业务收支结余}{医疗收入 + 财政基本支出补助收入 + 其他收入} \times 100\%$$

公式 3-15

【例4】 根据第二章财务报告,A 医院 2012 年业务收支结余 1692.40 万元,医疗收入 104 010.26 万元,财政基本支出补助收入 3359.28 万元,其他收入为

2062. 34 万元,则:

$$业务收支结余率 = \frac{1692.4}{104\ 010.26 + 3359.28 + 2062.34} \times 100\% = 1.55\%$$

该医院业务收入虽然不低,但是业务收支结余率只有 1.55%,说明医院的支出很大,应该开展成本核算,控制不合理支出。

2. 医疗收支结余率　是医院医疗收支结余与医疗收入之间的比率。医疗收支结余即为收入费用总表中的医疗结余。医疗收支结余率反映了医院除来源于财政项目收支和科教项目收支之外的收支结余水平,能够体现医院财务状况、医疗支出的节约程度以及管理水平;该比率越大,说明医疗收益能力越强,其计算公式为:

$$医疗收入结余率 = \frac{医疗结余}{医疗收入} \times 100\% \qquad 公式 3-16$$

【例5】　根据上述数据,A 医院 2012 年医疗结余 417.78 万元,则医疗收支结余率为:

$$医疗收支结余率 = \frac{417.58}{104\ 010.26} \times 100\% = 0.40\%$$

尽管医院的医疗收入很高,但是医疗收支结余率并不高,说明业务收益含量不高,该医院需要改进经营管理,提高效率。

3. 固定资产产出率　固定资产产出率是医院全部收入与固定资产平均净值的比率。该指标值越大,说明单位收益能力越强。全部收入包括开展医疗服务活动的医疗收入、其他收入以及财政补助收入和科教项目收入。财政补助收入包括财政基本补助收入和财政项目补助收入。

$$固定资产产出率 = \frac{医疗收入 + 其他收入 + 财政补助收入 + 科教项目收入}{固定资产平均净值} \times 100\%$$

公式 3-17

$$固定资产平均净值 = (期初固定资产净值 + 期末固定资产净值) \div 2$$

公式 3-18

【例6】　A 医院 2012 年初固定资产净值为 26 184.53 万元,2012 年末固定资产净值为 26 181.49 万元,2012 年财政基本补助收入 3359.28 万元,财政项目补助收入 6506.00 万元,科教项目收入 5202.72 万元,其他收入 2062.34 万元。则:

$$固定资产产出率 = \frac{104\ 010.26 + 3359.28 + 6506.00 + 5202.72 + 2062.34}{(26\ 184.53 + 26\ 181.49)/2} = 4.63$$

4. 资产报酬率　资产报酬率是在一定时期内业务经营收支结余与资产平均总额的比率,又称资产收益率。收支结余即是医疗收入费用总表中的本期结余指标。该项指标越高,说明医院资产利用效益越好,经验管理水平越高。该指标作为揭示医院资产综合利用效果的指标,无论对于投资人,债权人还是经营者都具有重要意义。其计算公式为:

$$资产报酬率 = \frac{收支结余总额}{资产平均总额} \times 100\% \qquad 公式 3-19$$

笔记

【例7】 根据 A 医院收入费用总表和资产负债表,A 医院 2012 年本期结余为 1692.40 万元,2012 年初总资产为 88 001.41 万元,年末总资产为 95 945.13 万元。

$$资产报酬率\frac{1692.40}{(88\ 001.40 + 95\ 945.13)/2} \times 100\% = 1.84\%$$

根据计算结果,该医院的资产报酬率较低,说明该医院资产利用效果存在问题,需要找出原因加以改进。

(二)财务风险指标

反映财务风险的主要指标为偿债能力指标,它是指资产的变现能力,是衡量医院支付债务能力的重要指标。财务风险指标也是反映医院偿债能力的指标,偿债能力是财务目标实现的稳健保证。主要指标包括资产负债率、流动比率等。这些指标是债权人比较关注的指标。

1. **资产负债率** 资产负债率(debt ratio)反映医院的资产中借债筹资的比重,是负债总额与资产总额的比率,它是衡量医院利用负债进行营运的能力;资产负债率是衡量负债水平及其风险程度的重要判断标准。该指标不论对投资人还是债权人都十分重要。适度的资产负债率既能表明投资人、债权人的投资风险较小,又能表明医院的经营安全、稳健、有效,具有较强的筹资能力。计算公式为:

$$资产负债率 = \frac{负债总额}{资产总额} \times 100\% \qquad 公式3\text{-}20$$

【例8】 A 医院 2012 年末负债总额为 16 835.99 万元,资产总额为 95 945.13 万元。

$$资产负债率 = \frac{负债总额}{资产总额} = \frac{16\ 835.99}{95\ 945.10} \times 100\% = 17.55\%$$

资产负债率多少为宜,不同经营者对这个指标的看法不同。从债权人的立场看,资产负债率越低越好,偿债有保证,贷款不会有太大的风险;从医院的角度看,由于医疗卫生机构通过举债筹措资金,所以医院最关心的是全部资本利润率是否超过借入款项的利率。当全部资金利润率高于借款利率时,负债比例越大越好,反之越低越好。医院在持续经营的过程中必须根据需要和可能,审时度势地利用负债资金,要充分估计预期的经营风险和财务风险,作出恰当的资金结构决策,并以此指导医院的筹资来源选择,维持医院恰当的资产负债比率。根据新医改所提出的医院回归公益性的要求,政府承担了医院一部分长期负债资金,所以医院的资产负债率不宜过高。

2. **流动比率** 流动比率(current ratio)是医院流动资产(current assets)与流动负债(current liabilities)的比率。反映医院的短期偿债能力。它表示每一元流动负债中有多少流动资产作为偿还债务的保证。该指标衡量医院流动资产在短期负债到期以前可以变为现金、用于偿还债务的能力。流动比率越高,说明医院流动资产周转越快,偿还流动负债的能力越强。但是,流动比率过高,表明资金利用效率比较低下。其计算公式为:

$$流动比率 = \frac{流动资产}{流动负债} \qquad 公式3\text{-}21$$

根据国际上通常采用的经验指标判断,企业的流动比率以 2 为宜。医院流动比率多少为宜,只有和同行业平均水平,或本单位历史水平进行比较,才能够综合判断这个比率是高还是低。如果想进一步找出过高或过低的原因,还必须分析流动资产和流动负债的结构以及经营上的因素。

虽然流动比率越高,偿还短期债务的流动资产保证程度越强,但这并不说明医院有足够的现金用来偿债。流动比率高也可能是存货积压,应收账款增多且收账期延长,以及待摊费用和待处理财产损失增加所致。所以,在分析流动比率的基础上,还应进一步对现金流量加以分析和考察。值得注意的是,流动比率指标计算所需要的报表数据的真实性和可靠性是至关重要的,分析流动比率时应剔除虚假或不实的因素,以免得出错误的结论。

3. 速动比率 速动比率(quick ratio)是医院速动资产与流动负债的比率。它表示每一元流动负债中有多少速动资产作为偿还债务的保证。所谓速动资产,是指流动资产减去变现能力较差且不稳定的存货,待摊费用,待处理流动资产损失后的余额。速动比率是流动比率的补充,流动比率只能反映流动资产与流动负债之间的关系,并没有揭示出流动资产构成的素质如何。而速动比率是在剔除了流动负债中变现能力最差的存货后,反映医院偿债能力的指标。因此,速动比率比流动比率更能准确、可靠地评价医院资产的流动性及其偿还短期债务的能力。该指标越高,表明偿还债务的能力越强。一般正常的速动比率以 1 为合适,表明既有好的债务偿还能力,又有合理的流动资产结构。其计算公式为:

$$速动比率 = \frac{速动资产}{流动负债} = \frac{流动资产 - 存货}{流动负债} \qquad 公式3-22$$

影响速动比率可信度的重要因素是应收账款的变现能力。医院应收账款包括应收在院病人医疗款、应收医疗款和其他应收款等。医院不仅要注意经济效益更要注重社会效益,医院收治的病人中有一部分资源消耗是难以回收的,例如病人欠费,从而形成了一些呆账或者死账。因此,账面上的应收账款不一定都能变成现金,实际坏账可能比计提的坏账准备更多;季节性的变化,可能使报表的应收账款数额不能反映平均水平。这些情况,外部使用人不易了解,而财务人员却有可能作出估计。

我国公立医院的资产结构中存货占流动资产的比重较小,因此速动比率和流动比率差异不大。

4. 现金比率 现金比率(cash ratio)是现金类流动资产占流动负债的比重,反映单位短期偿债可能性的大小。现金类资产包括医院所拥有的货币资金和所持有的易于变现的有价证券,它是衡量医院到期偿还债务能力的比率。这个值越大,医院偿还短期债务的可能性就越大。公式为:

$$现金比率 = \frac{货币资金 + 可变现的有价证券}{流动负债} \qquad 公式3-23$$

由于速动资产中的应收账款存在着发生坏账的可能性,某些到期的账款不一定能够及时收回,这势必影响到短期偿债能力的准确判断。因此,当怀疑应收账款存在变现难度时,则希望以现金比率来说明问题。现金比率是债权人特别

笔记

关心的一个指标。

现金比率越高,反映短期偿债能力越强。但是如果这个比率太高,说明医院保留了过多的现金类资产,这将意味着医院所筹集的资金未能得到实质性的应用,存在着资金闲置的情况。按照一般单位的经验,现金比率应在 20% 左右为宜。

【例9】 以 A 医院为例,根据该医院资产负债表中提供的资料:2012 年末医院货币资金 28 528.22 万元,流动资产为 44 156.87 万元,存货 4731.81 万元,流动负债 15 956.57 万元,则:

$$流动比率 = \frac{44\ 156.87}{15\ 956.57} = 2.77 > 2$$

$$速度比率 = \frac{速度资产}{流动负债} = \frac{流动资产 - 存货}{流动负债} = \frac{44\ 156.87 - 4731.81}{15\ 956.57} = 2.47 > 1$$

$$现金比率 = \frac{货币资金 + 可变现的有价证券}{流动负债} = \frac{28\ 528.22}{15\ 956.57} = 1.79$$

由于流动比率大于2,速动比率大于1,现金比率远远大于20%,说明该医院的还债能力较强,还债压力很小,目前负债对医院经营影响不大,但也要及时清理并加强对负债的管理。

5. 权益乘数 权益乘数(equity multiplier)是医院资产总额除以净资产,它反映了医院资产总额相当于股东权益的倍数。权益乘数越大表明医院所拥有的资本占全部资产的比重越小,医院负债的程度越高;反之,该比率越小,表明医院所拥有的资本占全部资产的比重越大,医院负债程度越低,债权人权益受保护的程度越高。

$$权益乘数 = 资产总额/净资产 = 1/(1 - 资产负债率) \qquad 公式 3-24$$

【例8】中的数据,权益乘数 = 1/(1 - 17.55%) = 1.21

三、资产营运能力指标

营运能力分析主要是反映医疗卫生机构资本利用的情况和效果,反映医疗卫生机构的营利能力和营利水平。营运能力是财务目标实现的物质基础。医院营运能力的指标主要包括总资产周转率、应收医疗款周转天数、存货周转天数等。该指标是医院管理者、投资人、债权人比较关注的指标,基层医疗机构更关注业务收支活动的预算管控和绩效考核,其资金主要来源于财政投入,更关注于社会效益,一般不用资产营运能力分析。

1. 总资产周转率 总资产周转率(assets turnover)是指一定时期内医院的业务收入(包括医疗收入和其他收入)与总资产平均余额的比率,它反映了医院运营能力。用来反映总资产价值回收,转移与利用效果的指标。该指标综合反映了医院全部整体资金的营运能力和利用效果。总资产周转率越高,说明总资产利用效率越好,周转次数越多,表明运营能力越强;反之,运营能力较差。计算公式为:

$$总资产周转率 = (医疗收入 + 其他收入)/总资产平均余额 \qquad 公式 3-25$$

$$总资产平均余额 = (期初总资产 + 期末总资产)/2 \qquad 公式 3-26$$

笔记

【例10】 A医院2012年初总资产为88 001.41万元,2012年末总资产为95 945.13万元,医疗收入为104 010.26万元,其他收入为2062.34万元,则:

$$总资产周转率 = \frac{医疗收入 + 其他收入}{(期初总资产 + 期末总资产)/2} = \frac{104\,010.26 + 2062.34}{(88\,001.41 + 95\,945.13)/2} = 1.15(次)$$

2. 应收账款周转速度 应收账款周转速度包括应收账款周转率(receivables turnover)和周转天数。应收账款周转率是一定时期内医院的医疗收入与平均应收账款余额之比,反映医院在一定时期内应收医疗账款的平均回收速度;应收账款周转天数是指一定时期内(一般为1年)应收账款收回的平均天数。医疗收入包括门诊收入和住院收入,应收账款包括应收医疗款和其他应收款。

$$应收账款余额 = 应收医疗款 + 其他应收款 - 坏账准备 \qquad 公式3-27$$

$$应收账款周转率(次) = \frac{医疗收入}{平均应收账款余额} \qquad 公式3-28$$

$$平均应收账款额 = \frac{期初应收账款 + 期末应收账款}{2} \qquad 公式3-29$$

$$应收账款周转天数 = 平均应收账款 \times 365/医疗收入 \qquad 公式3-30$$

或者: $$应收账款周转天数(天) = \frac{日历天数(365天)}{应收账款周转率} \qquad 公式3-31$$

【例11】 A医院2012年初应收在院病人医药费1065.56万元,应收医疗款3704.80万元,2012年末应收在院病人医药费1231.29万元,应收医疗款3864.22万元,则:

$$应收账款周转率(次) = \frac{104\,010.26}{[(1065.56 + 1231.29) + (3704.80 + 3864.22)]/2}$$
$$= 21.90(次)$$

$$应收账款周转天数 = \frac{360}{21.08} = 17.07(天)$$

一般来说,应收账款周转率越高,天数越短,反映它收回货款的速度越快,资产流动性越强,可以减少或避免坏账损失。反之,周转次数越少,天数越长,说明收回货款的速度越慢,产生坏账的可能性越大。

3. 存货周转速度指标 医院存货周转速度指标包括存货周转率和周转天数。存货周转率反映医院向病人提供的药品、卫生材料、其他材料等的流动速度以及存货资金占用是否合理,是用来反映存货流转速度的指标。存货周转天数表示周转一次所需要的时间。平均存货是指医院期初和期末存货的平均值。一年日历数(一般取360天)与存货周转率的比值为存货周转天数。

$$存货周转率 = \frac{医疗支出中的药品、卫生材料和其他材料支出}{平均存货余额} \qquad 公式3-32$$

$$平均存货余额 = \frac{期初存货 + 期末存货}{2} \qquad 公式3-33$$

$$存货周转天数 = \frac{日历天数}{存货周转次数} \qquad 公式3-34$$

一般来讲,存货周转速度越快,存货的占用水平越低,流动性越强,存货转换为现金或应收账款的速度越快。提高存货周转率可以提高医院的变现能力,而

笔记

存货周转速度越慢,则变现能力越差。

4. 固定资产周转率 固定资产周转率是一定时期内医疗收入与固定资产平均净值的比率,是用来反映固定资产的价值转移、回收速度和利用效果的指标。其计算公式为:

$$固定资产周转率 = \frac{医疗收入}{固定资产平均净值} \qquad 公式 3-35$$

$$固定资产平均净值 = \frac{期初固定资产净值 + 期末固定资产净值}{2}$$

公式 3-36

【例 12】 A 医院 2012 年初固定资产净值为 26 184.53 万元,2012 年末固定资产净值为 26 181.49 万元,则:

$$固定资产周转率 = \frac{104\ 010.26}{(26\ 184.53 + 26\ 181.49)/2} = 3.97(次)$$

固定资产周转率高,表明固定资产利用充分,同时也能说明固定资产投资得当,结构合理,能够发挥其应有的效率;相反,如果固定资产周转率不高,则揭示了固定资产运用效率不高,医院营运能力不强。

运用和计算固定资产周转率时应注意,在利用固定资产的净值(即原值减去累计折旧后的余额)这一指标进行比较时,一般适宜自身纵向比较,如果与其他单位横向比较,则要注意两个折旧方法是否一致。

四、收支结构指标

收支结构主要反映医疗卫生机构各项收入构成和各项支出构成情况,反映各种来源渠道的收入对医疗卫生机构的支持力度、医疗卫生机构使用资金的合理性。

(一)医院收支结构分析

根据 2010 版《医院财务制度》规定,医院的收入包括医疗收入(含门诊收入和住院收入)、财政补助收入、科教项目收入和其他收入。医院的支出包括医疗支出、财政项目补助支出、科教项目支出、管理费用和其他支出。其中医疗支出又包括人员经费、耗用的药品及卫生材料支出、计提的固定资产折旧、无形资产摊销、提取医疗风险基金和其他费用。收支结构分析主要包括药品收入占医疗收入比重,人员经费支出、公用经费支出、管理费用占总支出的比例等。

1. 药品收入占医疗收入比重 反映药品收入对医疗收入的贡献程度。

$$药品收入占医疗收入比重 = \frac{药品收入}{医疗收入} \times 100\% \qquad 公式 3-37$$

2. 人员经费支出比率 人员经费支出比率反映医疗卫生机构人员配备的合理性和薪酬水平高低。

$$人员经费支出比率 = \frac{人员经费}{医疗支出 + 管理费用 + 其他支出} \times 100\%$$

公式 3-38

3. 公用经费支出比率　公用经费支出比率反映医疗卫生机构对商品和服务支出的投入情况。

$$公用经费支出比率 = \frac{公用经费}{医疗支出 + 管理费用 + 其他支出} \times 100\%$$

公式 3-39

4. 管理费用率　管理费用率反映医院管理效率。

$$管理费用率 = \frac{管理费用}{医疗支出 + 管理费用 + 其他支出} \times 100\% \quad 公式 3-40$$

5. 药品、卫生材料支出率　药品、卫生材料支出率反映医院药品、卫生材料在医疗业务活动中的耗费。

$$药品、卫生材料支出率 = \frac{药品支出 + 卫生材料支出}{医疗支出 + 管理费用 + 其他支出} \times 100\%$$

公式 3-41

（二）基层医疗卫生机构收支结构分析

根据《基层财务制度》规定,基层医疗卫生机构收入包括医疗收入、财政补助收入、上级补助收入和其他收入。基层医疗卫生机构支出包括医疗卫生支出、财政基建设备补助支出、其他支出和待摊费用:其中医疗卫生支出是基层医疗卫生机构在开展服务活动中所发生的主要支出,包括医疗支出和公共卫生支出。基层医疗卫生机构收支结构分析的指标包括:

1. 医疗支出占医疗卫生支出的比重　该指标反映医疗支出在医疗卫生支出中的结构比重。计算公式为:

$$医疗支出比重 = \frac{医疗支出}{医疗卫生支出} \times 100\% \quad 公式 3-42$$

2. 公共卫生支出占医疗卫生支出的比重　该指标反映公共卫生支出在医疗卫生支出中的结构比重。计算公式为:

$$公共卫生支出比重 = \frac{公共卫生支出}{医疗卫生支出} \times 100\% \quad 公式 3-43$$

【例 13】　根据 A 医院所提供的会计报表中的数据,以上各项指标计算结果如表 3-3。

表3-3　A 医院主要收支结构指标计算结果（%）

项目	2012 年
人员经费支出比率	25.71
公用经费支出比率	-
管理费用	5.98
药品支出率	60.27
卫生材料支出率	7.26
药品收入占医疗收入比重	73.11

五、发展能力分析

反映医疗卫生机构的发展潜力,是评价医疗卫生机构发展潜力和趋势的重要指标。主要包括总资产增长率、净资产增长率、业务收支结余增长率等。该指标是政府部门、医院管理者、员工所关注的指标。

1. 总资产增长率　总资产增长率是医疗卫生机构一定时期内总资产增长额同期初资产总额的比率,它从资产总量方面反映医疗卫生机构的发展能力,可以衡量机构本期资产规模的增长情况,评价机构营运规模总量上的扩张程度。其计算公式为:

$$总资产增长率 = \frac{期末总资产 - 期初总资产}{期初总资产} \times 100\% \qquad 公式3-44$$

该指标表明医疗卫生机构规模增长水平对发展后劲的影响。但应注意规模扩张的质量,避免资产盲目扩张。

【例14】　根据 A 医院的资料,该医院 2012 年的年初总资产 88 001.41 万元,年末总资产 95 945.13 万元,则总资产增长率为 9.03%。

$$总资产增长率 = \frac{(95\ 945.13 - 88\ 001.41)}{88\ 001.41} \times 100\% = 9.03\%$$

2. 净资产增长率　净资产增长率(growth rate of net assets)是医疗卫生机构一定时期内期末与期初净资产的增加额与期初净资产的比率。反映医疗卫生机构净资产的增值情况和发展能力;净资产增长率越高,说明发展能力越强。其计算公式为:

$$净资产增长率 = \frac{期末净资产 - 期初净资产}{期初净资产} \times 100\% \qquad 公式3-45$$

【例15】　A 医院 2012 年初净资产 71 848.24 万元,2012 年末净资产 79 109.13 万元,则:

$$净资产增长率 = \frac{(79\ 109.13 - 71\ 848.24)}{71\ 848.24} \times 100\% = 10.11\%$$

3. 固定资产增长率　固定资产增长率是医疗卫生机构一定时期内固定资产增加值与期初固定资产原值的比率。它是用来检验固定资产规模扩大程度的指标,其计算公式为:

$$固定资产增长率 = \frac{本期净增固定资产原值}{期初固定资产原值} \times 100\% \qquad 公式3-46$$

4. 固定资产净值率　固定资产净值率反映一定时期内医疗卫生机构固定资产的新旧程度。体现了医疗卫生机构固定资产更新的快慢和持续发展的能力,其计算公式为:

$$固定资产净值率 = \frac{固定资产净值}{固定资产原值} \times 100\% \qquad 公式3-47$$

5. 收支结余增长率　收支结余增长率是医疗卫生机构本期收支结余与上期收支结余的比率。它是说明医疗卫生机构经营成果增长情况的指标,其计算公式为:

笔记

$$收支结余增长率 = \left(\frac{本期收支结余}{上期收支结余} - 1\right) \times 100\% \qquad 公式 3\text{-}48$$

6. **人均收入增长率**   人均收入增长率是平均在职职工人均总收入增长的比率,其中总收入包括医疗卫生机构的全部收入,它是反映医疗卫生机构在现有人力资源规模下收益扩张能力的指标。其计算公式为:

$$职工人均纯收入增长率 = \left(\frac{本期人均纯收入}{上期人均纯收入} - 1\right) \times 100\% \qquad 公式 3\text{-}49$$

$$平均在职职工 = \frac{期初在职职工人数 + 期末在职职工人数}{2} \qquad 公式 3\text{-}50$$

六、成本管理与分析指标

2010 版的《医院财务制度》对医院成本核算对象、方法、分析等作出了统一的规定,适应医院发展的需要,开展医院成本管理分析,反映医院构成本变化的指标也是财务分析中的主要指标之一。

成本管理分析,是通过门诊收入成本率、住院收入成本率、百元收入药品、卫生材料消耗等指标反映医院提供医疗服务过程中的成本管理水平。

1. **门诊收入成本率**   门诊收入成本率反映医院每门诊收入耗费的成本水平。主要包括每门诊人次收入、每门诊人次成本及门诊收入成本率。

$$每门诊人次收入 = 门诊收入 / 门诊人次 \qquad 公式 3\text{-}51$$

$$每门诊人次成本 = 门诊成本 / 门诊人次 \qquad 公式 3\text{-}52$$

$$门诊收入成本率 = \frac{每门诊人次成本}{每门诊人次收入} \times 100\% \qquad 公式 3\text{-}53$$

2. **住院收入成本率**   住院收入成本率反映医院每住院病人收入耗费的成本水平,主要包括每住院人次收入、每住院人次成本及住院收入成本率。

$$每住院人次收入 = 住院收入 / 出院人次 \qquad 公式 3\text{-}54$$

$$每住院人次成本 = 住院成本 / 出院人次 \qquad 公式 3\text{-}55$$

$$住院收入成本率 = \frac{每住院人次成本}{每住院人次收入} \times 100\% \qquad 公式 3\text{-}56$$

3. **百元收入药品、卫生材料消耗**   反映医院的药品、卫生材料消耗程度,以及医院药品、卫生材料的管理水平。

$$百元收入药品 = \frac{药品}{医疗收入 + 其他收入} \times 100\% \qquad 公式 3\text{-}57$$

$$卫生材料消耗 = \frac{卫生材料消耗}{医疗收入 + 其他收入} \times 100\% \qquad 公式 3\text{-}58$$

第四节   综合财务分析与评价

以上的分析分别从业务收支结余与风险、资产营运能力、发展能力等方面介绍了主要的财务比率分析指标,每一个财务比率指标都是从某一特定的角度对医疗卫生机构的财务状况及经营成果进行的分析,但它们却无法揭示各种财务指标之间存在的内在关系,不能全面地评价医疗卫生机构的总体财务状况及经

笔记

营成果。只有将各种财务比率指标结合起来,进行系统的、综合的分析,才能指出有关指标之间的内在联系,才能对医疗卫生机构的财务状况作出全面的、合理的评价,这就是综合财务分析。企业中常用的综合财务分析方法是杜邦财务分析体系。该方法被引入到医疗系统,给医院开展财务分析提供借鉴和参考。

一、杜邦财务分析的含义

杜邦财务分析体系(the Du Pont system)是常用的综合财务分析的方法。杜邦财务分析是利用几种主要的财务比率之间的关系来综合地分析医院财务状况的一种分析方法。由于这种方法是由美国杜邦公司创造并首先采用的,故称杜邦财务分析。

杜邦财务分析是一种用来评价公司赢利能力和股东权益回报水平,从财务角度评价企业绩效的一种经典方法。其基本思想是将企业净资产收益率(return on net asset)逐级分解为多项财务比率乘积,这样有助于深入分析比较企业经营业绩。杜邦分析一般用杜邦系统图来表示(图3-1)。

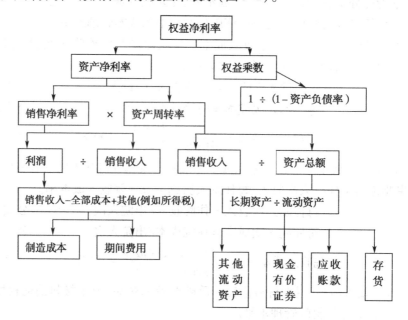

图3-1 杜邦财务分析图

杜邦财务分析是将净资产收益率作为一个综合性指标来反映企业的经营状况。净资产收益率可以分解为三部分:利润率,总资产周转率和财务杠杆。

$$净资产收益率 = 净收益/净资产$$

$$= \frac{净收益}{总资产} \times \frac{总资产}{净资产}$$

$$= \frac{净收益}{销售收入} \times \frac{销售收入}{总资产} \times \frac{总资产}{净资产}$$

$$= \frac{利润}{销售收入} \times \frac{销售收入}{总资产} \times \frac{总资产}{净资产}$$

$$= 利润率 \times 资产周转率 \times 权益乘数$$

通过以上的分解可以看出,净资产收益率受三类因素影响:利润率、资产周转率、权益乘数。

利润率反映了企业的营运效率;资产周转率反映了资产使用效率,权益乘数又称为财务杠杆,根据以上的介绍,权益乘数等于 $1 \div (1 - 资产负债率)$,它反映了企业的负债情况。因此说净资产收益率既反映了企业的运营效率,又反映了资产利用效率,还反映了债务能力,因此是一个综合反映企业经营状况的指标。

二、杜邦分析法的特点

杜邦财务分析体系是一种分解财务比率的方法,从评价企业绩效最具综合性和代表性的净资产收益率指标出发,利用各主要财务比率指标间的内在有机联系,对企业财务状况及经济效益进行综合系统分析评价。该体系以净资产收益率为龙头,以资产净利率和权益乘数为核心,重点揭示企业获利能力及权益乘数对净资产收益率的影响,以及各相关指标间的相互影响作用关系。该体系层层分解至企业最基本生产要素的使用、成本与费用的构成和企业风险,揭示指标变动的原因和趋势,满足经营者通过财务分析进行绩效评价需要,在经营目标发生异动时能及时查明原因并加以修正,为企业经营决策和投资决策指明方向。

三、杜邦分析法的基本指标

1. 净资产收益率是一个综合性最强的财务分析指标,是杜邦分析系统的核心。

2. 资产净利率是影响权益净利率的最重要的指标,具有很强的综合性,而资产净利率又取决于销售净利率和总资产周转率的高低。总资产周转率是反映总资产的周转速度。对资产周转率的分析,需要对影响资产周转的各因素进行分析,以判明影响公司资产周转的主要问题在哪里。销售净利率反映销售收入的收益水平。扩大销售收入,降低成本费用是提高企业销售利润率的根本途径,而扩大销售,同时也是提高资产周转率的必要条件和途径。

3. 权益乘数表示企业的负债程度,它反映了公司利用财务杠杆进行经营活动的程度。资产负债率高,权益乘数就大,说明公司负债程度高,公司会有较多的杠杆利益,但风险也高;反之,资产负债率低,权益乘数就小,这说明公司负债程度低,公司会有较少的杠杆利益,但相应所承担的风险也低。

四、杜邦财务分析在医院管理中的应用

以上各种财务分析方法都是对某一方面进行分析,难以全面综合地反映医院的发展情况。借用企业中的杜邦财务分析体系的思想,在医院财务管理的分析中,也可以利用一个综合的指标来全面反映医院的经营情况。这个指标可以采取净资产收益率指标。净资产收益率可以分析成以下几个指标,具体分析过程如下:

笔记

$$净资产收益率 = 收支结余/净资产平均总额$$

$$= \frac{收支结余}{资产平均总额} \times \frac{资产平均总额}{净资产平均总额}$$

$$= \frac{收支结余}{收入总额} \times \frac{收入总额}{资产平均总额} \times \frac{资产平均总额}{净资产平均总额}$$

$$= \frac{收支结余}{收入总额} \times \frac{收入总额}{资产平均总额} \times \frac{1}{1 - 资产负债率}$$

$$= 收支结余率 \times 总资产周转率 \times 权益乘数$$

净资产收益率经过层层分析,最终受三个指标影响。

1. 收支结余率　收支结余率的高低反映了医院经营状况的好坏,结余率越高,说明医院经营管理的水平和效果越好。收支结余指本期结余。收入总额指医院开展业务活动所获得的全部收入,包括医疗收入、财政补助收入、科教项目收入和其他收入。

2. 总资产周转率　总资产周转率反映了资产利用现状,总资产周转率越高,说明医院对资产管理的水平和利用效果越好。

3. 权益系数　权益系数反映了负债的状况,负债率越高,权益系数越高,说明医院负债程度越高,医院负债的压力越大,风险越高。而负债率越低,权益系数越低,说明医院负债压力越小,风险越小。

净资产收益率是三者之间的乘积所得,所以该指标的变化,既能反映出医院的经营情况,又能反映出医院资产利用情况,同时还反映出医院负债的情况。因此,资产收益率是综合指标,它可以总括地反映出医院管理水平的高低。

【例16】　根据 A 医院资产负债表和收入费用总表所提供的数据分析,杜邦财务综合分析如表3-4。

表3-4　A医院杜邦综合财务分析指标数据　　　　　　　　　单位:万元

指标	2012 年
医疗收入	104 010.26
财政基本补助收入	3359.28
财政项目补助收入	6506.00
其他收入	2062.34
科教项目收入	5205.72
收入总额	121 143.6
收支结余	1692.40
期初资产总额	88 001.41
期末资产总额	95 945.13
资产平均总额	91 973.27
期初负债总额	16 153.17

笔记

续表

指标	2012 年
期末负债总额	16 835.99
负债平均总额	16 495.08
资产负债率	17.55%

$$净资产收益率 = \frac{收支结余}{收入总额} \times \frac{收入总额}{资产平均总额} \times \frac{1}{1-资产负债率}$$

$$= 收支结余率 \times 总资产周转率 \times 权益乘数$$

$$= \frac{1692.4}{115\,937.88} \times \frac{115\,937.88}{91\,973.27} \times \frac{1}{1-17.55}$$

$$= 2.23\%$$

净资产收益率为 2.23%。如果有该行业的平均指标,可以作为一个参考数据进行比较。另外,如果该医院能够连续计算该指标,可以进行动态对比分析,以判断医院的总体经营情况。

杜邦财务分析体系可以综合反映医院的经营情况,但它在医院管理中也存在着一定的局限性。从绩效评价的角度来看,杜邦分析法只包括财务方面的信息,对短期财务结果过分重视,忽略医院长期的价值创造,有可能助长管理层的短期行为。财务指标反映的是医院过去的经营业绩,在目前信息时代,医疗技术创新、医院的无形资产等因素对医院经营业绩的影响越来越大,而杜邦分析法不能解决无形资产的估值问题,对医院的价值判断有一定的局限性。但它应不失为一种综合的评价方法,值得借助它的思想开展医院的财务分析。

本章小结

财务分析是以医疗卫生机构财务报告为基础,采用一定的技术方法,对机构的财务状况和经营成果进行评价和剖析的一项财务活动,以反映医疗卫生机构在运营过程中的利弊得失、财务状况和发展趋势,为帮助管理者改进医疗卫生机构的管理工作和优化经济决策提供重要的财务信息。本章主要介绍了以下几方面内容:①财务分析的意义、目的、基本内容、步骤;②财务分析的主要方法:对比分析法、趋势分析方法、结构分析法、因素分析法、比率分析法,了解各种方法的适用条件和反映的信息是做好财务分析的前提;③财务分析指标体系,如预算分析、结余与财务风险分析、资产营运分析、业务收支结构、发展能力分析、成本管理分析等,掌握各体系的指标构成和计算方法是本章学习的重点;④杜邦综合财务分析体系。通过本章学习,读者能更深入理解财务信息,全面了解医疗卫生机构的财务状况,提高财务管理水平。

笔记

关键术语

比较分析法(comparative analysis)

趋势分析法(trend analysis)

因素分析法(factor analysis)

比率分析法(ratio analysis)

资产负债表(statement of assets and lia-bilities)

总资产(assets)

净资产(net assets)

流动资产(current assets)

流动负债(current liabilities)

资产负债率(debt ratio)

流动比率(current ratio)

速动比率(quick ratio)

现金比率(cash ratio)

总资产周转率(assets turnover)

应收账款周转率(receivables turnover)

杜邦财务分析体系(the Du Pont sys-tem)

净资产收益率(return on net asset)

权益乘数(equity multiplier)

思考题

1. 主要的财务分析方法有哪些?

2. 简述我国新医院财会制度规定下财务分析指标体系。

3. 医院杜邦财务分析的核心指标是什么,为什么?

(高广颖)

笔记

第四章

流动资产管理及控制

学习目标

通过本章的学习,你应该能够:

掌握 最佳货币资金持有量的确定方法及内部控制;应收账款账龄分析方法及内部控制;存货经济订货批量方法及内部控制。

熟悉 货币资金的概念及管理目标;应收账款的管理目标及有关成本,坏账概念及坏账管理;存货管理的目标及存货的有关成本。

了解 货币资金管理的具体内容;应收账款的收账政策及具体内容;存货管理概念、分类,储备存货的原因,存货管理的具体内容。

章前案例

流动资金为何短缺

某医院是一家三级甲等综合性医院,医院现有职工 1000 余人,其中高级卫技人员 120 多人,编制床位 800 张。2009 年,医院年门诊量只有 20 万人次,年住院病人 1 万余人次,年收入仅 1.8 亿元。2010 年医院实行目标考核责任制,并制定奖励措施。与此同时,与当地新闻媒体及公安部门合作,并委派专家在每周一晚 9:00 ~ 10:00 在当地电视台进行疾病预防和健康咨询。不仅如此,医院还投入大量经费通过向国内知名大医院、知名高等学府及科研机构派送进修生方式培训内部职工,并在资金、职称晋升等方面给予政策倾斜,加强管理人员的短期轮流培训。对办公室、财务处、人事处、采购中心和医务处等部门也实行聘任竞聘上岗。建造了一流的手术室,购入德国进口的全身 CT、菲利普全身彩色 B 超以及 24 小时动态心电及动态血压仪、人工肾、体外电磁碎石机等设备。通过一系列措施,近两年医院年门急诊量分别为 30 余万人次和 40 多万人次,年住院病人分别达到 1.5 万人次和 2 万余人次,年业务收入也分别达到 3 亿元和 4 亿多元,职工收入以平均每年 20% 的速度递增。医院领导内部团结,干群关系融洽,职工心态稳定,医疗服务质量不断提高,医院多次受到上级有关部门的通报表扬,并取得了较好的社会口碑。由公安交警部门送来的交通事故病人得到及时治疗,医疗中的纠纷总能通过一定的经济补偿得到化解。医院还对贵重药品进行跟踪监督和提前精心储备,并在信用范围内及时偿还货款。

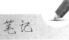

笔记

但是,长期困扰医院院长的一个问题是医院账面上结余丰厚,可是医院总为筹集资金而奔波。2012年某一天该院院长在一次出差途中偶遇他的一位高中同学,聊天叙旧中得知这位老同学现在一所高校从事教学工作,主要研究方向就是财务管理。于是他向这位财务专家(兼某上市公司董事)咨询,同学听完院长的上面陈述后说:"你们医院几乎就没有对流动资金进行过筹划和管理"。

1. 请问医院流动资产包括哪些内容?

2. 大型医疗设备是流动资产吗?

3. 您认为该医院流动资金(流动资产的货币表现)有哪些优点? 有哪些弊病? 如何改进?

第一节　流动资产管理概述

一、流动资产的概念及类别

流动资产(current assets)是指一年内(含一年)变现或者耗用的资产。流动资产是医疗卫生机构资产的重要组成部分,具有占用时间短、周转快、易变现等特点。医院流动资产具体包括:

1. 货币资金　是指在再生产过程中由于种种原因而持有的、停留在货币形态的资金,包括库存现金和存入银行的各种款项。

2. 应收及预付款项　是指在商业信用条件下延期收回和预先支付的款项,如应收在院病人医药费、应收医疗款、其他应收款、预付账款、待摊费用等。

3. 存货　是指为开展医疗服务及其他活动而储备的物资,包括药品、卫生材料、低值易耗品、其他材料等库存物资和在加工物资等。

4. 短期投资　是指各种能够随时变现、持有时间不超过一年的有价证券以及不超过一年的其他投资,如各种短期债券、股票等。目前医疗卫生机构短期投资业务较少,本章不作细述。本章主要以2010版《医院财务制度》阐述医院流动资产管理与控制。

下面是根据2010版《医院财务制度》编制的流动资产组成项目示意图。如图4-1所示。

二、流动资产的特点

1. 流动资产占用形态的变动性　流动资产在使用过程中经常由一种形态变为另一种形态,如用货币资金购买药品,货币资金形态的流动资产变为实物形态的流动资产;患者经医生诊治开方取药,医院按规定收取费用,实物形态的流动资产就变为货币资金的流动资产。

2. 流动资产占用数量具有波动性　流动资产在医疗服务过程中,容易受内

笔记

外条件的影响,如医院政策的决策者对风险和收益的平衡、短期融资能力、国家卫生行业政策等内外因素都会对医院流动资产带来波动。甚至四季变化都会对流动资产内部结构产生影响。资金占用的数量起伏不定,具有波动性。

3. 医院实物流动资产及其价值　是一次性消耗或者转移医院实物流动资产单位价值较低,使用期限较短,其价值是一次性消耗或者转移。如医用卫生材料,一经使用便消耗掉,不能重复使用。

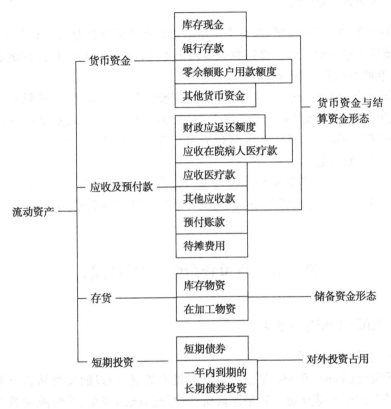

图 4-1　流动资产组成项目示意图

三、流动资产管理的意义

1. 有利于保证医院医疗服务活动顺利进行流动资产的不断周转,代表着医院医疗服务物资的不断运动,反映着医院的经营状况,如果医院没有必要数量的流动资产,或者资产不能顺利地周转,就势必影响医疗服务过程的顺利进行,甚至会使医院的医疗服务过程因资金和物资供应不足而被迫中断。

2. 有利于提高医院流动资金的利用效果做好资金的筹集、运用等一系列管理工作,不仅能及时满足医疗服务过程中资金需要,而且还能满足和促使医院医疗服务过程的时间缩短,在同样的时间内提供更多的医疗服务,以满足社会和人民不断增长的医疗服务的需要。同时还可增加医院收入,节约材料消耗,提升医疗服务数量,降低医疗服务成本,提高医疗服务质量,促使医院创造出更好的社会效益和经济效益。

3. 有利于保持医院资产结构的流动性,提高偿债能力,维护医院信誉医院占用流动资产过多,就会使得整个医院经济效益下降;流动资产过少又将直接影响到医院偿还到期债务、支付利息的能力,加大风险。所以,合理配置,保持最优结构的流动资产,对于改善医院财务状况,提高偿债能力,维护医院信誉具有重要意义。

四、流动资产管理的要求

1. 资产的流动性和资产的收益性相结合资产的流动性是资产运用的基础,资产的流动性也为运用资产获得收益提供了条件,流动性越强,可运用的资金数额越大,其收益也就会越高。

2. 资产管理和资金管理相结合财务部门要管好流动资金,促使管理流动资产、使用流动资产的部门树立经济核算思想,提高经济效益观念,关心流动资金管理。管理流动资产的部门和人员也应参与管理流动资金,把流动资金管理与流动资产管理结合起来。

3. 资金使用和物资运动相结合资金是物质的货币表现,资金使用同物资运用密切联系,在流动资金管理中,必须把资金使用同物资运动结合起来,在遵守合理、公正的商业规则基础上,坚持钱货两清,不无故拖欠货款。

第二节　货币资金的管理与控制

一、货币资金概念及分类

（一）货币资金概念

货币资金(money funds)是指可以立即投入流通,用以购买商品或劳务或用以偿还债务的交换媒介物。它是医院资产中最活跃的资金,是医院的重要支付手段和流通手段。

医院要进行医疗服务活动,必须具有一定数量的货币资金。医院货币资金一方面从国家和上级主管部门,以及其他单位和病人那里获得补偿;另一方面用货币资金购买医疗设备、药品材料、支付人员工资及其他支出。

（二）货币资金分类

1. 库存现金(cash on hand)　是指医院持有可随时用于支付的现金限额,存放在医院财会部门由出纳人员经管的现金,包括人民币现金和外币现金。

2. 银行存款(bank deposit)　是指医院存放在银行或其他金融机构的货币资金。按照国家有关规定凡是独立核算的单位都必须在当地银行开设账户,一般单位应包括基本存款账户、临时存款账户和专用存款账户。

3. 零余额账户用款额度(zero balance account payment amount)　是指预算单位经财政部门批准,在国库集中支付代理银行开立的,用于办理国库集中支付业务的银行结算账户。零余额账户的用款额度具有与人民币存款相同的支付结算功能。预算单位零余额账户可办理转账、汇兑、委托收款和提取现金等支付结算业务。

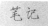

知识拓展

　　为适应财政国库集中支付制度改革的需要,加强财政性资金的管理与监督,各级行政事业单位已逐步实行财政国库集中支付制度改革。行政事业单位的会计核算仍执行现行的行政、事业单位会计制度,并根据核算的需要,在《行政单位会计制度》、《事业单位会计制度》资产类增设"零余额账户用款额度"科目进行会计核算。

　　为了加强对零余额账户用款额度的内部控制和管理,保证零余额账户用款额度的安全,根据《中华人民共和国会计法》和《内部会计控制规范—基本规范》等法律法规,行政事业单位应当结合部门或系统的零余额账户用款额度管理的有关规定,建立适合本单位业务特点和管理要求的零余额账户用款额度内部控制制度,并组织实施。

二、持有货币资金的动机及成本

　　医院持有一定数量的货币资金,对于保证医院日常管理和经营活动是十分必要的,但是过多的持有货币资金又会影响到医院的资产使用效率。因此医院应该合理规划和管理货币资金的持有量。

(一) 持有货币资金的动机

　　1. 交易性动机(transaction motive)　为满足交易动机所持有的货币资金余额。尽管医院经常会收到货币资金,但货币资金的流入量与流出量在时间上、数额上通常存在一定程度的差异,若不维持适当的货币资金余额,就难以保证医院的正常业务活动正常进行下去。一般来说,医院为满足交易动机所持有的货币资金余额主要取决于医疗服务收入水平。医疗服务收入额增加、有关支付业务所需货币资金余额也会随之增加。

　　2. 预防性动机(precautionary motive)　是指医院为应对发生意外而需要保持的货币资金支付能力。这种需求的大小与货币资金预算的准确性、突发事件发生的可能性及医院取得短期借款的难易程度有关。货币资金预算越准确、突发事件发生的概率越小、医院取得短期借款越容易,则所需预防性货币资金余额越小;反之,所需预防性货币资金余额越大。

　　3. 投机性动机(investment motivation)　是指医院为抓住各种瞬息万变的市场机会,获取较大的利益而准备的货币资金余额。例如,利用证券市价大幅度跌落机会购入有价证券,以期在价格反弹时卖出证券、获取高额资本利得。现行医院财务制度规定医院应在保证正常运转和事业发展的前提下严格控制对外投资,投资范围仅限于医疗服务相关领域。医院不得使用财政拨款、财政拨款结余对外投资,不得从事股票、期货、基金、企业债券等投资。

(二) 持有货币资金的成本

　　1. 投资成本(investment cost)　医院保持一定数额的货币资金,势必会放弃将这些资产用于其他投资所获得的收益,这是持有货币在资金的代价,这种代价就是它的投资成本。持有额越大,投资成本就越高,为了医疗服务业务开展,需

笔记

要拥有一定的货币资产,付出相应的投资成本代价是必要的;但持有量过多,投资成本代价就会大幅度上升。其计算公式为:

$$持有货币资金投资成本 = 货币资金持有量 × 资金收益率 \quad 公式4-1$$

注:资金收益率是指医院期望的最低回报率。

货币资金持有量与投资成本的关系如图4-2所示。

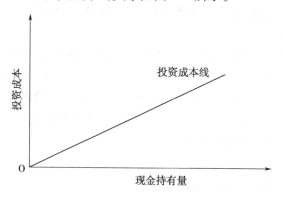

图4-2 货币资金持有量与投资成本关系图

【例1】 医院投资成本可按医院的收益率计算,如某医院的货币资金年平均持有量为50万元,若收益率为10%,则该医院的年货币资产投资成本为多少?

$$货币资金投资成本 = 50 × 10\% = 5(万元)$$

2. 管理成本(management cost) 为组织和管理而发生的各项费用支出,如安全设施的建造,管理人员工资支出等。管理成本是一种固定费用,与货币持有量之间没有明显的变化关系。如图4-3所示。

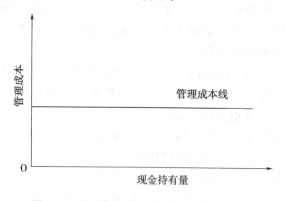

图4-3 货币资金持有量与管理成本关系图

当然管理成本与持有量之间在一定范围而言是固定不变的,如持有量超过一定范围,管理成本也会发生相应的变化。

3. 短缺成本(shortage cost) 所谓短缺成本就是指因缺乏必要的货币资产,不能应对业务开支所需,而使医院蒙受损失或为此付出的代价。货币资金的短缺成本随现金持有量的增加而下降,随货币资金持有量的减少而上升,短缺成本与货币持有量的关系如图4-4所示。短缺成本的计算,可根据估计损失额确认。

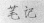

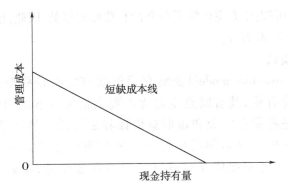

图 4-4 货币资金持有量与短缺成本关系图

（三）持有货币资金的目的

医院留存货币资金是随时满足各方面的支出需要。如果留存不足，将发生财务风险；留存过多，则使医院发生经济损失。同时，它的流动性最强，容易发生错弊。因此货币资金管理的主要目的是：①保持货币资金的适度存量，使医院有足够的支付能力，避免由此而发生的财务危机；②保证货币资金的收支平衡，提高资金使用的流动性；③健全内部控制制度，保证货币资金的安全完整。

三、最佳货币持有量的确定

最佳货币资金持有量（the best cash holdings）是指现金满足医疗服务需要的同时，又使现金使用的效率和效益最高时的现金最低持有量，又称为最佳货币资金余额。即能够使现金管理的机会成本与转换成本之和保持最低的现金持有量。最佳货币资金持有量确定的模式主要有成本分析模式、存货模式、货币资金周转模式。

（一）成本分析模式

成本分析模式（cost analysis model）是根据货币资金有关成本，分析预测其总成本最低时货币持有量的一种方法。运用成本分析模式确定最佳货币资金持有量时，一般只考虑因持有一定量的货币资金而产生的机会成本、管理成本和短缺成本，即三种成本之和达到最小值时，医疗卫生机构持有的现金水平为最佳持有量。

【例 2】 某医院有 5 种货币资金持有方案，它们各自的机会成本、管理成本和短缺成本如表 4-1 所示。

表 4-1 最佳货币资金持有量测算表　　　　　　单位：万元

方案	A	B	C	D	E
现金持有量	1000	2000	5000	10 000	20 000
机会成本（i=10%）	100	200	500	1000	2000
管理成本	80	80	80	80	80
短缺成本	1000	500	30	1	0
总成本	1180	780	610	1081	2080

根据表4-1可知:C方案的货币资金持有总成本最低,因此,该医院的货币资金最佳持有量为5000万元。

(二) 存货模式

存货模式(inventory model)是将存货经济订货批量模型原理用于确定目标货币资金持有量,其着眼点也是货币资金相关成本之和最低。存货模式的基本原理是将货币资金和短期有价证券之间的转换联系起来,将医院持有货币资金的机会成本和货币资金与短期有价证券之间的转换成本进行权衡,以求得两者相加总成本最低的货币资金余额,即最佳货币资金持有量。

图4-5反映了货币资金的机会成本与有价证券转换的成本关系。

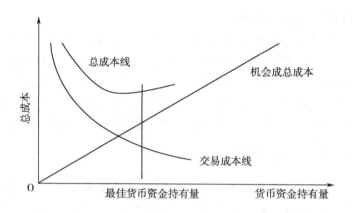

图4-5 货币资金存货模式分析图

在存货模式下货币资金持有成本中可以不考虑短缺成本和货币资金管理成本。因为在持有货币资金不足交易性需要时,可以通过出售有价证券换取货币资金,故不存在货币资金短缺成本的问题;对于货币资金管理成本,由于它是持有货币资金的固定成本,是货币资金持有量决策的无关成本。

存货模式的最佳货币资金持有量模型计算公式表示为:

$$Q^* = \sqrt{\frac{2TF}{K}} \qquad \text{公式4-2}$$

$$最低成本(TC) = \sqrt{2TFK} \qquad \text{公式4-3}$$

式中,T ——个周期内货币资金总需求量;

F ——每次转换有价证券的固定成本;

Q^*——最佳货币资金持有量(每次证券变现的数量);

K ——有价证券利息率(机会成本);

TC ——货币资金管理相关总成本。

【例3】 某医院预计全年需要支付货币资金90 000万元,国债证券年利息率8%,货币资金与国债证券的每次转换成本100元。求最佳货币资金持有量和最低总成本。

108

解： $$Q^* = \sqrt{\frac{2TF}{K}} = \sqrt{\frac{2 \times 90\ 000 \times 100}{8\%}} = 15\ 000(元)$$

$$最低成本(TC) = \sqrt{2TFK} = \sqrt{2 \times 90\ 000 \times 100 \times 8\%} = 1200(元)$$

运用存货模式确定最佳货币资金持有量时,是以下列假设为前提的:

1. 所需要的货币资金可通过证券变现取得,且证券变现不确定性很小。

2. 货币资金的支出过程比较稳定、波动较小,而且每当货币资金余额降至零时,均通过部分证券变现得以补足。

3. 证券的利率或报酬率以及每次固定性交易费用可以获悉。

这些条件基本得到满足,便可以利用存货模式来确定最佳货币资金持有量。

(三)货币资金周转模式

货币资金周转模式(cash turnover model)是根据全年货币资金需要量与货币资金周转期(天数)来确定最佳货币资金持有量的方法。具体计算步骤如下:

1. 计算货币资金周转期　货币资金周转期是指货币资金从投入医疗服务活动开始,到最终转化为货币资金的全过程。货币资金周转期如图4-6所示。

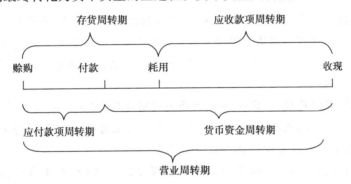

图4-6　货币资金周转期示意图

从图4-6中可以看出,医院的营业周期等于存货周转期加上应收账款周转期,而一个营业周转期减去应付款项周转期就是货币资金周转期,用公式表示为:

$$货币资金周转期 = 存货周转期 + 应收款项周转期 - 应付款项周转期$$

公式4-4

2. 计算货币资金周转率　货币资金周转率是一年中(一般按360天计算)货币资金周转的次数,用公式表示为:

$$货币资金周转次数 = \frac{360}{货币资金周转期}$$

公式4-5

3. 计算最佳货币资金持有量　假设医院一定时期的货币资金需求量已知,且该医院经营是持续均衡的,即存货、应收账款与应付账款的周转速度能够保持相对稳定。则该医院的最佳货币资金持有量可通过下式求得:

$$最佳货币资金余额 = \frac{预计年货币资金需求总额}{货币资金周转次数}$$

公式4-6

【例4】 医院预计全年需要货币资金1000万元,已知存货周转期为80天,

笔记

应收账款周转期为 50 天,应付账款周转期为 30 天,求最佳货币资金持有量。

解:
$$货币资金周转天数 = 80 + 50 - 30 = 100(天)$$

$$货币资金周转次数 = \frac{360}{100} = 3.6(天)$$

$$最佳货币资金余额 = \frac{1000}{3.6} = 278(万元)$$

货币资金周转模式操作比较简单,但该模式要满足一定的前提条件:

(1)必须能够根据往年的历史资料准确测算出货币资金周转次数,并且假定未来年度与历史年度周转次数基本一致。

(2)未来年度的货币资金总需求应根据产销计划比较准确地预计。

如果未来年度的资金周转效率与历史年度相比较发生变化,但变化是可以预计的,模式仍然可以采用。

知识拓展

随机模式是在货币资金需求难以预知的情况下进行的货币资金持有量确定的方法。可以根据历史经验和需求,预算出一个货币资金持有量的控制范围,制定出货币资金持有量的上限和下限。争取将货币资金持有量控制在这个范围之内。

随机模式的原理:制定一个货币资金控制区域,定出上限与下限,即货币资金持有量的最高点与最低点。当余额达到上限时将货币资金转换为有价证券,降至下限时将有价证券换成货币资金。

随机模式的范围:未来货币资金流量呈不规则波动、无法准确预测的情况。H 为上限,L 为下限,Z 为目标控制线。货币资金余额升至 H 时,可购进 (H − Z) 的有价证券,使货币资金余额回落到 Z 线;货币资金余额降至 L 时,出售 (Z − L) 金额的有价证券,使货币资金余额回落到 Z 的最佳水平。

目标货币资金余额 Z 线的确定,可按货币资金总成本最低,即持有货币资金的机会成本和转换有价证券的固定成本之和最低的原理,并结合货币资金余额可能波动的幅度考虑。计算公式:

$$Z = \sqrt[3]{\frac{3FQ^2}{4K}} + L$$

式中,Z—现金最佳持有量,F—转换有价证券的固定成本,Q^2—日现金净流量的方差,K—持有现金的日机会成本(证券收益率)。

四、货币资金日常管理

医院货币资金日常管理是指在保证日常医疗服务活动业务货币资金需求量的前提下,最大限度地加速货币资金运转,以获得最大的经济收益。

(一)库存现金管理

库存现金管理,必须遵守国家规定的现金管理原则。

1. 钱账分管　做到会计和出纳岗位分离,管钱的不管账,管账的不管钱;出纳和会计互相牵制、互相配合、互相监督,确保少出差错、堵塞漏洞、防止舞弊。

2. 建立现金交接手续　坚持查库制度,凡有现金收付,必须坚持复核。在款项转移或出纳人员调换时,做到责任清楚。要经常检查库存现金与账面记录是否一致,以保证现金安全。

3. 遵守现金使用范围规定　国家规定,现金只能用于支付个人款项及不够支票结算起点的公用开支,其范围如下:①支付职工工资、津贴;②支付个人劳务报酬;③根据国家规定颁发给个人的科学技术、文化艺术、体育等各类奖金;④支付各种劳保、福利费用以及国家规定的对个人的其他支出;⑤向个人收购农副产品和其他物资的价款;⑥出差人员的必须随身携带的差旅费;⑦结算起点以下的零星支出。

在经济往来中,一般应采取非现金结算的方式,通过开户银行转账结算。在财务经济活动中,不得对现金结算给予转账结算优惠的待遇,不得只收现金,拒收支票、银行汇票和其他转账结算凭证。医院购置国家规定的社会集团控购物品,必须采取转账方式,不得使用现金。

4. 遵守库存现金限额　为了控制现金使用,有计划地组织货币流通,医院库存现金限额,由开户银行根据医院规模大小,每日现金收付金额的多少,以及距离银行的远近,由其开户银行根据医院的实际需要核定限额;超过限额的现金,出纳人员要及时送存银行。

5. 不得坐支现金　所谓坐支就是从本单位现金收入中直接支出。医院全部收入都应及时送存银行,现金支出应按规定向银行提取;因特殊情况需要坐支现金的,应当事先报经开户银行审批,由开户银行核定坐支的范围和金额,坐支单位应当定期向开户银行报告坐支现金金额和使用情况。

(二)银行存款管理

1. 开立账户　医院必须在经正式批准的银行和其他金融机构开立账户。一个医院只能选择一家银行的一个营业机构开立一个基本账户,不得在多家银行开立基本存款户,不得在同一银行的几个分支机构开立一般存款账户,专项存款账户和临时存款账户的设立要符合规定。

2. 规定现金结算范围　按照现金管理办法和结算制度的规定,单位除按照银行核定的限额保存备用金外,一切货币资金都必须存入银行,单位之间发生的经济往来,除按规定使用现金结算范围外,都必须通过银行在存款户内划转转账。

3. 遵守银行结算办法　单位办理结算必须严格遵守银行结算办法的规定,不得出租、出借银行账户,不得签发空头支票和远期支票,不得套用银行信用。

4. 编制会计凭证　财会部门要随时掌握银行存款的结存数额,在办理银行存款收付业务时,按照会计手续填制或取得各种银行结算凭证作为原始凭证,经审核据以编制银行存款收付的记账凭证,每日终了出纳员要如实填报银行存款日报表。

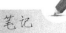
笔记

5. 定期核对账目　财会部门要确定专人负责办理银行存款的收付业务,设置银行存款日记账,逐笔顺序记账。要定期与银行的对账单进行核对,如果不符,要及时查清并纠正。

知识链接

某市铁路运输中心医院收费挂号处负责人赵某,利用销售与收款环节上的漏洞,三年多时间少缴医药费94.8万元。据赵某供述,有一次他故意将缴款凭证上的金额少写了200元,财务人员在收款时仅核对了缴款单与现金的数字,而没有复核收费存根联与现金是否相符,便盖上收款专用章。从此赵某一发不可收拾,贪污次数越来越多,贪污金额越来越大。后来他索性在地摊上私刻了"医院财务室现金收款专用章"和"医院医疗服务中心财务室现金收款专用章",专门用于填写缴款单。最后发展到将正本收费本和缴款凭证上,都盖上了私刻的公章,侵吞了大额公款。至案发,赵某在360本收据上做了手脚。公诉机关出示的印模鉴定结论证实,赵某经手的360本收款收据上的缴款单和封底上均盖有假的收款专用章,赵某对此供认不讳。

6. 加强支票管理　支票签发必须由财会部门签发,不准出具空白支票;如有特殊情况,不能确定余额时,财会部门必须在支票上填写日期、收款单位名称、款项用途和限制金额等;建立健全领取支票登记簿,详细登记领取支票人的姓名、支票号码、用途等,交回时予以注销。银行印鉴的保管,要有两人以上保管。

(三) 货币资金收支综合管理

1. 加速货币资金收款　为了提高货币资金的使用效率,加速资金的运转,应尽量加速账款的收回,防止货币资金闲置与流失,保障其安全、完整性,并有效地发挥其效能,增强医院资产的流动性和债务的可清偿性,提高资金的收益率。主要途径就是掌握回收款项经过的四个时点,即客户开出付款票据、收到票据、票据交存银行、收到货币资金。款项的回收时间由三个部分组成,票据的邮寄时间、票据在医院停留时间、票据结算时间。票据在医院停留的时间可以由医院本身通过建立规章制度、奖惩激励机制等方法来控制,但对于票据邮寄时间和票据结算时间仅靠医院自身的力量是远远不够的,必须采取有效措施充分调动客户和银行的积极性,才能实现有效控制。可采取以下方法:

(1)折扣、折让激励法:在医院急需货币资金的情况下,可以通过一定折扣、折让来激励患者尽快结付账款。方法可以是在双方协商的前提下一次性给予患者一定的折让,也可以是根据不同的付款期限,给出不同的折扣。例如:10天内付款,给予患者3%的折扣,20天内给予2%的折扣,30天内给予1%的折扣等。使用这种方法的技巧在于医院本身必须根据货币资金的需求程度和取得该笔货币资金后所能发挥的经济效益,以及为此而折扣、折让形成的有关成本,进行精确地预测和分析,从而确定出一个医院和患者双方都能满意的折扣或折让比率。

（2）大额款项专人处理法：这种方法是通过医院设立专人负责制度，将货币资金收取的职责明确落实到具体的责任人，在责任人的努力下，提高办事效率，从而加速货币资金流转速度。采用这种方法时，必须保持人员的相对稳定，因为处理同样类型的业务，有经验的通常比没有经验的要方便、快捷。

（3）其他方法：除了上述方法外，货币资金收入的管理方法还有很多，如电子汇兑、医院内部往来多边结算、减少不必要的银行账户等。

2. 控制支出　与医院货币资金收入管理相反，尽可能地延缓货币资金的支出时间是控制医院货币资金持有量最简便的方法。当然，这种延缓必须是合理合法的，且是不影响医院信誉；否则，医院延期支付所带来的效益必将远小于为此而遭受的损失。医院延期支付账款的方法主要有：

（1）推迟支付应付账款法：一般情况下，供应商在向医院收取账款时，会给医院预留一定的信用期限。在不影响信誉的前提下，尽量推迟支付的时间。

（2）汇票付款法：支付账款时尽可能采用汇票付款，而不采用支票或银行本票，更不是直接支付现钞。只要不是"见票即付"的汇票付款方式，在受票人将汇票送达银行后，银行还要将汇票送交付款人承兑，并由付款人将一笔相当于汇票金额的资金存入银行，银行才会付款给受票人，这样就可能合法地延期付款。

（3）合理利用"浮游量"：是指医院货币资金账户的资金金额与银行账户上所示的存款额之间的差额。有时医院账户上的货币资金余额已为零或负数，而医院银行账上的货币资金余额还有很多。这是因为有些医院已开出的付款票据，银行尚未付款出账，而形成的未达账项。对于这部分货币资金的浮游量，医院可以根据历年的资料，进行合理地分析预测，有效地加以利用。要点是预测的货币资金浮游量必须充分接近实际值，否则容易开出空头支票。

（4）分期付款法：如果医院与供应商是一种长期往来关系，彼此间已经建立了一定的信用，那么在出现货币资金周转困难时，可适当地采取"分期付款"的方法。但拒绝支付又不加以说明，或每一笔业务无论金额大小都采用"分期付款法"则会影响医院信用度。为此，可采用大额分期付款，小额按时足额支付的方法。另外，采用分期付款方法时，一定要妥善拟订分期付款计划，并将计划告知供应商，且必须确保按计划履行付款义务。

（5）改进工资支付方式法：每月在发放职工工资时，都需要大笔的货币资金，而这大笔的货币资金如果在同一时间提取，则在医院货币资金周转困难时会陷入危机。解决此危机的方法就是最大限度地避免这部分货币资金在同一时间提取。为此，可在银行单独开设一个专供支付职工工资的账户，然后预先估计出开出支付工资支票到银行兑现的具体时间与大致金额。

【例5】　某医院在每月10日发放工资，2011年10月扣除为职工代垫款项后实发工资560万元，而根据多年经验判断，工资发放不可能在10日一天结束，估计11日、12日、12日以后兑现的概率如表4-2所示。

笔记

表4-2　工资支付方式改变比较表　　　　单位:万元

兑现时间	兑现概率(%)	实发工资	银行账户工资
10日	30	560	168
11日	25	560	140
12日	25	560	140
12日后	20	560	112
合计	100	560	560

通过表4-2计算可知:10日医院转入职工工资账户金额只需168万元,这样结余下的392万元货币资金则可用于其他支出。

(6)外包加工节现法:对于在加工物资,可采取外包加工的方法,有效地节减医院货币资金。医院物资加工需要采购的材料,必将支付采购成本,加工则需要支付员工的工资费、保险费、储备费等也同样需要占用流动资金,这样,就可以采取外包加工的方法。外包后,只需要先付给外包单位部分定金就可以了。在支付外包单位的账款时,还可以采用上述诸方法合理地延缓付款时间。

3. 闲置货币资金　投资管理医院在筹集资金和经营业务时会取得大量的货币资金,这些货币资金在用于资本投资或其他业务活动之前,通常会闲置一段时间。对于这些货币资金如果让其一味地闲置就是一种损失、一种浪费。为此,可将其投入到流动性高、风险性低、交易期限短,且变现及时的投资上,以获取更多的利益,如金融债券投资、可转让大额存款单等。

五、货币资金收支预算的编制

货币资金收支预算是预计未来一定时期医院货币资金收支状况并进行平衡的计划,是医院财务管理的一个重要工具。货币资金收支预算的编制方法很多,本节以货币资金全额收支法为例,说明货币资金收支预算的编制。

(一) 货币资金收入

货币资金收入包括医疗业务货币资金收入、财政补助项目货币资金收入、科教项目货币资金收入、其他货币资金收入四部分。

1. 医疗业务货币资金收入的主体是医疗服务收入和药品销售收入,其数字可从医院年度预算中取得。财务人员根据年度预算资料编制货币资金计划时,应注意以下两点:①必须把现销和赊销分开,并单独分析赊销的收款时间和缴纳金额;②必须考虑可能出现的有关因素,如免费服务、坏账损失等。

2. 财政补助项目货币资金收入、科教项目货币资金收入,其数字可从上年财政补助、科研、教学项目收入中取得。财务人员根据年度预算资料编制货币资金计划时,应注意以下两点:①必须分析具体的收款时间和金额;②必须考虑可能出现的有关因素,如政策变动、突发性事件等。

3. 其他货币资金收入,包括培训收入、食堂收入、租金收入和捐赠收入。

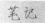
笔记

（二）货币资金支出

货币资金支出主要包括医疗业务货币资金支出、财政补助项目货币资金支出、科教项目货币资金支出、管理费用、其他货币资金支出五部分。

1. 医疗业务货币资金支出主要用于药品采购、材料采购、人员经费支出。在确定材料、药品采购支出时需注意以下几点：

（1）确定材料、药品采购付款时间与医疗业务收入之间的关系。

（2）要分清现购和赊购。

（3）设法预测外界的影响，如价格变动，药品、材料供应紧张程度。

（4）估计采购过程中享受的折扣等。

2. 财政补助项目货币资金支出、科教项目货币资金支出其数字可从项目申报明细支出范围取得。

3. 管理费用主要包括行政后勤人员工资、离退休人员工资、折旧、利息支出等。在确定管理费用时注意以下几点：

（1）行政后勤人员及离退休人员扣发和停发工资情况。

（2）固定资产增加和减少情况。

（3）贷款的规模及利息支付约定等。

4. 其他货币资金支出主要包括培训支出、食堂支出、税款支出、捐赠支出、罚款支出等。

（三）净货币资金流量

净货币资金流量是指货币资金收入与货币资金支出的差额。其计算公式为：

净货币资金流量 = 货币资金收入 − 货币资金支出

= （医疗业务货币资金收入 + 财政补助项目货币资金收入 +

科教项目货币资金收入 + 其他货币资金收入）−

（医疗业务货币资金支出 + 财政补助项目货币资金支出 +

科教项目货币资金支出 + 管理费用 + 其他货币资金支出）

公式 4-7

（四）货币资金余缺

货币资金余缺是指计划期期末货币资金余额与最佳货币资金余额相比后的差额。如果期末货币资金余额大于最佳货币资金余额，说明货币资金有多余，应设法进行投资或归还债务；如果期末货币资金余额小于最佳货币资金余额，说明货币资金有短缺，应设法筹资予以补足。期末货币资金余缺额的计算公式为：

货币资金余额 = 期末货币资金余额 − 最佳货币资金余额

= （期初货币资金余额 + 货币资金收入 − 货币资金支出）−

最佳货币资金余额

= 期初货币资金余额 ± 净货币资金流量 − 最佳货币资金余额

公式 4-8

货币资金收支预算基本格式如表 4-3 所示。

笔记

表4-3 货币资金收支预算　　　　　　　　单位:万元

货币资金收支项目	10月	11月	12月
(一) 货币资金收入			
1. 医疗业务货币资金收入	707	607	608
其中:现销和当月应收款项的收回	660	580	588
以前月份应收款项的收回	47	27	20
2. 财政补助项目货币资金收入	200	200	200
其中:基本支出补助	158	158	158
项目支出补助	42	42	42
3. 科教项目货币资金收入	100	100	100
其中:科研项目收入	60	60	60
教学项目收入	40	40	40
4. 其他货币资金收入	48	40	40
5. 货币资金收入合计 5 = 1 + 2 + 3 + 4	1055	947	948
(二) 货币资金支出			
6. 医疗业务货币资金支出	380	220	200
其中:现购和当月应付款项的支出	250	90	60
本月付款的以前月份采购物资支出	30	30	40
工资支出	100	100	100
7. 财政补助项目货币资金支出	200	200	200
其中:医疗卫生支出	158	158	158
科学技术支出	22	22	22
教育支出	20	20	20
8. 科教项目货币资金支出	100	100	100
其中:科研项目支出	60	60	60
教育项目支出	40	40	40
9. 管理费用支出	80	80	80
10. 其他货币资金支出	40	40	40
11. 房屋、设备投资支出	200	200	200
12. 货币资金支出合计 12 = 6 + 7 + 8 + 9 + 10 + 11	1000	840	820
(三) 货币资金净流量			
13. 现金收入净额 13 = 5 − 12	55	107	128
(四) 货币资金余缺			
14. 归还债务	50	200	200
15. 最佳货币资金持有量	100	100	100
16. 期初货币资金余额	100	105	102
17. 期末货币资金余额	105	102	100
18. 借入款项	0	90	70

注:假定9月末货币资金余额为100万元、最佳货币资金持有量100万元

从表4-3中可以看出,该医院10月份期末货币资金余额155万元(期初100万元+该月现金收入净额55万元),偿还借款50万元后,余额105万元,大于最佳货币资金余额100万元,能够满足医院各项支出需要;11月医院期末货币资金余额为212万元(期初105万元+该月现金收入净额107万元),偿还借款200万元后,余额只有12万元,小于最佳货币资金余额,故需要借款90万元才能满足;12月期末货币资金余额为230万元(期初102万元+该月现金收入净额128万元),偿还借款200万元后余额只有30万元,小于最佳货币资金余额,故需要借款70万元才能满足。

六、货币资金内部控制

(一)岗位分工控制

1. 建立货币资金业务的岗位责任制,明确相关部门和岗位的职责权限。

2. 出纳人员不得兼任稽核、会计档案保管和收入、支出、费用、债权债务账目的登记工作。

3. 配备合格人员,进行岗位轮换。

4. 单位负责人的直系亲属不得担任本单位会计机构负责人,会计机构负责人的直系亲属不得担任本单位出纳人员,建立回避制度。

(二)授权批准控制

1. 明确审批人对货币资金业务的授权批准方式、权限、程序、责任和相关控制措施,审批人不得超越审批权限。

2. 明确经办人办理货币资金业务的职责范围和工作要求。

3. 严格按照申请、审批、符合、支付的程序办理货币资金的支付业务,并及时准确入账。

4. 重要货币资金支付业务,实行集体决策和审批。

(三)现金控制

1. 实行现金限额管理制度。

2. 明确现金开支范围并严格执行。

3. 现金收入及时存入银行,严格控制现金坐支;严禁擅自挪用、接触现金。

4. 现金收入及时入账,不得私设"小金库",不得设立账外账,严禁收款不入账。

5. 定期盘点现金,做到账实相符。

(四)银行存款控制

1. 加强银行账户管理,按规定办理存款、取款结算。定期检查、清理银行账户的开立和使用情况。

2. 严格遵守银行支付结算纪律。

3. 定期获取银行对账单,查实银行存款余额,编制银行存款余额调节表。

(五)票据控制

1. 明确各种票据的购买、保管、领用、背书转让、注销等环节的职责权限和程序。

2. 防止空白票据遗失和被盗用。

笔记

（六）印章控制

1. 财务专用章应由专人保管，个人印章应由本人或其授权人员保管，严禁一人保管支付款项所需的全部印章。

2. 严格履行签字或盖章手续。

（七）监督检查

1. 定期检查货币资金业务相关岗位及人员的设置情况。

2. 定期检查货币资金授权批准制度的执行情况。

3. 定期检查使用印章及印章保管情况。

4. 定期检查票据保管情况。

案例 1：

某县医院是二级甲类综合医院，地处繁华县城步行街，进出就诊非常不方便。该院财务状况较好，日门诊量在 1000 人次，每天有住院病人 400 人，年业务收入为 2 亿元。为解决患者住院难、出行不方便问题，该院得到当地政府批准，计划在 3 年内在县城郊区建一所肿瘤专科医院。为了不影响当地居民生产生活质量，该医院必须在计划期内全部竣工并投入使用，为此，医院将确保工程进度作为重点。

该医院未来年度的货币资金需求状况可以根据施工计划较为准确地预测，并预计年需要货币资金量 3000 万元，货币资金的支出有一定的规律性。假设医院持有大量的有价证券，在必要时可以方便地将其转换为现金，每次转换成本为 400 元，有价证券的利息率为 15%。

如果你是医院财务主管，你如何解决以下问题：

（1）为确保工程进度，你认为对流动资产的管理应满足哪些要求？

（2）对该项目所需的最佳货币资金持有量进行测算。

第三节　应收款项的管理与控制

一、应收款项概念及构成

（一）应收款项概念

应收款项（bill and account receivable）泛指医院拥有的将来获取现款、商品或劳动的权利。它是医院在日常医疗业务或其他有偿服务活动过程中发生的各种债权，属于留在应收结算过程中的资金，是其他单位或个人对医院资金的占用，是医院重要的流动资产。

（二）应收款项构成

1. 应收在院病人医疗款（receivable medical payments in hospital patients）指医院因提供服务，而应向住院病人收取的医疗款。病人住院先预交住院金，住院期间，每日发生的医药费用登记在病人的分户明细账中，不需要逐笔结算,待病人出院办理出院手续时,一次结算。期间预交款不足时,病人应及时补交。

2. 应收医疗款(medical payment receivable)　指医院因提供医疗服务而向门诊病人、出院病人医药欠费和医疗保险机构等收取的款项。按照门诊病人、出院病人、医疗保险机构设置明细账进行明细核算。

3. 其他应收款(other receivable)　指除财政应返还额度、应收在院病人医疗款、应收医疗款、预付账款以外的其他各项应收、暂付款项,包括职工预借的差旅费、拨付的备用金、应向职工收取的各种垫付款项、应收长期投资的利息或利润等。

4. 预付款项(accounts prepayment)　指医院因购货和接受劳务,按照合同规定预付给供应单位的款项,它是医院应收款项的另一重要组成部分。如预付设备材料物资的购货款等。

二、应收款项的功能、成本及管理目标

(一) 应收款项功能

应收款项的作用主要体现在以下两个方面:

1. 体现公益性公立医院是政府举办的医疗卫生机构,公益性是其基本属性。党的十七大报告以及中共中央、国务院《关于深化医药卫生体制改革的意见》中,都强调要坚持公共医疗卫生的公益性。在国务院五部委发布的《关于公立医院改革试点的指导意见》中,进一步提出"坚持公立医院的公益性质,把维护人民健康权益放在第一位"。医院赊销医疗服务或药品,对经济困难暂时无力偿付的患者来说,是公益性的一种具体体现。

2. 增强基本医疗服务供给　医疗卫生机构通过持有应收在院病人医疗款等的形式,一方面向患者提供了医疗服务,解除患者的痛苦;另一方面在一个有限的时期内向患者提供了资金,即医院通过提供商业信用,实际上在医疗服务市场中给患者一笔短期无息贷款,缓解了患者的资金困难。

(二) 应收款项成本

应收款项成本是指医院持有一定应收款项所付出的代价。应收款项成本包括如下内容:

1. 机会成本(opportunity cost)　是货币资金不能收回而丧失的再投资机会的损失。应收款项的机会成本计算取决于平均回收期的长短、应收款项的持有量、平均投资收益率。机会成本是与上述三个因素呈正相关的。

2. 管理成本(management cost)　是进行应收款项管理所发生的费用。它主要有:调查患者信用情况的费用、催收和组织收账的费用、其他与管理有关的费用。医院应设有专门信用管理部门或人员,用以协助制定和执行医院的信用政策,建立患者档案管理数据库,评估患者信用、审核信用额度、监控应收款项、执行收账政策。这一部门发生的日常费用具有固定成本性质,不会随着应收款项数额的增加而增加;而催收和组织收账的费用往往与应收款项账龄和金额呈正方向变动,但与坏账成本呈反方向的变动。

笔记

3. 坏账成本(bad account cost) 是指应收款项不能收回而形成的坏账,并因此给医院造成的损失。坏账率的高低取决于医院的患者欠费的管理水平。一般来说,管理越好,其坏账率就越低。坏账成本就是医院因应收款项违约风险导致的损失,应收账款的违约率往往与账龄成正比。从另一个角度来说,公立医疗卫生机构是从事公益事业的机构,救死扶伤是天职,因此对于应收医疗款的管理有别于企业的应收账款的管理理念。

(三)应收款项管理目标

应收款项管理要制定科学合理的应收款项信用政策,并在这种信用政策所增加的收入和采用这种政策预计要担负的成本之间作出权衡。从理论上说,只有当所增加的收入超过运用此政策所增加的成本时,才能实施和推行使用这种信用政策。

对医院而言,应收款项管理要在社会效益与经济效益之间权衡。一方面,通过应收款项实现公益性目标,同时又要避免由于应收款项存在给医院带来的资金周转困难、坏账损失等弊端。

三、应收款项日常管理

(一)应收在院病人医疗款管理

应收在院病人医疗款是指医院因提供医疗服务,而应向住院病人收取的医疗费用。病人住院先预交住院金,住院期间,每日的医药费用不需要逐笔结算,而是先记账。预交款不足时,病人应及时补交,病人出院办理出院手续时,一次结算。为了减少病人出院时欠费较多的情况,要加强对应收在院病人医疗款的管理。

1. 按规定收取病人预交金 按日登记住院病人住院费用分户账,每日结出病人预交金余额,减少病人欠费发生。病人预交金不足时,应及时通知病人补交。

2. 危重病人住院 对于先治疗后催收危重病人来不及办理入院手续(未交住院押金)而急诊入院,或直接送手术室进行抢救,病人由于抢救无效死亡,家属不愿意交纳医疗费用,还有以"无名氏"入院抢救治疗的危重病人,应及时通知有关人员催收。

3. 严格合同协议 医疗保险、合同记账单位要有合同协议,财务部门才予以办理记账。

(二)应收医疗款的管理

应收医疗款是指医院应该收取而尚未收回的门诊病人和出院病人医药费。包括医疗保险欠费和出院病人欠费。为减少欠费的发生,医院要加强对应收医疗款的管理,应当控制医药费用的额度和收回时间,积极采取有效措施,及时组织结算和催收,使应收医药费用及时、足额收回,减少损失,提高资金使用效率。

1. 加强医保资金的报销管理。

2. 加强住院病人预交金的管理住院结算处,每日应随时掌握病人预交金使用情况,预交金不足时应及时催收补交,控制和减少病人欠费的发生。

3. 对出院病人欠费,及时催收、清理病人出院形成欠费,要健全病人欠费手续,并及时催收、清理合同记账单位的欠费,定期办理结算。

4. 加强门诊病人欠费管理合同记账单位的欠费,要定期定时结算,医疗保险要按有关制度严格执行,既要保障干部职工的身体健康,又要防止浪费,制定有效的管理办法,制定符合当地居民消费的结算模式,尽量减少病人欠费发生。

知识链接

　　青海新闻网讯 9 月 1 日起,全省、州(地市)、县(市、行委)公立医疗机构和乡镇卫生院、城市社区卫生服务中心,全部推行"先住院后结算"服务模式,受到城乡居民和社会各界的广泛好评。

　　据不完全统计,到 9 月 15 日,贵南县人民医院住院的 700 多名病人中,享受"先住院后结算"服务模式的病人就达六百多人。除一人因家中有事,费用迟交半个月外,没有人欠费。10 月 15 日,记者从省卫生厅了解到,自实行一个月以来,全省已有 17 027 人次住院患者享受了该服务模式,占同期总住院人次的 59.49%,没有发生一起恶意欠费纠纷。为此,全省各级医疗机构都有信心通过优质的服务,确保这一惠民便民政策措施落实到位,让广大人民群众享受到医改成果。

(三) 其他应收款的管理

1. 预付账款按实际付出的金额入账　医院要加强对预付款项的管理,严格遵守国家的有关法规制度和定货合同,控制预付款范围比例和期限,监督预付款项所购货物的入库情况,并及时办理结算。办理预付款要建立审批制度,以审批的合同作为预付货款的凭证,任何领导或个人都不得办理无合同的预付款项。

2. 其他应收款以实际发生额入账　指医院可使用的备用金、职工预借的差旅费等,它以实际发生额入账。医院对其他应收款项,要认真审查核实,不能盲目增大应收款项,已形成的其他应收款项应按单位、项目或个人设明细账,及时清理结算。

3. 严格其他应收款　核销一时无法收回的,要结转下年继续催收,不能作坏账损失核销。各种应收预付款项要及时清理结算,不得长期挂账。建立健全其他应收款发生审批制度,并要注明收回时间,定期、不定期对其他应收款账目检查清理填报应收款明细项目的单位和个人,查实原因清理催收结算。

(四) 坏账计提方法及管理

坏账(bad debt)是指无法收回或收回的可能性极小的应收款项。为避免坏账在某一时间集中冲销给医院财务带来的波动,从财务角度采取预提坏账准备加以防范和管理。

1. 坏账准备的计提方法主要有"余额百分比法"、"账龄分析法"、"销货百分比法"和"个别认定法"。

(1)余额百分比法:是按照期末应收账款余额的一定百分比估计坏账损失的

笔记

方法。坏账百分比由医院根据以往的资料或经验自行确定。在余额百分比法下,医院应在每个会计期末根据本期末应收账款的余额和相应的坏账率估计出期末坏账准备账户应有的余额,它与调整前坏账准备账户已有的余额的差额,就是当期应计提的坏账准备金额。

(2)账龄分析法:是根据应收账款账龄的长短来估计坏账损失的方法。通常而言,应收账款的账龄越长,发生坏账的可能性越大。为此,将医院的应收账款按账龄长短进行分组,分别确定不同的计提百分比估算坏账损失,使坏账损失的计算结果更符合客观情况。

(3)销货百分比法:是根据医院收入总额的一定百分比估计坏账损失的方法。百分比按本医院以往实际发生的坏账与销售总额的关系结合生产经营与销售政策变动情况测定。在实际工作中,医院也可以按赊销百分比估计坏账损失。

(4)个别认定法:是针对每项应收款项的实际情况分别估计坏账损失的方法。例如公司是根据应收单位账款的5%来计算坏账,但是有一家医院有明显的还款困难迹象,就可以对这一医院的应收账款进行个别认定法计提坏账准备金按10%或其他比例。

知识拓展

《医院财务制度》第四十二条规定:医院可采用余额百分比法、账龄分析法、个别认定法等方法计提坏账准备。累计计提的坏账准备不应超过年末应收医疗款和其他应收款科目余额的2%~4%。计提坏账准备的具体办法由省(自治区、直辖市)财政、主管部门确定。

对账龄超过三年,确认无法收回的应收医疗款和其他应收款可作为坏账损失处理。坏账损失经过清查,按照国有资产管理的有关规定报批后,在坏账准备中冲销。收回已经核销的坏账,增加坏账准备。

2. 坏账管理由于病人来源的不确定性,医院的应收款项很可能最终不能够全部收回,即可能发生部分或者全部的坏账。一般认为如果债务人死亡或者破产,以其剩余财产、遗产抵偿后仍然不能够收回的部分;欠账时间超过三年的应收款项都可以确认为坏账。从医院内部业务流程角度加强坏账可从事前加强管理,主要体现在住院押金管理及合同管理。

(1)住院押金管理:住院处要根据病情收足住院押金,及时结算住院病人医药费;一经发现住院押金不足,要及时通知病人或家属补交住院押金。将货款回笼作为考核经办人员业绩的一项考核指标。

(2)合同管理医院要与医疗保险机构、合同记账单位等签订合同协议,明确付款形式、账期和延期付款的违约责任等。

(五)应收款项的综合管理

1. 做好应收款项日常管理　根据应收款项产生原因进行分类,针对不同情况采取不同的处理方式,以解脱医院的经济压力。

（1）应收款项原因分析：应收款项一旦为患者所欠，医院就应分析具体原因：①特发事件、特困家庭和特困人员的医疗费用；②对因患者在住院期间对医护人员的服务态度及服务质量不满，进而对治疗效果不满，或在治疗和手术中引发医疗纠纷而不愿支付医疗费用；③计算机管理系统不完善，软件设计上存在漏洞造成的应收款项；④其他原因造成的欠费。

（2）应收款项的账龄分析：医院发生的应收款项时间长短不一，有的尚未超过信用期，有的则逾期拖欠。一般情况下，逾期拖欠时间越长，款项催收的难度越大，成为坏账的可能性就越高。因此，进行账龄分析时，应密切注意款项的回收情况，这是提高应收款项收现率的重要环节，一般通过编制应收款项账龄分析表来掌握有关信息。应收款项账龄分析是考察研究应收款项的账龄结构，分析各账龄应收款项余额占应收款项总计余额的比重。对逾期程度不同的款项，可以采用不同的收账方式，如表4-4所示。

表4-4　应收款项账龄分析表　　　　　　　单位：万元

应收款项	账龄	账户数量（个）	金额	百分率（%）
信用期内		200	1.50	37.50
超过信用期	1～20天	100	1	25
超过信用期	21～40天	50	0.50	18.75
超过信用期	41～60天	30	0.40	10
超过信用期	61～80天	20	0.30	7.50
超过信用期	81～100天	15	0.20	5
超过信用期	100天以上	5	0.10	2.50
合计		420	4	100

利用账龄分析表，医院可以了解到以下情况：①有价值1.5万元的应收款项处在信用期内，占全部价款的37.5%。这些欠款是正常的，但届时能否收回不能肯定，所以及时监管非常重要。②有价值2.5万元的应收款项已超过信用期限，占全部价款的62.5%。不过，其中拖欠时间较短的（20天内）有1万元，占全部价款的25%，这部分欠款收回的可能性很大；拖欠时间较长的（21～100天）有1.4万元，占全部价款的35%，这部分欠款收回有难度；拖欠时间很长的（100天以上）有0.1万元，占全部价款的2.5%，这部分欠款有可能成为坏账。对不同拖欠时间，医院应采取不同的收账政策。

（3）应收款项的欠款人分析：分析应收款项欠款人情况，医院应把更多的精力集中到欠款金额较大的患者，对其进行详尽分析，划定合理的收账政策。

2. 收账程序（account-receivable program）　是指为进行回收欠款活动或过程所规定的途径。合理的收账程序，既能使应收款项及时、足额地收回，又能节约收账成本，同时，还可以避免激怒对方而影响业务的开展。一般来说，应收款项收账程序分为以下几个步骤：

笔记

（1）信函通知：通过发电子邮件或信息，提醒患者。这种方式成本非常低，可以针对应收款项马上到期，或已经到期的患者。

（2）电话催收：对应收款项已经到期，或开始拖欠的患者，通过电话提醒患者，也是一种比较温和的催讨方式。可以了解对方是什么原因造成拖欠，从而有针对性地采取措施。

（3）派员面谈：在上述催讨无效的情况下，对方也没有合理的解释原因，有必要派员上门催讨。

（4）法律诉讼：一般情况下，尽量不要采用法律诉讼，主要是针对一些恶意拖欠，通过一般性收账程序无法正常收回账款的患者才采用。

3. 收账策略（collection strategy）　是指可以实现目标的方案集合。为防止坏账的发生，应加强应收款的管理，针对不同情况采取不同的处理方式。

（1）对抢救无主病人和重大伤亡事故单位发生的医疗欠费，应申请当地政府给予补助。

（2）对恶意逃债、治愈后跑掉的病人和以医疗纠纷为借口、长期住在医院不出院的病人，具体策略有以下几种：①讲理法。要有礼貌地说明无故拖欠违背了诚信原则，并给医院造成经济损失。如不及时付款，引起法律纠纷，将对患者的信誉造成不利影响，对医患双方都没有好处。②恻隐术法。通过讲清自己的苦难，以打动患者的恻隐之心，使之良心发现，按时付款。

（3）对确实无法收回病人医疗欠费，报卫生行政部门批准，在"坏账准备"账户中核销。

四、应收款项的内部控制

（一）应收及预付款项的内部控制

1. 建立健全应收款项管理制度和岗位责任制　明确相关岗位的职责和权限，确保业务经办与会计记录、出纳与会计记录、业务经办与审批、总账与明细账核算、审查与记录等不相容职务相互分离，合理设置岗位，加强制约和监督。

2. 医疗卫生机构不得由一人办理债权业务的全过程。

3. 明确债权审批权限　健全审批手续，实行责任追究制度，对发生的大额债权必须要有保全措施。建立清欠核对报告制度，定期清理，并进行债权账龄分析，采取函证、对账等形式加强催收管理和会计核算，定期将债权情况编制报表向单位领导报告。

4. 建立健全相关制度　应收款项、预付款项和备用金的催收、清理制度，严格审批，及时清理。①健全病人预交住院金、应收在院病人医药费、医疗欠费管理控制制度。医院结算凭证、住院结算日报表和在院病人医药费明细账卡核对。②每月核对预收医疗款结算情况。③健全催收款机制，欠费核销按规定报批。

（二）坏账的内部控制

1. 成立清收小组催讨应收款项　医院管理当局对已经到期的应收款项应交由应收款项清理小组进行催收。对于清收小组的组织管理要注意两个方面：

（1）原款项经办人、部门领导或单位领导应为某项应收款项的当然责任人，参加清收小组,在清收小组负责人的调配下参加工作。

（2）严格考核奖惩分明,提高催收人员的积极性和催收效果。

2. 完善和健全医院的内控环境充分利用信息　建立畅通开放的医院内部沟通渠道,尽量用有形的载体来传递信息,培养职工畅所欲言反映问题和消除疑虑的氛围。医院信息处(科)与财务处(科)保持密切联系,建立信息安全与维护制度、信息传递制度、信息管理人员岗位责任制度、每月坏账的书面报告制度,对发现的问题和薄弱环节,要采取有效措施,改进和完善坏账内部控制制度。

第四节　存货的管理与控制

一、存货的概念及分类

（一）存货的概念

存货(inventory)是指医院在医疗服务及其他活动中持有以备耗用或出售的药品、卫生材料等。存货区别于固定资产等非流动资产的最基本的特征是,医院持有存货的最终目的是为了耗用,不论是可供直接耗用,如医院的药品等,还是需经过进一步加工后才能出售,如在加工材料或制剂药品等。

（二）存货的分类

1. 卫生材料(hygiene materials)　是指医院向患者提供医疗服务过程中,经一次使用即转化为费用的医用物资,包括医疗用血、用氧、放射材料、化验材料、消毒材料、一次性用品等。

2. 其他材料(other materials)　是指为了满足医院工作需要而储备的除低值易耗品、医用卫生材料以外的其他公用物品,包括布匹、办公用品、劳保用品、清洁工具、燃料、维修材料及其他用品。

3. 低值易耗品(low value consumption goods)　是指单位价值低、容易损耗、不够固定资产标准、多次使用不改变实物形态,但易于损坏需要经常补充和更新的物品,包括医疗用品、办公用品、棉纺织品、文娱体育用品、炊具、其他用品等。

4. 在加工材料(materials processing)　在组织医疗服务活动及管理工作过程中,有时需要对一些药品、卫生材料、其他物资进行炮制、加工后使用,这些处在加工过程中的药品、材料、包装物及发生的加工费统称为在加工材料。

5. 药品(pharmaceuticals)　药品是指医院为了开展医疗业务活动,用于诊断治疗疾病的特殊商品。医院药品支出在医院全年支出中占有相当大的比重。

二、储存存货的原因及相关成本

（一）储存存货的原因

1. 保证医疗服务或耗费的需要　医院常常会存在存货不足的问题,即使是市场供应量充足的物资也是如此。这不仅因为不时会出现某种材料的空缺,还因为医院距供货点较远而需要必要的途中运输及可能出现的运输故障。一旦医疗服务或耗费所需某种物资短缺,医疗服务将被迫停顿,造成损失,为了避免或减少损失,医院需要储备存货。

2. 出自价格的考虑 零购的价格往往较高,而批量购进在价格上经常有优惠。但是,过多的存货要占用较大的资金,并且会增加仓储费、保险费、维护费、管理费等在内的各项开支。存货占用资金是有成本的,占用过多会使利息支出增加并导致结余减少;各项支出的增加更直接使成本上升。进行存货管理,就要尽力在各种存货成本与存货效益之间作出权衡,达到两者的最佳结合。这也就是存货管理的目标。

(二)储备存货的相关成本

1. 取得成本(acquisition cost) 是指为取得某种存货而支出的成本,通常用 TC_a 来表示。分为订货成本和购置成本。

(1)订货成本(ordering cost):是指取得定单的成本,如办公费、差旅费、邮资、电报电话费等支出。订货成本中有一部分与订货次数无关,如常设机构的基本开支等,称为订货的固定成本,通常用 F_1 表示。另一部分与订货次数有关,如差旅费、邮资等,称为订货的变动成本。每次订货的变动成本用 K 表示,订货次数等于存货年需要量 D 与每次进货批量 Q 之比。订货成本的计算公式为:

$$订货成本 = F_1 + \frac{D}{Q}K \qquad 公式4-9$$

(2)购置成本(purchase cost):是指存货本身的价值,经常用数量与单价的乘积来确定。

存货的取得成本 TC_a 等于订货成本加上购置成本,其计算公式为:

取得成本 = 订货成本 + 购置成本 = 订货固定成本 + 订货变动成本 + 购置成本

$$取得成本(TC_a) = F_1 + \frac{D}{Q}K + DU \qquad 公式4-10$$

D —年需要量

U —单价

DU—购置成本

2. 储存成本(storage cost) 是指因储存存货而发生的成本,包括存货占用资金应计的利息、仓库费用、保险费用、存货破损和贬值损失等,通常用 TC_c 表示。储存成本也可分为固定成本和变动成本。

固定成本与存货数量的多少无关,仓库折旧、仓库职工的固定工资等,通常用 F_2 表示;变动成本与存货的数量有关,如存货资金的应计利息,存货的破损和变质损失、存货的保险费用等,其单位变动成本可用 K_c 表示。计算公式为:储存成本 = 储存固定成本 + 储存变动成本

$$TC_c = F_2 + K_c\frac{Q}{2} \qquad 公式4-11$$

3. 缺货成本(shortage cost) 是指由于存货供应中断而造成的损失,包括材料供应中断造成停工损失、库存缺货造成的拖欠发货损失及由此带来无法开展医疗服务而造成的损失。如果紧急采购代用材料解决库存材料中断之急,那么

缺货成本表现为紧急采购代用材料多增加的购入成本。缺货成本用 TC_S 表示：

如果以 TC 来表示储备存货的总成本，它的计算公式为：

$$TC = TC_a + TC_c + TC_S = F_1 + \frac{D}{Q}K + DU + F_2 + K_c\frac{Q}{2} + TC_S \qquad 公式 4\text{-}12$$

医院存货的最优化，即是使上式 TC 值最小。

三、存货决策

存货决策(inventory decision)是决定进货项目、选择供应单位，决定进货时间和决定进货批量，涉及存货决策的基本思路。财务部门要做的是决定进货时间和决定进货批量(分别用 T 和 Q 表示)。按照存货管理的目的，需要通过合理的进货时间和进货批量，使存货的总成本最低。最低储备存货总成本时的订货量叫做经济订货批量。有了经济订货批量，就可以很容易找出最适宜的订货时间。

与存货总成本有关的变量很多，为了简化或舍弃一些变量，先研究解决简单的问题，然后再扩展到复杂的问题。

(一) 经济订货批量基本模型

经济订货批量(economic order quantity)基本模型需要设立的假设有：

(1)医院能够及时补充存货，即需要订货时便可立即取得存货。

(2)能集中到货，而不是陆续入库。

(3)没有缺货，即无缺货成本，TC_S 为零，这是因为良好的存货管理本来就不应该出现缺货成本。

(4)年需求量固定不变，即 D 为已知常量。

(5)日需求量是固定不变的。

(6)没有数量折扣，即 U 为已知常量。

(7)医院现金充足，不会因现金短缺而影响进货。

(8)所需存货市场供应充足，不会因买不到需要的存货而影响其他。

在上述假设前提条件下，存货总成本的公式可以简化为：

$$TC = TC_a + TC_c = F_1 + \frac{D}{Q}K + DU + F_2 + K_c\frac{Q}{2} \qquad 公式 4\text{-}13$$

当 F_1、K、D、U、F_2、K_c 为常数时，TC 的大小取决于 Q。为了求出 TC 的极小值，对其进行求导，可得出下列公式：

$$Q^* = \sqrt{\frac{2DK}{K_c}} \qquad 公式 4\text{-}14$$

上式称为经济订货量的基本模型。

存货的年订货成本、年储存成本、年总成本之间的关系如图4-7所示。

根据这个公式还可以求出与经济订货批量有关的其他指标，即

$$N^* = \frac{D}{Q} \qquad\qquad N^*—最佳订货次数 \qquad 公式 4-15$$

$$TC(Q^*) = \sqrt{2KDK_c} \qquad TC(Q^*)—存货总成本 \qquad 公式 4-16$$

$$t^* = \frac{1\ 年}{N^*} \qquad\qquad Q^*—最佳订货周期 \qquad 公式 4-17$$

127

$$I^* = \frac{Q^*}{2}U \qquad I^*—经济订货量占用资金 \qquad 公式4-18$$

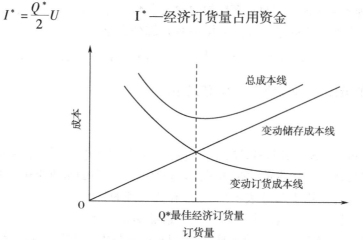

图4-7 经济订货批量基本模型图

【例6】 某医院每年耗用某种材料3600kg,该材料单位成本10元,单位储备成本为2元,一次订货成本25元。则:

$$Q^* = \sqrt{\frac{2DK}{K_C}} = \sqrt{\frac{2 \times 3600 \times 25}{2}} = 300(kg)$$

$$N^* = \frac{D}{Q} = \frac{3600}{300} = 12(次)$$

$$TC(Q^*) = \sqrt{2KDK_C} = \sqrt{2 \times 25 \times 3600 \times 2} = 600(元)$$

$$t^* = \frac{1\ 年}{N^*} = \frac{12\ 个月}{12} = 1(个月)$$

$$I^* = \frac{Q^*}{2}U = \frac{300}{2} \times 10 = 1500(元)$$

(二)经济订货量基本模型的扩展

经济订货量的基本模型是在前述各假设条件下建立的,但现实生活中能够满足这些假设条件的情况十分罕见。为使模型更接近于实际情况,具有较高的实用性,须逐一放宽假设,同时改进模型。

存货陆续供应和使用在建立基本模型时,是假设存货一次全部入库,故存货增加时存量变化为一条垂直的直线。事实上,各批存货可能陆续入库,使存量陆续增加。尤其是存货入库及转移,几乎总是陆续供应和陆续耗用的。这种情况下,需要对基本模型做一些修改,如图4-8所示。

设每批订货数为Q,一次订货成本K,单位储存变动成本K_c,D为每年对存货的总需求量。每日送货量为P,每日耗用量为d,则送货期为Q/P,送货期内的全部耗用量为(Q/P)×d。由于存货边用边送,所以每批送完时,最高库存量为Q-(Q/P)×d,平均库存量为[Q-(Q/P)×d]/2。上图4-8中E为最高库存量,E_1为平均库存量。这样,经济订货批量和相关的总成本模型修订为:

$$Q^* = \sqrt{\frac{2KD}{K_c} \times \left(\frac{p}{p-d}\right)} \qquad 公式4-19$$

$$TC(Q^*) = \sqrt{2KDK_c \times \left(1 - \frac{d}{P}\right)} \qquad 公式\ 4\text{-}20$$

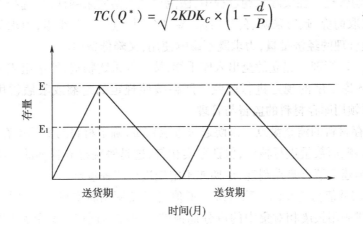

图 4-8　陆续供应与使用存量关系图

【例7】　某医院每年耗用某种材料 3600kg,每日送货量为 30kg,每日耗用量为 10kg,该材料单位成本 10 元,单位储备成本为 2 元,一次订货成本 25 元。则经济订货批量模型和相关总成本分别为多少?

$$Q^* = \sqrt{\frac{2KD}{K_c} \times \left(\frac{P}{P-d}\right)} = \sqrt{\frac{2 \times 25 \times 3600}{2} \times \left(\frac{30}{30-10}\right)} = 367.42\,(kg)$$

$$TC(Q^*) = \sqrt{2KDK_c \times \left(1 - \frac{d}{p}\right)} = \sqrt{2 \times 25 \times 3600 \times 2 \times \left(1 - \frac{10}{30}\right)} = 489.90\,(元)$$

四、存货的日常管理

(一)库存材料的管理

医院财务制度规定,库存材料管理要按照"计划采购,定额定量供应"的办法进行管理。

1. 合理确定储备定额　为保证医院各项业务开展,必须储备一定数量的物资,这些材料占用医院大量资金。库存材料管理既要保证业务工作的开展,又要防止挤压,占用大量资金,影响资金使用效益。要计划采购,选择最佳库存方案,以尽可能少的占用资金取得最大的经济效益,就需要确定合理的资金储备定额。

$$材料储备资金 = 平均每日物资需要量 \times 定额天数 \qquad 公式\ 4\text{-}21$$
$$定额天数 = 间隔天数 \times 间隔系数 + 保存天数 + 准备天数 + 在途天数 \qquad 公式\ 4\text{-}22$$
$$保险系数 = \frac{各种材料每日平均的资金占用额}{各种材料最高的资金占用额} \times 100\% \qquad 公式\ 4\text{-}23$$

2. 计划采购　为了做好库存材料的采购工作,必须编制采购计划,采购计划的编制主要由材料物资管理部门负责人和材料物资会计及采购、仓库保管等全面配合编制。

$$采购数量 = 消耗数量 - (期初库存量 - 期末库存量) - 其他非购进增加数量$$
$$公式\ 4\text{-}24$$
$$采购资金限额 = 各种材料物资采购批量 \times 各种材料计划单价 \qquad 公式\ 4\text{-}25$$

笔记

3. 采购管理　在实际采购过程中,医院要认真落实采购计划,选择合理的采购地点、采取询价、政府采购、公开招标,签订合同,组成采购小组,力求降低采购成本,确定合理的经济批量,力求既不影响使用,又降低费用。

4. 出入库管理　建立健全出入库手续,按计划采购物资,严格组织材料管理人员按照入库制度的规定进行验收。严格按照规定的定额或限额领用库存材料,加强对领用库存材料的监督与管理。

5. 库存材料的清查盘点　医院通过查点数量,确定材料的实际库存数量,并与库存材料账面数量进行核对,保证账实相符,这是医院财务管理的一项基础性工作。必须建立清查盘点制度,定期或不定期进行清查盘点。

6. 在用低值易耗品的实物管理　低值易耗品领用时实行一次性摊销,个别价值较高或领用报废相对集中的可分期摊销。对在用低值易耗品采用"定量配置,以旧换新"等管理办法。物资管理部门要建立辅助账,反映在用低值易耗品分布、使用以及消耗情况。

知识链接

1945 年,萨姆·沃尔顿在美国小镇维尔顿开设了第一家杂货店,1962 年正式起用"沃尔玛公司"(WAL★MART)的名称。经过 40 年的艰苦奋斗,沃尔玛公司迅速崛起,1996 年销售额达到 1060 亿美元,雄居于世界最大连锁零售商之首。

沃尔玛公司长期销售宝洁公司(P&G)的产品,如"帮宝适"等妇幼商品,既有保质期,而且体积极大,经常因存货不足影响销售,有时又因存货过多而增加库存管理的困难,且占用公司流动资金。为解决库存控制的难题,大胆向宝洁公司提供销售信息,即将沃尔玛公司配送中心、各商场货架上的存货情况及全部的销售资料数据通过跨企业的计算机网络直接传递给宝洁公司,宝洁公司时时掌握产品的销售动态,在适当的时间将适当数量的商品送到沃尔玛公司的配送中心,这样沃尔玛公司明显简化了库存管理,每年可节省数百万美元的费用。

沃尔玛公司将这种跨企业业务处理过程再造的思路在公司推广,形成跨企业的供应链管理的新型运作模式。通过跨企业的供应链管理运作,沃尔玛公司大幅度降低了商品的库存,甚至接近零库存的理想状态,节约了大量库存及管理费用;同时由于简化了采购管理工作,减少了相应的采购成本;而且同供应商建立了长期稳定的合作伙伴关系,获得商品进货价格的更加优惠的政策,得到双方双赢的结局。

(二) 在加工材料的管理

1. 炮制药品的管理　医院购进的中草药,有的需要自己炮制或由其他部门炮制,要加强对炮制药品的管理。领用出库时,要准确计量和计价,炮制过程中,要计算合理的损耗,炮制材料的使用要合理地进行分摊,努力控制炮制药品的成

笔记

本,控制炮制药品运转过程中的流失。

2. 制剂生产管理　医院进行制剂加工,要正确计算制剂成本,努力控制制剂成本,要建立健全制剂药品的领人、生产、完工入库管理制度,严格按成本核算,合理确定制剂药品的入库价格,正确分摊制剂成本,定期不定期对正在加工的制剂材料进行盘点,并与制剂生产明细账进行核对。

3. 委托或自制　在加工材料管理中对委托加工或自制的材料物资要正确核算成本,加强管理,完工及时入库,并清理账目。

(三)药品的管理

药品的管理要严格执行《药品管理办法》、药品价格政策和职工基本医疗保险制度的有关规定。

1. 遵循"计划采购、定额管理、加速周转、保证供应"的原则　严格按医院基本药品目录编制药品采购计划,按计划进行采购,防止无计划、超计划购药;要根据实际情况制定切实可行的药品储备;勤进少进,保证药品供应;加速资金周转,减少资金占用,提高资金使用效果。

2. 药品管理做到"金额管理、数量或重点统计、实耗实销"的管理办法　药房要正确计算处方销售额并与药品收款额核对相符。使用计算机进行药品管理的,对药品购进入库、出库、领用、销售、库存都应做到数量统计;没有实行计算机管理的,必须做到"重点统计";实际报销消耗的药品销售额向财务部门报销、结算,不能以领代销或以存代销,必须做到实耗实销,药房药品实际销售额,要有药房会计人员按处方金额核算。

3. 自制药品应进行成本核算　医院要建立健全自制药品制度,按类别、品种进行成本核算。自制药品、材料按成本价入库。

4. 健全验收及盘点制度　医院药品必须建立健全出入库验收制度,药库和药房应定期盘点,对盘盈盘亏情况要查明原因,按规定报批后处理。

5. 跟踪药品调价信息　药品价格变动,要及时组织清点,按实存药品调价前后的差价金额调整药品进销差价。

6. 计算药品储备　定额药品储备以保证供应为原则,既要防止储备过少影响医疗业务,又要防止储备过多,造成资金占用过多,医院要根据近几年实际耗用量确定药品的储备定额。一般可按 2 ～ 3 个月药品的平均消耗量核定储备定额。

(四)存货的综合管理

存货的日常管理是医疗服务过程中,按照存货计划要求,对存货的使用和周转情况进行组织、调节和监督。存货控制的主要方法有:

1. 挂签制度(hang-label system)　其基本思路是:针对库存的商品材料物资的每一项目,均挂上一张带有编号的标签。当存货发出时,即将标签取下,记入"永续盘存记录"上,以便控制。在这种情况下,为了保证不至于临时无货供应,必须在"永续盘存记录"上注明最低储存量(即保险储存量),一旦实际结存余额达到最低水平,应立即提出购货申请。如果没有使用"永续盘存记录",则应将每次取下的存货标签集中存放,到规定的订购日期,再将汇集存放的标签分类统计其发出数量,并据以作为申请订购的依据。

2. 归口分级管理(classification management) 其基本思路是:在医院主管人员的领导下,以财务部门作为管理医院流动资金的专职部门,进行集中管理;与此同时,根据核定的存货资金定额,把各项存货资金按照它们的用途,归口给各有关部门负责管理。如将材料储备资金的库存储备资金,下放到各类材料仓库管理,采购资金下放到采购中心管理。各归口管理部门再根据具体情况,将资金定额分配给所属单位和个人,实行分级管理。各归口管理部门在分配的资金定额范围内,一方面有权根据当期医疗业务需要,安排使用资金;另一方面负责保证物资完整无损,采取各种有效措施,合理组织物资供应,压缩占用货币资金,及时处理积压多余物资。

3. ABC 控制法(ABC analysis) 其基本思路是:①收集数据,列出相关元素统计表;②统计汇总和整理;③进行分类,编制 ABC 分析表;④绘制 ABC 分析图;⑤根据分类,确定分类管理方式,并组织实施。

ABC 控制法又称巴雷托分析法、主次因分析法、ABC 分析法、分类管理法、重点管理法。它以某一具体事项为对象,进行数量分析,以该对象各个组成部分与总体的比重为依据,按比重大小的顺序排列,并根据一定的比重或累计比重标准,将各组成部分分为 ABC 三类,A 类是管理的重点,B 类是次重点,C 类是一般。它的特点是既能集中精力抓住重点问题进行管理,又能兼顾一般问题,从而做到用最少的人力、物力、财力实现最好的经济效益。

知识链接

JIT(just in time),准时生产,又译为实时生产系统,简称 JIT 系统,在 1953 年由日本丰田公司的副总裁大野耐一提出。

其实质是保持物质流和信息流在生产中的同步,实现以恰当数量的物料,在恰当的时候进入恰当的地方,生产出恰当质量的产品。这种方法可以减少库存,缩短工时,降低成本,提高生产效率。

准时化生产 JIT 是第二次世界大战以后最重要的生产方式之一。由于它起源于日本的丰田汽车公司,因而曾被称为"丰田生产方式",后来随着这种生产方式的独特性和有效性,被越来越广泛地认识、研究和应用,人们才称之为 JIT。

JIT 作为一种现代管理技术,在医院管理中应用,能够为医院降低成本,改进医院的经营管理,增加医院结余,减少浪费、实现"零库存"、"零浪费"的目标。

【例8】 假设某医院卫生材料共计 12 种,均系从院外购入,其单位购入成本及全年平均领用量如表 4-5 所示。各类卫生材料数量和成本占用关系如图 4-9 所示。

表4-5　卫生材料占用分类情况表　　　　　单位:元

编号	单位购入成本	全年平均领用量	领用成本	ABC 分类
101	1	12 500	12 500	C
102	8	2000	16 000	B
103	25	3000	75 000	A
104	22	5000	110 000	A
105	2	11 000	22 000	B
106	3	10 000	30 000	B
107	0. 50	28 000	14 000	C
108	12.50	8000	100 000	A
109	15	5000	75 000	A
110	0. 10	60 000	6000	C
111	2	18 000	36 000	B
112	0. 42	45 000	18 900	B

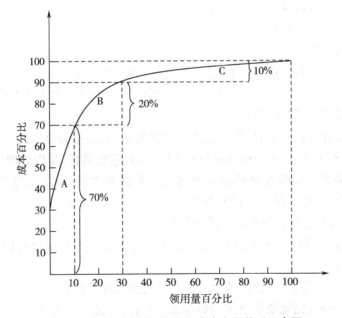

图4-9　各类卫生材料数量和成本占用关系示意图

　　表4-5是根据全年总成本金额的大小,划分为 ABC 三类,凡 40 000 元以上属于 A 类,凡 40 000 元以下 15 000 元以上属于 B 类,15 000 元以下属于 C 类。图4-9 中可以看出,A 类领用量占总领用量的约 10%,但占总领用成本的约 70%,因而集中主要力量,对其收入、发出进行严格控制和管理;C 类领用量占总领用量的 70%,但仅占总领用成本的约 10%,对这类存货不必花费大量时间和精力去规划和管理;B 类领用量占总领用量的约 20%,占总领用成本的约 20%,应给予重视。

五、存货的内部控制

存货的内部控制是医院为管理好存货,针对存货收、发、存各环节的特点,事先制定的一套相互牵制、相互验证的内部监控制度。制定存货内部控制的目的在于保障存货资产的安全完整,加速存货资金周转,提高存货资金使用效益。

(一)岗位的分工与接触授权批准控制

医院内部除存货管理部门及仓储人员外,其余部门和人员接触存货时,应由相关部门特别授权。对于贵重物品、危险品或保密物品等,应当规定更严格的接触限制条件,必要时,存货管理部门内部也应当执行授权接触。

(二)请购与采购控制

应当根据预算的有关规定,结合本系统的业务特点编制存货年度、季度和月份的采购、存储、销售预算,并按照预算对实际执行情况予以考核。

医院应当根据各种存货采购间隔期和当前库存,综合考虑医疗服务计划、市场供求等因素,充分利用信息系统,合理确定存货采购日期和数量,确保存货处于最佳库存状态。要保证存货采购业务按计划申报程序进行,由采购部门根据医院医疗服务的计划和材料请购单编制采购计划,提出具体的采购目录,经主管计划的负责人审核后报主管领导审批。

(三)验收与保管控制

1. 存货的验收

(1)外购存货的验收:应当重点关注合同、发票等原始单据与存货的数量、质量、规格等是否一致。涉及技术含量较高的货物,必要时可委托具有检验资质的机构或聘请外部专家协助验收。

(2)自制存货的验收:应当重点关注产品质量,通过检验合格的半成品、产成品才能办理入库手续,不合格品应及时查明原因、落实责任、报告处理。

(3)采购部门应验收材料的品种、数量,填制验收单;质量检验部门检验质量,签署验收单;仓库保管部门根据验收单验收存货,填制入库单,登记存货台账,将发票、运单连同收料单送回采购部门。

2. 存货的保管 医院应当建立存货保管制度,定期对存货进行检查,重点关注下列事项:

(1)存货在不同仓库之间流动时应当办理出入库手续。

(2)应当按仓储物资所要求的储存条件贮存,并健全防火、防洪、防盗、防潮、防病虫害和防变质等管理规范。

(3)加强生产现场的材料、周转材料、半成品等物资的管理,防止浪费、被盗和流失。

(4)代管、代销、暂存、受托加工的存货,应单独存放和记录,避免与本单位存货混淆。

(5)结合医院实际情况,加强存货的保险投保,保证存货安全,合理降低存货意外损失风险。

（四）领用与发出控制

医院应当明确存货发出和领用的审批权限,大批存货、贵重商品或危险品的发出应当实行特别授权。仓储部门应当根据经审批的出库通知单发出货物。

（五）盘点与处置控制

制定并选择适当的存货盘点制度,明确盘点范围、方法、人员、频率、时间等,制订详细的盘点计划,合理安排人员,有序摆放存货,保持盘点记录的完整,及时处理盘盈、盘亏。对于特殊存货,可以聘请专家采用特定方法进行盘点。

存货盘点应当及时编制盘点表,盘盈、盘亏情况要分析原因,提出处理意见,经相关部门批准后,在期末结账前处理完毕。

案例:

某医院内部对存货问题召开过多次会议研究,各部门所持意见大相径庭。临床科室认为,药品存货量不够导致频频缺货,影响了医疗服务的提供和开展。而药品部门和采购部门则认为,现有的库存量已经很高,特别是对于那些有效期比较短的药品来说,过期损失的负担相当大。而财务部门的分析也显示,存货在医院的资产中占用了大量的现金,已经到了警戒水平,而且和服务量的发展相比,成几何级数的增长趋势。新任院长判断也觉得是存货的管理出了问题,但是要证实自己的想法和找到问题的症结所在,他需要更多的数据分析支持。

会后他从药库、采购和财务部了解到如下情况:

(1)每周进一次货,但有的货品需求量很大,到周五就开始陆续缺货,而有的货品是两个星期前订的货,到今天差不多还有80%,这些存货既占用了很多地方,而且,很多时候由于货品存放时间太长,过了保质期,只好报废处理。

(2)增加订货次数,肯定会增加总的订货成本,订货次数越多,工作量随之增加,单是加班费的开销就不小。

(3)批量进货,可以享受到现金折扣,可以降低成本。

(4)需求量起伏不定。

为了解决存货问题,院长请你兼职进行研究,结合存货管理提出你的解决方法。

本 章 小 结

流动资产是医疗卫生机构资产的重要组成部分,主要包括货币资金、应收及预付款项、存货等,具有占用时间短、周转快、易变现等特点,流动资产的管理能够保障医疗服务活动顺利进行,提高流动资金的利用效果,降低持有成本,保持医院资产结构的流动性,提高短期偿债能力,维护医院信誉。本章主要介绍了以下几方面内容:①货币资金管理的具体内容,包括货币资金的

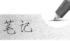
笔记

概念、分类、持有动机、日常管理等，最佳货币持有量的确定方法，包括成本分析模式、存货模式、货币资金周转模式；货币资金作为医院资产中最活跃的资金，医疗卫生机构如何开展货币资金的内部控制是货币资金管理的重要内容。②应收账款的管理及有关成本，坏账概念及坏账管理；应收账款的内部控制等。③存货管理的内容及存货的有关成本；存货决策，经济订货批量方法等。通过本章的学习，可以使读者全面理解医疗机构流动资产管理的特点，在医疗卫生机构实际管理过程中，结合机构自身情况和国家有关经济政策，将流动资产管理理念贯穿其中并加以灵活运用，提高管理水平。

关键术语

流动资产（current assets）

货币资金（money funds）

应收款项（bill and account receivable）

存货决策（inventory decision）

思考题

1. 简述持有货币资金的动机，怎样确定货币资金的最佳持有量。

2. 简述应收账款有何功能，其成本有哪些，怎样进行应收账款的日常管理。

3. 简述存货有何成本，存货控制的方法有哪些。

（周成红）

笔记

非流动资产管理与控制

通过本章的学习,你应该能够:

掌握 医疗卫生机构固定资产管理的基本知识以及固定资产折旧概念、方法及范围等。

熟悉 医疗卫生机构固定资产、工程项目、对外投资内部控制的主要环节和方法。

了解 医疗卫生机构无形资产管理的主要风险及控制措施。

章前案例

三级甲等医疗卫生机构国有资产管理案例

1. 资产管理组织架构与职责分工　医疗卫生机构建立了院长负责制的国有资产管理委员会,承担对内资产管理与对外投资管理责任,包括基本建设管理和固定资产管理等。下设国有资产管理专职机构——国资科,负责组织全院资产管理制度和流程的制定、实施、督促、检查以及部门间协调、沟通,上报管理数据。另外,为了实现国有资产保值增效目标还实行了院级管理控制,各部门的管理职责是:①采供维修部负责资产购入到报损、报废等业务流程的组织实施,资产清查盘点、库房管理、数据档案等账实管理;②基建运行部负责全院基本建设和建筑附属设备从计划、设计到报损、报废等工作;③财务部负责全院资产账务管理,参与资产评估、清查盘点等工作;④审计部负责资产购置、使用、变动、处置等相关事项的审计工作;⑤使用部门承担资产实物管理责任,负责资产申购计划及安全、高效运转,配合资产清查盘点,上报闲置、遗失、损坏等状态。

2. 固定资产使用管理　固定资产使用管理是医疗卫生机构国有资产管理的主要工作,医疗卫生机构建立了由采供部门、财务部门和使用部门组成的二级管理分工制度:由采供维修部管理固定资产系统数据,负责资产盘点、调拨审批、报损、报废审批;财务部门负责资产总账、管理效果评价、物价审核、外部报表,从而实现了对使用部门固定资产的实物管理与价值管理。另外,在使用部门由部门(科室)主管领导担任资产管理责任人,他是本部门(科室)的归属资产从申购到报废整个过程中资产的安全使用、实物管理负首要责任的部门(科室)的主管领导。同时指定专人担任资产管理员,对资产进行

笔记

账实管理,对资产管理责任人负责;他是资产管理责任人的资产管理助手,并配合资产管理职能部门的资产清查工作。最后,指定具体使用仪器设备的个人或仪器设备专属医疗小组、科研小组、护理小组担任的资产使用负责人。

3. 对外投资管理 医疗卫生机构非常重视国有资产对外投资,专门组建了一家投资公司,通过直接或间接投资,在多个经营实体公司控股或参股,所涉足的行业包括生产、销售、高科技医药产品和提供先进、优质的医疗服务以及宾馆旅游业等;有些公司已经具备一定经营规模和经营实力,实现了较好的经营业绩,为医疗卫生机构创造了较高投资收益。医疗卫生机构对投资公司的管理模式是:由院领导作重大投资决策、下设科产中心及国资科归口管理,并由监察审计部负责审计监督。财务部在投资发展初期对投资方向的把握、经营权的控制、医疗卫生机构资源的充分利用等方面起着重要作用。

第一节 固定资产管理与控制

一、固定资产的概念和特点

（一）固定资产的概念

固定资产(fixed assets)是医疗卫生机构在提供医疗卫生服务过程中的重要劳动资料。它能够在若干个经营周期中发挥作用,并保持其原有的实物形态;但其价值则由于损耗而逐渐减少。这部分减少的价值以折旧的形式分期转移到医疗服务支出中去,并获得相应的收入补偿。

2010 版《医院财务制度》和《基层财务制度》对固定资产的定义是一致的,即"固定资产是指单位价值在 1000 元及以上(其中:专用设备单位价值在 1500 元及以上)、使用期限在一年以上(不含一年),并在使用过程中基本保持原有物质形态的资产。单位价值虽未达到规定标准,但耐用时间在一年以上(不含一年)的大批同类物资,应作为固定资产管理"。

（二）固定资产的特点

1. 投资金额大,资金占用时间长,风险较高 固定资产是医疗卫生机构的主要物质设备,也是医疗卫生机构的物质基础。它的数量和技术状况,标志着医疗卫生机构的物质技术力量。一般来说,医疗卫生机构投资于固定资产上的资金数额都比较大,尤其是一些三级医院,其专业设备投资有时高达数百万元,甚至上千万元。并且固定资产投资所占用的资金时间较长,需要经过几年至几十年才能收回,这就决定了固定资产投资的风险较高。所以医疗卫生机构在对固定资产立项投资时,必须经过周密的市场调查,严格的审批程序和科学的投资决策。固定资产投资一旦出现失误,会给医疗卫生机构带来重大的经济损失,影响医疗卫生机构的长远发展。

2. 固定资产价值的双重存在 在医疗卫生机构的经营过程中,固定资产的

笔记

价值随着固定资产的使用而损耗,逐渐地、部分地转移,脱离固定资产的实物形态,转化为累计折旧形式,而未转移部分则仍然存在于固定资产的实物形态中,直到固定资产丧失其全部功能。这样,固定资产的价值就获得双重存在,一部分转化为折旧形态,另一部分继续存在于固定资产实物形态中。固定资产在全部使用年限内,束缚在实物形态中的价值逐渐减少,而转移为累计折旧的价值逐渐增加;直到固定资产报废时,垫支在固定资产上的资金才实现全部价值的补偿,并需要更新固定资产的实物形态。这样,固定资产的价值就完成了一次循环,重新开始另一个周期的循环。

3. 投资的集中性和回收的分散性　医疗卫生机构进行固定资产投资,需要一次全部投入资金,具有投资的集中性;但是,固定资产投资的回收是通过折旧方式逐渐地、部分地得到价值补偿的,因而具有分散性。这种投资的集中性和回收的分散性,要求医疗卫生机构在进行固定资产投资时,不仅要科学慎重决策,还要结合其回收情况合理规划固定资产的现金流量。

4. 固定资产价值补偿和实物更新是分别进行的　固定资产的价值补偿是在平时使用固定资产通过折旧的方式实现的,它是逐渐地完成的;但是,实物更新则是在固定资产已经报废时进行的,是一次性的。因此,固定资产的价值补偿和实物更新在时间上是分别进行的。这就要求在固定资产管理中,要统筹规划,合理安排固定资产的更新时间,保证固定资产实物更新的资金来源。

二、固定资产的分类

为了加强固定资产管理,必须对固定资产进行科学的分类。固定资产按照不同的标准进行分类,通常有以下几种分类方法。

(一) 按照资产类型划分

2010 版《医院财务制度》和《基层财务制度》将固定资产按照资产类型划分为:

1. 房屋及建筑物　指医疗卫生机构拥有占有权和使用权的房屋、建筑物及其附属设施。其中房屋包括办公用房、业务用房、库房、职工宿舍用房、职工食堂、锅炉房等,建筑物包括道路、围墙、水塔等,附属设施包括房屋、建筑物内的电梯、通讯设备、输电线路、水气管道等。

2. 专业设备　指医疗卫生机构根据业务工作的实际需要购置的各种具有专门性能和专门用途的设备,如医用电子仪器、光学仪器、医用超声仪器、激光仪器等。

3. 一般设备　指医疗卫生机构用于业务工作的通用性设备,如交通设备、电子设备等。

4. 其他固定资产　指医疗卫生机构具有占有权和使用权的文物及陈列品、图书等以及以上各类未包括的固定资产。2010 版《医院财务制度》特别指出"图书参照固定资产管理办法,加强实物管理,不计提折旧"。

笔记

（二）按照经济用途划分

1. 医疗服务用固定资产　指直接参与医疗服务过程或者直接服务于医疗服务过程的各种资产,如房屋、建筑物、医疗专用设备、器具、工具、管理用具等。

2. 非医疗服务用固定资产　指不参与或不直接服务于医疗服务过程的固定资产,如职工宿舍、招待所、学校、幼儿园、托儿所、俱乐部、食堂、浴室等单位使用的房屋、设备。

（三）按照使用情况划分

1. 使用中的固定资产　指医疗卫生机构正在使用的固定资产,或者由于季节性和维修等原因,暂时停止使用的固定资产。

2. 未使用的固定资产　指医疗卫生机构需要而暂时尚未投入使用的固定资产,包括新建成、新购置尚未投入使用的固定资产,已经调入尚待安装的固定资产,改建、扩建的固定资产和按照规定程序报经主管部门批准停用的固定资产,但不包括季节性停用的固定资产和因大修停用的固定资产,以及存放在物资仓库内作为经营目的而购置的资产。如某一房屋或某项设备,购建完工尚未使用;某项设备、仪器购置完毕,因工作任务变动,停止使用;又如某房屋改建、扩建停止使用等。

3. 不需用固定资产　指医疗卫生机构多余的或不需用而等待处理的固定资产,需要上级主管部门调配处理的固定资产,以及按照规定封存的固定资产。

（四）按照所属关系划分

1. 自有固定资产　指所有权归医疗卫生机构所有的固定资产。

2. 融资租入固定资产　指医疗卫生机构以租赁分期付款的形式,租入固定资产,与固定资产所有权有关的全部或绝大部分风险和报酬都转移到机构。资产的所有权最终可以转移,也可以不转移,因而从第一次付款后,在会计处理上就应作为医疗卫生机构固定资产。

三、固定资产的折旧

（一）固定资产的损耗和折旧

1. 固定资产的损耗　医疗卫生机构固定资产在使用过程中会发生损耗,包括有形损耗和无形损耗。

(1)有形损耗:指固定资产在使用过程中由于使用和自然力的影响在使用价值和价值上的损耗,如固定资产在长期使用中的磨损,或受风吹雨淋等自然力的影响,而造成固定资产实际的物质损耗的那部分价值。固定资产有形损耗包括:①使用损耗,其大小取决于固定资产的质量、用途和使用条件等。②自然损耗,是由于自然力的侵蚀而造成的损耗,如医疗设备的氧化生锈、房屋、设备的风吹雨淋的侵蚀等。自然损耗取决于固定资产本身的结构、抗侵蚀性以及维护状况等。

(2)无形损耗:指由于科学技术进步而引起固定资产价值上的贬值,如医疗专用的电子设备,使用时间不长,因科学技术的进步而迫使医疗卫生机构提前更

笔记

新固定资产,使现有固定资产被新设备替代淘汰等。这种被淘汰的固定资产,其价值损失就是一种无形损耗。再如随着科学技术的进步,由于劳动生产率的提高,使生产该种设备的劳动时间减少,其价值也随之降低,造成现有固定资产的贬值,这也是固定资产的无形损耗。

2. 固定资产折旧(depreciation of fixed assets)　以固定资产在使用中的损耗为理论基础,指固定资产在使用期限内因不断地发生损耗,而逐渐转移到医疗服务成本中去的那部分价值。固定资产的价值不是一次转移计入医疗服务支出,而是在长期使用过程中,随着损耗程度、以折旧费项目分期计入医疗服务支出,并通过取得相应的收入而得到补偿。2010版《医院财务制度》要求,固定资产折旧可以计入医疗支出、管理费用或其他支出;同时,使用"待冲基金"项目核算由财政补助、科教项目收入购建的固定资产、用以留待计提折旧的价值部分。而《基层财务制度》则未要求基层医疗卫生机构对固定资产计提折旧。

(二) 固定资产提取折旧应考虑的因素

正确计算固定资产的折旧额,对于正确计算医疗服务成本、保证医疗卫生机构固定资产更新改造资金的来源具有重要意义。提取固定资产折旧时应考虑的因素有:

1. 固定资产应计提折旧总额　指单项固定资产从开始使用至报废清理的全部使用年限内应计提的折旧总额。从理论上讲,某项固定资产应计提折旧总额并不等于该项固定资产原值。这是因为固定资产在报废清理时会取得残值收入,这部分残值收入不需要通过计提折旧方式予以补偿,应在计提折旧时预先估计,从原值中扣除;此外,固定资产在报废清理时还会发生清理费用,这部分清理费用应视为使用固定资产的必要支出,在计提折旧时应予以考虑,预计清理费用一般从预计残值收入中扣除。

固定资产的应计提折旧总额 = 某项固定资产的原值 - 预计净残值　公式 5-1

其中:预计净残值 = 某项固定资产的预计残值收入 - 预计清理费用　公式 5-2

在我国,预计净残值一般根据固定资产原值乘以预计净残值率计算。预计净残值率是指预计净残值与固定资产原值的比率。一般来说,各类固定资产预计净残值率的上下限由国家统一规定,各单位在其范围内确定本单位各类固定资产的预计净残值率。2010版《医院财务制度》第四十七条规定"计提固定资产折旧不考虑残值"。因此,医疗卫生机构固定资产的应计提折旧总额为固定资产原值。2010版《医院财务制度》第四十五条规定"固定资产按实际成本计量",例如外购固定资产的原值是"实际支付的购买价款、相关税费、使固定资产达到预定可使用状态前所发生的可归属于该项资产的运输费、装卸费、安装费和专业人员服务费等相关支出作为成本"。

2. 固定资产预计使用年限　指固定资产预计的经济使用年限,应考虑固定资产的有形损耗和无形损耗。我国各类固定资产预计使用年限的上下限也由国家统一规定,各单位在其范围内确定本单位各类固定资产的预计使用年限。2010版《医院财务制度》对各类固定资产折旧年限进行了规定,如表5-1。

笔记

表5-1 医疗卫生机构固定资产折旧年限表

设备分类名称	折旧年限	备注
1. 房屋及建筑物		
钢结构、钢筋混凝土结构	50 年	
砖混结构、砖木结构	30 年	
简易房、其他建筑物	8 年	围墙、货场等
2. 专用设备		
医用电子仪器、激光仪器设备、医用高频仪器设备、物理治疗及体疗设备、中医仪器设备、临床检验分析仪器、体外循环设备、手术急救设备、病房护理设备、其他	5 年	心、脑、肌电图;激光诊断仪;射频治疗设备;生物反馈仪;脉相仪;色谱仪;透析机;呼吸机;婴儿暖箱;其他未包括固定资产等
光学仪器及窥镜、医用超声仪器、高压氧舱、医用磁共振设备、医用X线设备、医用核素设备、口腔设备、消毒设备	6 年	内镜;超声手术刀;X线诊断;核素扫描仪;牙钻等
高能射线设备	8 年	医用加速器、放射治疗模拟机等
3. 一般设备		
家具用具及其他类、电气设备、电子产品及通信设备	5 年	彩电、摄像机;发电机、冰箱、空调、洗衣机等
交通运输设备、通用设备	10 年	锅炉、电梯、空调机组、冷藏柜等
4. 其他固定资产		
仪器仪表及量具、其他	5 年	电表、万能表、显微镜等

3. 固定资产预计工作总量 指固定资产从开始使用至报废清理的全部使用年限内预计完成的工作总量。固定资产预计工作总量由各单位根据本单位各项固定资产的具体情况自行确定。

（三）固定资产折旧方法

固定资产折旧方法分为两大类,即直线法和加速折旧法。①直线法包括平均年限法、工作量法等。采用直线法计提折旧时,固定资产的转移价值平均摊配于其使用的各个会计期间或完成的工作量,优点是使用方便,易于理解。但这类方法没有考虑固定资产使用过程中相关支出摊配于各个会计期间或完成的工作量的均衡性。②加速折旧法包括双倍余额递减法、年数总和法等,这类方法克服了直线法的不足,即前期计提的折旧费较多、后期计提的折旧费较少,保持了各个会计期间负担的固定资产使用成本的均衡性。但在固定资产各期工作量不均衡的情况下,这类方法可能导致单位工作量负担的固定资产使用成本不够均衡。

此外,由于这类方法不适宜采用分类折旧方式,在固定资产数量较多的情况下,计提折旧的工作量较大。按照可比性原则,某种折旧方法一经选定,不应随意改变,以保证会计核算方法的前后期一致。2010 版《医院财务制度》第四十七条规定:"医院原则上应当根据固定资产性质,在预计使用年限内,采用平均年限法或工作量法计提折旧"。本节仅对平均年限法和工作量法进行介绍。

1. 平均年限法　又称为使用年限法、定额折旧法,指按照固定资产的预计使用年限平均计提折旧的方法,其累计折旧额为使用时间的线性函数。采用这种方法,假定固定资产的服务潜力随着时间的推移而逐渐递减,其效能与固定资产的新旧程度无关。因此,固定资产的应计提折旧总额可以均匀摊配于预计使用年限内的各个会计期间。医疗卫生机构固定资产折旧额计算公式为:

$$固定资产年折旧额 = \frac{固定资产原值}{预计使用年限} \qquad 公式 5\text{-}3$$

$$固定资产月折旧额 = \frac{固定资产年折旧额}{12} \qquad 公式 5\text{-}4$$

采用平均年限法计提折旧,其折旧方式分为个别折旧和分类折旧两种方式。①个别折旧法:按照各项固定资产分别计提折旧。这种方式计算的折旧额准确性较高,但计算工作量较大,一般只适用于固定资产数量不多或数量虽多但各月之间变化不大的单位。②分类折旧法:按照固定资产类别计提折旧的方式。在我国,平均分类折旧率一般是在单位新建时按投入固定资产的类别平均计算确定的。在单位持续经营期间内,如果没有调整各类固定资产的预计净残值率和预计平均使用年限,各类固定资产的分类折旧率一般不予调整。分类折旧法计算的折旧额准确性相对差些,但可以减少计提折旧的工作量。

【例1】　某医院一螺旋 CT 的原始价值为 300 000 元,使用年限为 10 年,10 年后设备无残值。计算该螺旋 CT 的年折旧额。

答:由于不考虑残值,因此该螺旋 CT 的应计提折旧总额为 300 000 元,

$$年折旧额 = \frac{300\ 000}{10} = 30\ 000$$

$$月折旧额 = 30\ 000 \div 12 = 2500$$

2. 工作量法　指按照固定资产预计完成的工作总量平均计提折旧的方法,其累计折旧额为完成工作量的线性函数。这种方法假定固定资产的服务潜力随着完成工作量的增加而逐渐递减,其效能与固定资产的新旧程度无关。因此,固定资产的应计提折旧总额可以均匀摊配于预计的每一单位工作量。医疗卫生机构固定资产折旧额计算公式为:

$$某项固定资产单位工作量折旧额 = \frac{固定资产原值}{该项固定资产预计完成的工作总量}$$

公式 5-5

某项固定资产月折旧额 = 该项固定资产单位工作量折旧额 ×

该项固定资产该月实际完成的工作总量　　公式 5-6

不同的固定资产,其工作量有不同的表现形式。对于运输设备来说,其工作量表现为运输里程;对于机器设备来说,其工作量表现为机器工时和机器台班。

笔记

工作量法一般适用于价值较高的大型精密机床以及运输设备等固定资产的折旧计算。这些固定资产的价值较高，各月的工作量一般不很均衡，采用平均年限法计提折旧，会使各月成本费用的负担不够合理。

【例2】　一辆120救护车，原始价值为400 000元，预计总行驶里程为200 000km。本年度行驶里程为20 000km。计算本年该辆汽车的折旧额。

$$每公里折旧额 = \frac{400\,000}{200\,000} = 2(元/公里)$$

$$本年折旧额 = 2 \times 20\,000 = 40\,000(元)$$

【例3】　某台专用设备原始价值为1 200 000元，预计可以使用20 000小时。本年度的工作小时为3000小时。计算该设备的年折旧额。

$$每小时折旧额 = \frac{1\,200\,000}{20\,000} = 60(元/小时)$$

$$本年折旧额 = 60 \times 3000 = 180\,000(元)$$

知识链接

按照效用递减假设，固定资产效用随着其使用寿命的缩短而逐渐降低。因此，当固定资产处于较新状态时，效用高，产出也高，而维修费用较低；当固定资产处于较旧状态时，效用低，产出也小，而维修费用较高。按照配比原则的要求，折旧费用应当呈递减的趋势，即在固定资产使用初期计提折旧较多而在后期计提折旧较少。此为加速折旧法。

(1)年数总和法：将固定资产的原值减去残值后的净额乘以一个逐年递减的分数计算确定固定资产折旧额的一种方法。计算公式如下：

$$年折旧率 = \frac{尚可使用年限}{预计使用年限的年数总额}$$

$$月折旧率 = 年折旧率 \div 12$$

$$月折旧额 = (固定资产原值 - 预计净残值) \times 月折旧率$$

(2)双倍余额递减法：用直线法折旧率的两倍作为固定的折旧率乘以逐年递减的固定资产期初净值，得出各年应提折旧额的方法。计算公式如下：

$$年折旧率 = \frac{2}{预计的折旧年限}$$

$$月折旧率 = 年折旧率 \div 12$$

$$月折旧额 = 年初固定资产账面净值 \times 月折旧率$$

（四）固定资产折旧计提的范围

医疗卫生机构每月计算提取固定资产的折旧额，不仅影响到医疗卫生机构当月的支出水平，也影响到当月收支结余，年末将影响到医疗卫生机构的结余分配。因此，医疗卫生机构应按提取固定资产折旧的范围，按月计提折旧。固定资产计提折旧的范围为：

1. 房屋及建筑物，不论是否使用，都应按规定计提折旧。

2. 正在使用的专业设备和一般设备,都应按规定提取折旧。

3. 季节性停用、维修停用和轮换使用的固定资产,应按规定计提折旧。

4. 当月减少的固定资产,当月照提折旧;当月增加的固定资产,当月不提取折旧。

5. 未使用和不需用的固定资产,不提取折旧。

6. 已提足折旧的固定资产,不论能否继续使用,都不再提取折旧;报废和提前报废的固定资产,不再提取折旧。

7. 融资租入的固定资产和租出的固定资产,应按规定提取折旧。

四、固定资产的管理

固定资产的管理是有关固定资产方面的一切管理工作总称。它包括建立健全固定资产管理机构、规章制度;编制固定资产维修计划,进行经常修理和大修理;确定固定资产的折旧率;对固定资产进行经常或定期清查;采取措施提高固定资产的利用率;尽量减少未使用固定资产,及时处理不需用固定资产;拟定固定资产的更新、改造、扩建和清理方案等。

固定资产是医疗卫生机构的主要物质设备,也是医疗卫生机构的物质基础。它的数量和技术状况,标志着医疗卫生机构的物质技术力量。因此,加强医疗卫生机构固定资产的管理,保护固定资产完整无缺,提高固定资产的利用效果,可以充分挖掘固定资产使用方面的潜力,使固定资产发挥最大的经济效益。所以医疗卫生机构用好、管好固定资产,不仅有利于扩大服务项目,提高服务质量,更好地完成社会公益事业,而且还可以不断地降低医疗成本、节约投资、保护国家财产。

(一) 固定资产的归口分级管理

医疗卫生机构的固定资产种类多、数量大、使用地点分散,管好固定资产不能仅靠职能部门,而应当根据管用结合的原则把固定资产管理权限和责任落实到有关部门和使用单位,实行固定资产归口管理,把固定资产的经济管理和技术管理结合起来。

固定资产的归口管理,就是按照固定资产的类别,按职能部门负责归口管理,如专用设备属于药械或医务部门,其余各类属于行政或总务部门。然后再按使用地点,由各级使用单位负责具体管理,使用单位要对职能部门负责,建立固定资产管理使用责任制,进一步落实到科室、班、组或个人,实行谁用谁管。这样就可以做到层层负责,物物有人管,使固定资产的安全和有效利用得到可靠的保证。

(二) 财务部门对固定资产的管理

财务部门要负责建立和健全医疗卫生机构固定资产的管理制度,对各单位固定资产管理施行监督,组织和推动医疗卫生机构固定资产管理,提高固定资产的使用效率。具体来说,财务部门对固定资产的管理主要包括如下内容:

1. 参与固定资产的验收,并及时建立固定资产账卡和记录　对于医疗卫生机构新增的固定资产,财务部门应当参加固定资产的验收工作,办理固定资产的交接手续,并及时为新增固定资产建立账簿、卡片,做好记录,为管好、用好固定资产提供准确、详细的资料。2010 版《医院财务制度》第四十九条规定"建立健全三账一卡制度,即财务部门负责总账和一级明细分类账,固定资产管理部门负责二级明细分类账,使用部门负责建卡(台账)"。另外,医院和基层医疗卫生机构应当提高资产使用效率,建立资产共享、共用制度。

2. 固定资产的维修管理 医疗卫生机构财务部门应当加强固定资产维修的监督与管理。对维修费用进行控制,保证固定资产的正常使用,提高使用效率。

3. 定期组织固定资产清查盘点 清查固定资产是财务部门应当做好的一项重要工作。通过固定资产的清查,可以发现固定资产管理中存在的问题,以便及时改进。2010 版《医院财务制度》第五十条要求"固定资产管理部门要对固定资产采取电子信息化管理,定期与财务部门核对,做到账账相符、账卡相符、账实相符"。

4. 参与固定资产处置 财务部门要严格掌握固定资产的报废标准。认真履行固定资产报废审批手续,查明固定资产报废的原因,并做好报废固定资产残值的估价和处理工作。

五、固定资产的内部控制

固定资产内部控制是医疗卫生机构为了提高固定资产管理效率,保证会计核算真实可靠,防范固定资产流失,促进法律法规有效遵循,实现对固定资产管理目标而制定和实施的一系列内部控制方法、措施和程序。加强固定资产内部控制,有利于保证固定资产的真实性、安全性和完整性,有利于保证固定资产购建的合法性,有利于保证固定资产使用的效率性,有利于保证会计信息的准确性,有利于保证医疗卫生事业的可持续发展。

固定资产控制的范围与其业务流程有紧密相关,可以划分为购建、使用和变动与处置三个环节,每个阶段都有细化的业务过程。固定资产控制过程中要对申请、审批、购建、验收、使用、计价、维修保养、计提折旧、盘点、处置等关键环节进行控制,防范固定资产的盲目购置、不当使用、被盗、损毁等。控制方法包括不相容职务相互分离控制,授权批准控制、会计系统控制、预算控制、财产保全控制、风险控制和内部报告控制等方法(图 5-1)。

(一)固定资产购建控制

医疗卫生机构应建立固定资产购建论证制度,按照规模适度、科学决策的原则,加强立项、预算、调整、审批、执行等环节控制。固定资产购建要由归口管理部门、使用部门、财务部门、审计监督部门及专业人员等共同参与,确保购建过程公开透明,降低购建成本。通过加强固定资产购建控制,对于保证投资资金的充分发挥和利用,降低购建成本,确保购建过程公开透明,提高经济效益具有重大意义。

1. 投资规划 医疗卫生机构要根据业务发展的实际需要和资源条件,对固定资产建设或购置进行可行性研究,编制投资规划并通过集体讨论决策。对于

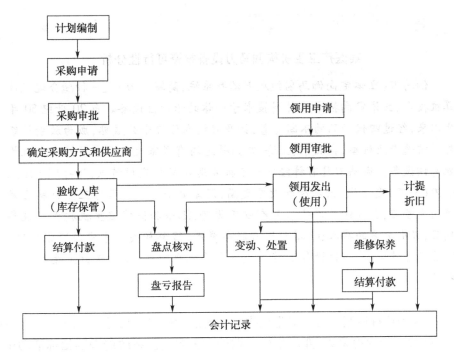

图 5-1　固定资产控制业务流程图

符合政府发展改革部门立项要求的固定资产购建,还要事先进行立项申请。由于固定资产投资往往具有一定风险性,为了防止盲目购建和决策失误所造成的损失,必须进行可行性论证控制、预算控制和审批控制。

(1)可行性论证控制:对使用部门提出的购置申请,必须由可行性论证小组进行可行性、必须性、科学性和实用性论证。论证小组的成员由分管领导及使用、归口管理、财务、审计、纪检监察等部门组成,必要时可以外聘专家参加。①可行性指医疗卫生机构是否有足够的资金、技术人员是否配套、是否符合预算;②必要性指固定资产配置应当符合规定的配置标准,从严控制、合理配置;③科学性指配置的固定资产是否具有经济价值,能否为医疗卫生机构带来社会效益和经济效益;④实用性指配置的固定资产是否具有规模适度、成本回收快、社会评价好、群众易接受等特点。

(2)预算控制:医疗卫生机构对经过可行性论证的固定资产购置计划要编制预算,确保符合单位总体规划,并与单位资本预算相匹配。有些原先预算(计划)购置的固定资产,由于某种原因不购置或原先没有预算(计划)、而根据业务发展需要购置,应通过一定的申请批准手续,实事求是地进行调整。任何人和部门不得不经预算和不经审批盲目购置、购建固定资产。

(3)审批控制:医疗卫生机构应当严格办理固定资产业务的授权审批制度,明确相关人员的审批权限及职责范围,各管理部门及经办人员应在被授权范围内行使职权、承担责任,不得越权审批。任何采购应有预算指标和申购计划单,并经被授权部门(人员)的审批后方能采购。

案例：

某医疗卫生机构伽马刀设备投资可行性分析

伽马刀(立体定向伽马射线放射治疗系统,简写γ刀)是一种融合现代计算机技术、立体定向技术和外科技术于一体的治疗性设备。自20世纪50年代以来,经过四代产品的不断完善,伽马刀技术已经十分成熟,成为放射神经外科首选专业机型,在北京、上海、广州等地均有多家大型综合医疗卫生机构配有该设备。伽马刀具有神经外科专机专用和MRI定位特点,治疗环节比光子刀(X刀)更优化,精确度和效率更高,误差更小。目前医疗卫生机构已经停用光子刀,引入伽马刀技术具有以下优势:①增加医疗卫生机构医疗服务项目,吸引更多的病人;②增加医疗服务资源,缓解相关手术资源紧张情况;③降低医疗风险,通过设备治疗方式减少手术风险;④增加医疗卫生机构医疗收入。

2. 采购执行控制 医疗卫生机构的采购活动应当严格遵守《中华人民共和国采购法》以及政府采购、部门集中采购的有关规定。在政府采购招标活动中,招标采购单位要认真做好与供应商有利益关系的回避工作,应向参加投标的供应商申明回避制度。固定资产采购由单位指定的采购部门统一采购,其他任何部门不得私自采购。

(1)采购方式控制:①购置属于纳入政府采购范围的固定资产,要按照国家关于政府采购的规定,根据固定资产计划采购数量和市场供应情况,遵守固定资产采购管理制度,明确采购方式(如集中招标、公开招标、邀请招标、竞争性谈判、询价等),真正做到以最合乎要求的质量和最有利的价格等条件采购固定资产。②不属于政府采购目录的或者在目录内限额以下的固定资产可委托中介机构或由采购机构执行采购。

(2)供应商控制:包括资质控制、合同控制、采购订单控制、付款控制、会计记录控制和准入控制。

1)资质控制:应核实供应商的各种资信证明,包括生产许可证、卫生许可证、医疗器械注册证、工商营业执照、税务登记证、银行存款余额证明、委托书等。选择诚信可靠的供应商,以最合理的价格购得质量合格的产品,并通过其他单位进一步证实确认。

2)合同控制:合同条款应包括当事人名称或姓名、标的、数量、质量、价款或者报酬、履行期限、地点方式、违约责任、解决争议的办法。签订的合同应符合《合同法》以及国家有关法规制度规定,确保合同的条款有效。对需要安装调试的设备、应予以明确。在大型仪器设备的合同书上应详细注明各项技术参数指标等有关内容,签订的合同应有固定资产归口管理部门、财务和审计部门参与,并经授权人签字。该合同作为验收和办理财务结算手续时的重要依据。

3)采购订单控制:为了所有采购业务能被准确地记录和审核(审批),任何采购要约的发出,都应由有采购权的部门上报,按审批权限报有审批权的领导审批后方可发出。批量采购由采购部门、归口管理部门、财务部门、审计监察部门、使用部门等组成医疗卫生机构采购委员会按规定程序执行,确保采购过程公开透明。采购结果应进行公示,接受职工的监督。小额零星采购由被授权的部门对价格、质量、供应商等有关内容进行审查、筛选,按规定审批。

4)付款控制:付款凭证应齐全,付款凭证后要附有立项批文、可行性论证报告、采购申请单、采购合同、发票、验收报告、入库单、付款审批单等原始凭证。特别应注意对合同中的付款条款的核对工作,有保质期的,应留足够的质量保证金。

5)会计记录控制:固定资产应及时入账,由于发票未收到等原因,合同有明确金额的按合同规定金额入账;合同没有明确金额的应暂估入账,以保证固定资产的真实性与完整性。

6)准入控制:购建大型医疗仪器设备还应遵守国家发布的《大型医用设备配置与使用管理办法》以及《全国乙类大型医用设备配置规划指导意见》。对大型医用设备进行配置证管理,只有取得《乙类大型医用设备配置许可证》或《大型医用设备临配置许可证》,方可配置。

3. 验收控制　医疗卫生机构加强固定资产验收控制,是保证固定资产的真实性和完整性,保证购置资产质量达到预期目的的必要手段。单位应设立独立的验收机构(人员)、建立验收规范。单位购置的固定资产应由验收部门检验签章,并由仓储保管部门办理入库;对需要安装的固定资产,在安装完毕后组织专家进行鉴定和验收,并办理安装设备移交单。验收过程若发现固定资产与采购合同有出入、不符,应及时告知财务部门,以便拒付货款。

(1)验收入库控制:批准购置的固定资产到货时,应由验收部门根据有关合同协议进行检查,确认并签注意见,再由仓储保管人员接收、办理、填制有关凭证,办理入库手续。对需要安装调试的专用设备,待安装完毕后请专业人员检验技术参数合格后,办理验收入库有关手续。

(2)会计记录控制:对于验收合格的固定资产,填制固定资产交接单,登记固定资产账簿。租入、借用、代管的固定资产应设立备查登记簿专门登记。

(3)付款控制:单位财务部门应根据有关验收单据办理固定资产增加手续和付款手续,所有发票应与采购入库单相符,否则应拒付货款。支付外购、自行建造的固定资产款项,应符合预算控制、工程项目控制、货币资金控制等内部会计控制的有关规定。

(4)建立健全三账一卡制度:即财务部门负责总账和一级明细分类账,财产管理部门负责二级明细分类账,使用部门负责建卡(台账)。大型贵重设备实行责任制,规定专人管理,制定操作规程,建立设备技术档案和使用报告制度。

(二) 使用控制

医疗卫生机构固定资产的使用包括单位自用和对外投资、出租、出借、担保等方式。医疗卫生机构的设备只能在规定的工作场所、工作范围和工作时间内使用;要制定专门的操作规程,严格按照操作规程使用;特别对大型仪器设备应规定专人操作,其他人员未经许可不得操作使用,并且每次开机检查治疗都有详细记录。另外,为了发挥固定资产最大效用还应建立固定资产的日常保养、维护和维修制度,建立岗位责任制,保证固定资产正常使用。

1. 保管控制 医疗卫生机构应设置专门管理组织或专人,使用部门应指定人员对固定资产实施专人管理,对其安全、完整负责;并建立健全各项管理制度。

2. 记录控制 设备归口管理部门应建立大型设备的维修记录档案。对固定资产进行定期检查、维修和保养,并做好详细记录,包括维修时间、维修部件、维修金额、维修后保养情况等。

3. 维修保养控制 固定资产的修理、尤其是大修理,必须经过检验、确认、审批手续;提请修理部门或个人与实施修理部门或个人应相互分离;修理完工应办理验收交接手续;修理费用应严格控制在预算之内,对明显超出预算的不合理之处,由单位审计部门予以审查、核实。

(三)变动与处置控制

医疗卫生机构要加强固定资产使用变动控制,固定资产的对外投资、出租、出借必须按照国有资产的有关规定进行可行性论证,按照惯例权限逐级审批后执行。同时加强固定资产处置管理制度,明确固定资产处置(包括出售、出让、转让、对外捐赠、报损、报废等)的标准和程序,按照管理权限逐级审批报批后执行。加强固定资产变动与处置控制,对于提高固定资产的利用率,增强固定资产的使用效率,提高管理水平,防止国有资产的流失等具有重大意义。

1. 变动控制 建立固定资产归口分级管理制度,明确固定资产管理部门、使用部门和财务部门的职责权限。健全"购建入库"、"启用入库"、"盈亏调整"的审批报告制度。对于启封使用固定资产或将固定资产由使用状态转入封存状态,以及对外投资、出租、出借、调拨的固定要严格审批手续。

(1)对外投资、出租、出借控制:医疗卫生机构对固定资产的对外投资、出租、出借必须按照国有资产管理的有关规定进行可行性论证、风险评估,并按照管理权限逐级报批执行。经审批用于对外投资、出租、出借的固定资产进行专项管理,并在单位财务会计报告中对相关信息进行充分披露。固定资产对外投资收益和利用固定资产出租、出借和担保取得的收入应当纳入单位预算,统一核算,统一管理。

(2)调拨控制:医疗卫生机构对内部调拨的固定资产,要明确办理固定资产交接手续,固定资产使用部门或存放地点变动,应按审批程序进行逐级报批,由归口管理部门及时填制变动通知单,并注明变动原因;对调拨给外单位的固定资产,要按照管理权限逐级报批。

2. 处置控制 固定资产处置应遵循公开、公正、公平的原则。特别是对出售、出让、转让、变卖资产数量较多或者价值较高的固定资产,应当通过拍卖等市场竞价方式公开处置。

(1)制度控制:建立固定资产处置控制制度,明确固定资产处置的范围、标准、程序、审批权限和责任。根据固定资产的实际使用情况和不同类别,区分试用期满正常报废固定资产、未使用、不需用固定资产及拟出售或投资转出固定资产等,采取相应的处置控制程序和措施。处置固定资产,应当严格履行审批手续,未经批准不得自行处置。

(2)申请控制:固定资产处置应由使用部门提出申请,注明处置理由并经部

150

门负责人签字后报归口管理部门。

（3）评估鉴定控制：医疗卫生机构要成立固定资产处置小组，处置小组由使用部门、归口管理部门、财务部门、审计纪检部门、专业技术专家等成员组成。固定资产处置小组应及时对拟处置的固定资产进行技术鉴定。鉴定时应核对拟处置设备的名称、品牌、型号规格、购置使用日期等内容，对折旧期未满的或未提足折旧的，应查明原因。应组织相关部门或专业技术人员对固定资产的处置进行技术鉴定，认真审查处置依据、处置方式、处置价格等。医疗卫生机构分管领导、上级主管部门应认真审查固定资产处置理由是否充分，鉴定意见是否真实可靠，是否按照管理权限逐级审批，审批手续是否齐全，是否存在擅自处理的违规行为。财务部门核对处置价值是否准确核算。医疗卫生机构不得越权处置和越权审批，确保固定资产处置的合规性和合法性。经有权机关批准后需要让售的固定资产，首先要经具有资质的资产评估机构对其价值进行评估，并按规定公开拍卖。

（4）审批控制：医疗卫生机构处置国有资产，应当严格履行审批手续。审批人应对处置原因、技术鉴定进行确认，并签注意见。重大固定资产处置实行集体审议联签，并按规定经上级部门审批通过后方可进行处置。上级部门对医疗卫生机构固定资产处置事项的批复是上级部门重新安排医疗卫生机构有关资产配置预算项目的参考依据，是医疗卫生机构调整相关会计账目的凭证。未履行报批手续、未按规定审批权限或未按批复意见的，医疗卫生机构不得擅自对固定资产进行处置。医疗卫生机构占有、使用的房屋建筑物、土地和车辆的处置，以及单位价值或者批量价值在规定限额以上的资产的处置，经主管部门审核后报同级财政部门审批；规定限额以下的固定资产处置报主管部门审批。

（5）报废管理控制：固定资产报废后所形成的废品应集中管理，具有放射性的废品，应由专门的机构回收处理。具有回收价值的废品，应收回残值。

3. 盘点核对控制　建立健全固定资产的清查盘点制度，明确固定资产清查范围、期限和组织程序。健全固定资产损坏、报废、流失的控制制度和责任追究制度，健全核算总账、分类账和明细账三级账务核算体系。定期或不定期对固定资产进行实地清查和盘点，如发生盘点差异，应查明原因，分清责任，并及时报告。

第二节　工程项目管理与控制

一、工程项目管理

（一）工程项目

工程项目（engineering project）是指医疗卫生机构根据医疗卫生事业发展或业务工作需要进行的新建、改建、扩建各类工程（土木工程、建筑工程及安装工程等）和修缮、修理的特定过程。工程项目范围包括医疗、教学、科研、办公等业务用房；职工食堂、职工活动场所、职工浴室等用房；道路、围墙、水塔和污水处理等公用设施。一般而言，工程项目管理流程根据工程类型有所差异，大致可以划分为项目决策、项目实施、价款结算、工程竣工结算和移交五大环节，各个环节的工

笔记

作步骤和内容如图5-2所示。

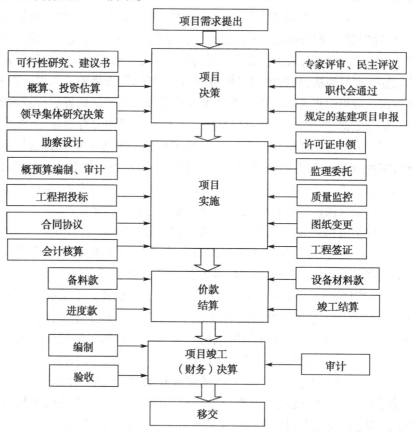

图5-2　工程项目流程图

（二）工程项目管理的概念

工程项目管理是一项系统性工作，是运用系统理论和方法对项目及其资源进行计划、组织、协调、控制，旨在实现项目的特定目标的管理方法体系。工程项目目标分为成果性（功效）目标和约束性（时间、费用）目标，而工程项目管理是要保证工程功效与时间、费用的均衡性和合理性，力求到达到目标系统的整体优化。医疗卫生机构在工程项目中扮演业主方角色，有必要建立健全工程项目管理制度，特别是通过财务管理对工程项目进行有效内部控制，适时检查与监督。医疗卫生机构负责人对工程项目内部控制制度的建立和有效实施负责(图5-3)。

（三）工程项目管理的意义和目的

为了保证工程项目业务顺利进行，实现工程项目规范管理目标，提高医疗卫生机构工程项目资金使用效益，防范决策失误及防止舞弊行为，有效杜绝工程项目的盲目建设、工程招投标程序不规范、工程超预算，或任意扩大范围、提高标准、工程决算高估冒算、擅自挪用、拆解、转移项目资金等问题发生，工程项目财务内部管理要达到以下目的：

(1)促进医疗卫生机构实施工程项目规范管理，做到各个环节的操作有章可循。

152

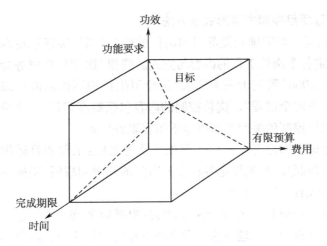

图5-3　项目工程管理的多目标属性

（2）确保工程项目及时完整转为固定资产,保护国有资产的安全与完整。

（3）提高工程项目的投资收益,防止建设资金浪费与流失。

（4）防止工程项目实施过程中各种违法、违纪现象的发生,及时纠正各种错误与弊端。

二、工程项目控制

（一）工程项目控制环节

医疗卫生机构工程项目控制是工程项目管理的主要手段之一,根据工程项目流程图,项目控制环节大致分为:

1. 工程项目决策环节控制　包括对拟建项目必要性、可行性进行技术评价,对不同建设方案进行比较选择,对拟建项目的技术经济指标作出判断以及集体决策等过程的控制。

2. 工程项目实施环节控制　①工程项目勘探设计控制:包括对勘探设计单位的选定、勘察设计协议或合同的签订、设计单位推行限额设计和标准设计的监督及勘察设计分阶段的审核等过程的控制;②工程项目招标、评标、定标和商签合同环节:包括对投标人资格的审查、评标委员会的组建、书面合同的订立、合同履行情况的监察等过程的控制;③工程施工与监理环节:包括对施工全过程中资金的筹集、到位、使用、支付、核算与报告,工程项目质量、进度、安全的监督与管理,工程项目变更的提出、论证及决策等过程的控制;④核算工程成本及控制费用支出环节:指对工程成本的准确估算,并有效控制和降低工程成本的过程,具体可以通过建立工程成本管理责任制、严格领料和各项费用开支、按质量体系和相关规范施工等方法进行有效控制。

3. 工程项目竣工环节控制　①工程项目竣工验收环节:包括对各项会计资料的清理,报送竣工材料真实性、完整性的审查,竣工项目的及时组织验收,验收合格工程项目的固定资产转增等过程的控制;②工程项目竣工决算环节:指对施工单位提交竣工决算书的审核、竣工决算的编制与审计、竣工决算后的分析考评及成本效益分析等过程的控制。

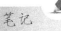

（二）工程项目控制主要形式及方法

1. 岗位控制　即明确相关部门和岗位的职责权限，实行不相容职务相互分离的办法，规定各个岗位工作的内容与方式。按照《医疗机构财务会计内部控制规定（试行）》（2006）第五十三条要求"医疗卫生机构不得由同一部门或一人办理工程项目业务的全过程"。岗位控制的内容包括制度建设、岗位设置和不相容职务分离。岗位控制的关键控制点是不相容职务分离。

（1）建立健全医疗卫生机构工程项目管理制度：工程项目运作首先要建立一套健全的管理制度，明确规定各种业务岗位的职责和权限，明确不相容职务的相互分离、相互制约、加强监督。

（2）明确工程项目财务会计岗位职责：根据财务部《国有建设单位会计制度》，制定基本建设财务管理办法。设立基本建设会计岗位，实行独立会计核算，依法管理和使用基建资金，按立项文件规定及时筹集资金，做好资金预算编制并认真执行。严格执行基本建设财务管理办法，依据工程预算、合同、监理报告、审计意见和权限规定的审批金额支付工程费用，控制建设成本，做好项目建设会计核算，参与工程验收，协助办理工程竣工决算，按时完成工程项目竣工财务决算，并根据审计意见调整相关账务，同时也要及时办理固定资产移交手续。修缮项目涉及固定资产变动的，也要及时办理固定资产账务调整手续。

（3）不相容职务相互分离：①可行性研究与项目决策分离。医疗卫生机构应根据项目建议书与可行性研究报告，在考虑项目的科学性、先进性和可操作性的基础上，分析评价项目未来的社会效益和经济效益，由集体讨论决定项目的立项。对大中型的建设项目还应经过职工代表大会通过。工程项目应按规定向上级有关部门申报批准。工程项目建议、可行性研究岗位应由业务部门和管理部门担任，与单位法人和集体决定职责相互分离。②概预算编制与审计分离。医疗卫生机构的基本建设项目和较大型修缮项目概预算应当委托具有相应资质的专门机构编制，并报上级部门和中介机构审计。小型修缮和修理项目由业务部门技术人员编制，并由医疗卫生机构内部审计部门审计。建设工程项目会计人员、业务人员不能兼任概预算的审计工作。③项目实施与价款支付分离。工程项目应由医疗卫生机构专门部门（如基建办）组织实施，具体由具有一定相关专业知识的专职业务人员负责。主要办理项目招标或发包、图纸会审、审查施工方资质、施工管理、组织验收等。项目实施业务人员不能兼任会计、审计工作和授权批准工程价款支付。④项目决算与竣工审计分离。所有工程项目竣工或设备修理、改造完成后，都必须编制竣工决算和财务决算，并由具备资质的审计部门进行审计。工程项目竣工决算由施工单位编制，工程项目竣工财务决算由会计编制，工程业务人员与会计均不得兼任竣工决算和竣工财务决算的审计工作。

2. 授权批准控制　明确被授权人的批准方式、权限、程序、责任及相关的控制措施，规定经办人员的职责范围和工作要求。授权批准控制的内容包括制度建设、被授权人的批准方式、权限、程序和职责，关键控制点是控制未经授权的机构和人员办理工程项目业务。

（1）授权批准的主要内容：①领导审批权限。工程项目的领导审批权限由医疗卫生机构的负责人承担或授权主管领导承担。包括按照审批权限和审批程序的项目立项、工程项目概预算、工程项目合同、工程价款支付和工程项目竣工财务决算的审批。②经办人员权限。由领导授权专门机构和人员办理项目业务。经办人员在授权范围内组织编写概预算、订立合同、发包各种工程业务，采购、保管、发放设备和材料，审核和申请支付工程价款，竣工决算送审和组织完工验收。③会计权限。由医疗卫生机构财务部门根据项目工程核算量，设置专职或兼职具有会计从业资格的基建会计人员。其主要权限是按工程项目概预算和有关文件筹集工程项目的专项资金，参与有关合同的订立，并落实和监督执行合同规定，办理支付经审批后的工程价款和工程项目竣工决算后的结算价款，严格执行工程项目预算，拒付没有按规定经有关部门审批的超预算项目价款，编制和送审工程竣工财务决算，按财务决算审核或审计意见调整账目，按规定办理资料归档和移交工作。④审计权限。所有工程项目概预算、工程竣工决算、竣工财务决算都必须进行审计。医疗卫生机构应根据自身规模大小对基建工程项目、修缮和修理项目作出审计权限规定。所有基建项目必须送交上级部门或社会中介机构进行审计，一般修缮、修理项目可由内部审计机构或委托社会中介机构进行审计。

综上所述，医疗卫生机构工程项目授权批准控制主要是由领导层负责项目决策、工程价款支付和重大事项的审批，不参与业务经办、会计核算和审计；工程项目业务人员承办具体实施业务工作，不能参与授权审批、会计核算和审计；工程项目财务会计人员按照制度进行财务管理和会计核算，不参与授权审批、工程业务工作和审计。严禁一个部门或一个人负责工程项目全过程的批准权限，严禁未经授权的机构或人员办理工程项目业务，严禁超越权限审批工程价款支付、项目预算追加、变更和竣工决算价款支付。

(2)审批程序与批准方式控制：①工程项目决策。医疗卫生机构负责人根据可行性研究报告，实行集体决策批准，大型项目还应由职工代表大会决议通过。②预算编制和审核。工程项目按规定程序批准立项之后，应由业务部门或委托有资质的单位编制预算，经相关部门审核后，由项目法人或项目负责人审批。③工程项目实施。医疗卫生机构工程项目实施的各个环节，由业务经办部门提出，并经有关部门核对后，报送工程项目法人签字或审批。④工程项目竣工决算与审批。工程项目竣工验收之后，业务部门校对工程项目决算书，向项目法人或负责人申请提交审计，并由其在决算书上签字批准。经相关部门审计，项目法人或负责人还需按规定在提交的审计报告上签字。⑤工程项目价款支付。首先由业务部门根据预算、合同、工程监理报告提出支付款项申请；审计部门对预算、合同、工程监理报告、付款申请进行审核；报送工程项目负责人或单位负责人审批；最终由基建会计根据预算、合同、监理报告、审计意见和权限规定的审批金额进行核对后支付款项。大额工程款项的支付，必须经领导集体研究、单位负责人审批。

3. 决策控制　加强决策控制是医疗卫生机构开展工程项目的关键。在确立工程项目之前，医疗卫生机构必须对该项目的建设规模、投资资金来源、实施时间等进行充分论证、研究和评审，最后集体决策。工程项目决策控制要按照决策科学化、民主化要求，采取专家评审、民主评议、结果公示等多种方式，广泛征求

笔记

有关各方意见,实行集体决策。决策过程要有完整的书面记录。控制的内容包括项目立项可行性研究、概算或投资估算、集体决策,控制的关键点是决策程序,严禁任何个人单独决策工程项目或擅自改变集体决策意见。

(1)决策程序:需求部门提出立项申请;可行性研究;投资估算或概算编制;资金保障方案;领导集体研究决定或职工代表大会通过;向上级部门申报基建项目立项(图5-4)。

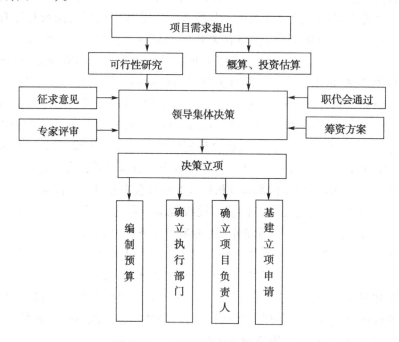

图5-4　工程项目决策程序示意图

(2)可行性研究:首先对项目的先进性、科学性、环保性、服务性和可操作性等进行深入调查、研究、分析、论证,形成可行性研究报告;其次在可行性研究的基础上编制项目工程概算或投资估算,提出项目资金总体需求,并提出资金筹集方案。研究内容包括:项目的背景和发展情况、社会调查与需求预测、建设规模和地点。步骤为:项目策划→调查研究→方案比较与择优→财务分析→分析项目所需资源和供给的可能→设计的方案→验证环境保护→供电、给排水、供气容量→项目实施的进度计划和编写报告等。

(3)项目概算或投资估算:对经过可行性研究的工程项目要估算投资总额,落实资金筹措的渠道,分析投资所形成的社会效益和经济效益。大的工程项目还要对工程项目投资估算进行综合评价和作出结论性的意见。

(4)集体决策:可行性研究报告应广泛由医疗卫生机构职工和工程专业人士进行民主评议,邀请外部专家对项目进行评审,将评审方案进行公示。然后由医疗卫生机构领导集体研究决定,重大项目需提交职代会审议通过。严禁任何个人单独决策工程项目或擅自改变集体决策意见。属于国家基本建设管理范围的项目,须向上级有关部门提出立项申请,取得立项相关批复资料。

4. 概预算控制　工程项目的概预算是项目决策和实施的主要依据。所有工

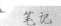

程项目必须编制概预算,并按规定报送审计。未经审计和审批的概预算各部门均不得执行,实施过程中严禁工程项目擅自超预算、扩大范围和提高标准。概预算控制的内容包括建立概预算控制制度,概预算的编写、审计和执行;控制的关键点是概预算的编写依据、编制和执行。

(1)建立工程项目概预算环节的控制制度:基建工程概预决算环节包括投资估算、设计概预算、施工图预算和竣工决算。工程项目概预算是指施工图预算,是根据施工图纸、预算定额、施工合同和有关取费文件编制。按照相关规定,投资估算控制设计概预算,设计概预算不应突破投资估算的10%;施工图预算应在设计概预算控制下完成。建立项目预算追加审批制度,任何部门和个人不得任意批准追加项目内容和预算,不得擅自改变集体决策。

(2)工程项目概预算编制:①项目内容的控制。概预算的主要内容有前期费用、勘察设计、招标、工程施工等。一方面要求编制概预算全面完整,不留缺口;另一方面不能任意扩大范围和提高建设标准。②工程量控制。概预算工程量是至关重要的,按图纸和规定方法计算,不得任意扩大。③定额标准控制。概预算要真实、完整、准确套用工程项目定额标准。真实性是指项目内容真实,按真实项目套用定额标准;完整性是指套用标准不能片面;准确性是指选用的标准要准确,要按照内容选择相应的定额标准,防止张冠李戴。

(3)工程项目预算的执行:①工程项目预算必须经过审计,财政投资立项的基本建设项目需报送财政部门审核,其他基本建设项目需经过具有资质的审计机构审计,小型项目需经过医疗卫生机构内部审计部门审计。②支付工程进度款、备料款、材料设备款要按照工程预算和工程监理报告执行。③严格按照批准的预算内容和标准进行支付。任何部门和个人不得任意批准追加项目内容和预算,不得擅自改变集体决策。

5. 质量控制　医疗卫生机构必须加强工程项目的质量管理,健全法人负责制、项目招标投标制、工程建设监理制和工程合同管理制,确保工程质量得到有效控制。①准备阶段:要熟悉和审阅图纸,掌握施工预算,论证工料的合理性和市场价格,办理必要的施工手续,与建设部门、质量管理部门建立质量业务联系。在选择施工队伍时,除了要求相应资质外,还要充分考虑施工队伍的技术力量和结构、队伍质量管理和成效等。②施工阶段:要监控施工队伍人数、技术水平、以及施工人员专业和上岗证等;检测进场设施及费用水平等;监控进场材料数量、质量及费用水平等;监控施工安全与文明保障。③竣工验收阶段:由建设单位、施工单位、设计单位、勘察单位、建立单位、环保部门、消防部门等共同验收组成验收小组对工程量和质量进行全面验收;影响环境的设备和设施的修理和改造情况由相关质量监督部门提出验收意见;提供完整的工程项目技术资料、文件;校对工程总量和工程总造价。

(1)建立项目法人负责制:即指具有法人资格和地位,按照有关法律法规要求设立或认定,对建筑工程项目负有法定责任的企业或事业单位。建设项目法人负责制要求项目法人按照规定承担相应阶段性的工作责任,包括项目策划与前期准备、资金筹措、组织实施工程建设、竣工验收、债务偿还、资产管理等。建

笔记

设项目法人的主要责任包括：①按照控制程序办事，完善审批手续，包括立项批文、建设规划许可证、施工许可证。坚持先勘察后设计再施工的运作程序，不搞"三边"（边立项、边设计、边施工）工程。②遵守招标制度，不搞弄虚作假，坚持公开、公平、公正的原则。监督工程中标单位不得有转包、违法分包和挂靠承包行为。③对项目工程质量负总责，并由项目法人代表对工程质量承担终身责任。④承担现场施工管理责任，督促现场文明施工、执行安全生产等有关规定。⑤严肃合同管理，不得签订虚假合同，做到合同诚信履约。⑥履行工程竣工验收制度，按规定和程序组织竣工验收直至最终办理竣工备案，未经验收合格和办理竣工备案的工程，不得办理移交也不得投入使用。

（2）工程项目招投标制：医疗卫生机构所有工程项目都必须实行招投标制，即在购买大批物资、发包工程项目或进行某一有目的的活动前，按照规定进行招标公示，公示招标条件，公开或书面邀请投标人（或投标单位）在接受招标文件要求的前提下前来投标，以便从中择优选定的一种交易行为。招标行为有：公开招标、邀请招标、委托信托招标、分段招标。工程招标程序分为：项目立项报建、建设单位资质审查、招标申请、招标文件编制与预审、现场勘查与招标文件答疑、收受投标书、开标、评标与定标。

1）政府采购工程：根据《中华人民共和国政府采购法》规定，凡是使用政府资金采购"集中采购目录"以内的工程项目，均必须由政府采购管理机构按照《中华人民共和国招标投标法》采用公开招标、邀请招标、竞争性谈判、询价和国务院政府采购监督管理部门认定的其他采购方式集中发包工程项目。严禁任何医疗卫生机构自行发包以上项目。

2）招投标控制：医疗卫生机构工程招标的范围包括工程勘察、设计、监理、施工单位的选择等。按规定实行招标的工程项目均应采取公开招标或邀请招标的方式。公开招标是在媒体刊登广告，公开出售标书，公开开标的一种招标形式。邀请招标是选择一定数量（3~10个）的企业或单位，向其发出投标邀请书，邀请他们参加投标竞争的一种招标形式。医疗卫生机构也可以委托具备规定资质、信誉良好的招标中介机构办理招标事项，有条件的医疗卫生机构也可以自行组织招标活动。不论采取委托招标还是自行组织招标，都必须保证招标过程的公开、公平、公正。医疗卫生机构的监督部门要全程参与这项工作的监督。

3）小型修缮、修理工程控制：单项修缮、修理金额小的项目（如工程配套项目以及道路、房屋、水电、绿化、设计、勘察、监理等维修装饰项目）参照工程招标管理规定，制定小型工程项目管理办法，按发包工程管理办法执行。

（3）工程建设监理制：指按照国家有关部门批准设立的社会监理单位，受发包工程方的委托，对建设项目竣工前实施工程监督管理的行为。医疗卫生机构通过招标形式选择监理单位，要注意所选择的监理单位必须与施工单位资质相当。小型的修缮、修理项目也应当指定专业技术人员对工程进行现场监督和管理。

（4）工程项目合同管理制：工程合同是指由承包方（勘察、设计、施工单位）按期完成发包方（建设单位）交付的特定工程项目，发包方按期验收并交付工程价款或报酬的协议。为了保证医疗卫生机构在工程项目建设中的合法权益，保证工程项目达到预期目的,如期圆满完成建设任务,所有的工程项目施工中都必须订立勘查合同、设计合同、施工合同,要在合同中明确工程质量条款,这是工程项目质量的验收依据。

1)勘查和设计合同的主要条款包括:建设工程的名称、规模、投资额和建设地点;委托人提供资料的内容、技术要求和期限,承包方勘查、设计的范围、进度和质量,勘查、设计工作取费依据、取费标准和拨付办法,以及违规责任。

2)施工合同的主要条款包括:工程项目的名称和地点,工程范围和内容,开工、竣工日期,工程质量保修和保修条件,工程造价,工程价款支付、结算及竣工验收办法,设计文件及预算技术资料提供的日期,材料和设备的供应及进场期限,双方相互协作事项和违约责任。

3)监理合同主要条款包括:监理方或发包方的单位、监理事项、监理方的权限和范围、委托监理的具体要求、监理期限、双方的权利和义务、报酬和监督的终止、付款期和付款方式、违约罚款。

工程项目订立之后,尚未履行或尚未完全履行之前,合同执行发生改变时,经双方协商一致,采用书面形式订立修改或补偿协议。法律、行政法规规定变更的协议还应当办理批准登记手续。建设合同履行是指承建方按合同的约定竣工验收,发包方支付工程价款。它是合同效力的主要内容,也是合同核心所在。建设合同的履行首先是双方按合同标的履行,合同规定的标的是什么就履行什么。不得任意以违约金或损害赔偿等代替合同规定的标的履行。双方各自承担实际履行责任后,有权要求对方履行责任。

知识链接

项目合同一般分为三种定价形式:固定价合同、可调价合同和成本加酬金合同。固定价合同适合小型、工期短工程,目前大部分卫生项目采取可调价合同。①合同价格,约定合同价格时要列出计算依据清单(建筑、安装定额,取费标准),以及工程造价调整条件。②支付工程款。为防止超拨工程款,在合同中应约定按进度分段结算(基础、主体、装修)。③质量保证金。一般在完工结算后要预留5%的质保金,一般工程留保时间2年,涉及防水部分要留保5年。

6. 价款支付控制　医疗卫生机构要建立工程价款支付控制制度,严格按照工程进度或合同约定支付价款。明确价款支付的审批权限、支付条件、支付方式和会计核算程序。对工程变更等原因造成价款支付和金额发生变动的,相关部门必须提供完整的书面文件和资料,经财务、审计部门审核并按审批程序报批后支付价款。

(1)工程价款支付程序和审批权限:首先由业务经办人员审核支付凭证,保证原始单据的合法性和真实性、金额的正确性和手续的完备性。其次,经业务部门负责人、审计部门负责人进行审核,再按审批权限及程序进行报批。最后,由财务部门对工程预算、施工合同、监理报告、支付凭证、审计意见和权限内审批意见进行复核后支付。

(2)工程价款支付方式包括：①工程备料支付。按照合同规定的时间与额度，取得有效付款票据经批准后支付，一般备料不宜超过当年工作量所需资金的25%。预付备料款在完成工作量60%，逐渐冲抵工程进度款。②工程进度款支付。工程进度按监理审核的工程工作量计算表，经审批后支付。工程进度款按工程进度预付，为防止资金过度预付，其最高预付额不得超过工程总造价的85%，余款待竣工决算审计后支付(不超过95%)。③材料、构件、配件和设备款的支付。款项支付首先控制在预算内，其次应执行政府采购法规定，最后要办理验收手续。同时应该控制这些物资采购与工程进度同步。另外，在工程价款支付中还要注意以下问题：

1)及时办理工程价款的结算工作：在结算时注意各种费率的计算、违约处罚计算以及结算方式。结算时至少应预留总造价5%作为工程质量的保证金，待竣工验收一年后结清。工程项目结算经审批后支付结算款项，必须取得税务监制的发票。

2)严禁工程项目超预算：因工程需要或不可预见原因造成超预算的内容，要按程序办理追加预算手续，否则不得办理支付和结算。

3)工程项目变更款项的支付：工程项目的规模和标准变更必须报项目决策部门审批并办理追加预算后，才能办理工程价款的支付。

4)不得支付工程款项的范围有：违反国家法律、法规和财经纪律的款项；不符合建设项目内容或预算外款项；不符合合同条款规定的款项；结算手续不完善、支付程序不规范的款项；不合理的负担和摊派；超规定额度的管理费用；未经审批的设计变更和现场签证发生的款项。

(3)工程项目会计控制：工程项目属于国家基本建设立项的，需要严格执行《国有建设单位会计制度》，财务部门按照规定设置和管理账务，配备专职或兼职的会计人员进行独立会计核算。办理工程项目竣工财务决算时，要认真做好财务清理工作，包括会计档案整理、账务处理、财产物资盘点、债权债务清偿，做到账账、账实、账表相符。工程项目完工后的材料、器具、设备等物资逐一登记，按规定处理，不准任意侵占和挪用。

(4)竣工决算控制：建立工程项目竣工决算制度，严格执行竣工清理、竣工决算、竣工审计和竣工验收的规定，确保竣工决算的真实、完整、及时。未经竣工决算审计的工程项目，不得办理资产验收和移交。

1)竣工清理控制：工程项目完成后要对项目及其周围进行清理，使之达到可以使用状态，同时对项目所有技术资料和文书进行整理并装订成册。

2)竣工决算与审计控制：工程项目完成后，施工单位要按照实际工程量编制工程项目竣工决算单，决算单首先经监理单位或医疗卫生机构技术人员审核，然后由经办机构和人员核对，最后按规定送审计部门进行审计。决算经审计确认的工程造价作为该项目结算依据，并办理相关审批手续。未经审计的工程项目，不得办理固定资产验收和移交。

笔记

160

3）竣工验收控制：竣工验收前由施工单位进行预验收，然后由建设单位、设计单位、监理单位、施工单位、质量管理部门、消防部门和环保部门等组成验收小组进行验收工作，从竣工验收依据、技术资料、验收文件等方面进行控制。①竣工验收依据包括批准实施工程项目文件，可行性研究报告，勘察、设计图纸、设计变更图纸和设备技术说明书，各种施工合同，施工规范、验收规范、质量标准等规定，验收技术资料。②技术资料除施工许可证、工程预算、投标书、合同书、会议纪要等外，还要包括各种材料合格证、实验报告、检测报告、质量检查表，施工单位还必须提供工程竣工报告书和验收说明。③竣工验收文件包括竣工图、工程竣工决算、工程质量评审材料等，重要工程还应当有工程现场照片、录音录像等声像资料。

4）工程项目竣工财务决算控制：工程项目全部竣工交付使用时，属于立项的基本建设项目应编制工程项目竣工财务决算，内容多的项目、单项工程竣工具备交付使用条件的也应编制竣工财务决算。不属于基建项目的应编制工程项目支付汇总明细表。工程项目竣工财务决算要认真执行有关财务核算办法，实事求是编制，不得弄虚作假，做到编报及时、数字准确、内容完整。医疗卫生机构及其主管部门要加强对建设项目财务决算的组织领导，组织专门人员及时编制，在上级机关批复之前，原建设项目不得撤消，项目负责人和财务主管不得调离。基本建设项目竣工财务决算依据有项目可行性研究报告、初步设计、概算及其调整批复的文件、招投标文件、历年投资计划、财政批准的项目预算、承包合同、工程竣工决算和有关的财务核算制度与办法。竣工决算前要做好各项财务清算工作，特别注意与水电、基建、勘查等施工单位核对往来账。工程竣工财务决算包括：①决算表、资产总表、资产明细表；②说明书，内容包括项目概况、债权债务清偿情况、资金余缺情况、主要技术经济指标分析计算情况、待摊投资明细情况、建设资金到位情况、存在问题以及决算与预算差异的原因分析。

第三节 对外投资管理与控制

一、对外投资管理

（一）投资的概念与分类

投资是医疗卫生机构在一定时期投入一定的资金，以期望未来获得更大收益的行为。在市场经济条件下，医疗卫生机构的生存和发展在很大程度上取决于能将资金放在风险小、收益高的投资项目上。

1. 按照投资与医疗卫生机构经营关系可以分为直接投资和间接投资：①直接投资指将资金投入医疗卫生机构内部经营服务所需要的资金；②间接投资指将资金投入医疗卫生机构内部经营服务以外，如有价证券投资。

2. 按照资金回收时间长短分为长期投资和短期投资：①长期投资指资金回收期在一年以上的投资，如固定资产、长期有价证券投资；②短期投资指资金回收时间在一年以内（含一年）的投资，如现金、应收账款、存货、短期有价证券等。

笔记

3. 按照投资的时间分为初创投资和后续投资：①初创投资指投资项目开始时的资金投入；②后续投资指投资项目建设过程中追加的资金投入。

4. 按照投资方向分为对内投资和对外投资：①对内投资指把资金投在医疗卫生机构内部，购置各种经营用的资产；②对外投资指医疗卫生机构以现金、实物、无形资产等方式，或者以购买股票、债券等有价证券方式向其他单位的投资。

> **知识链接**
>
> 对于处于高度市场环境中的医疗卫生机构而言，对外投资管理是一项重要的财务管理工作。美国的非营利性医疗卫生机构时常接受捐赠资金，某些捐赠的金额十分庞大。这些捐赠资金会作为捐赠投资组合进行管理，其收益除了弥补经营收入或补贴公益性项目之外，还可以为新投资和开展项目提供初始资金。由于捐赠资金往往具有特殊限制条件和目的，因此捐赠投资组合管理偏向保守，即普遍遵守这样的规则"①不要丢掉本金（捐赠资金）；②不要忘掉前一条"（Graharm，Dadd 和 Cottle，1962）。

（二）对外投资的原则

2010 版《医院财务制度》中对对外投资作出了明确规定，有条件地允许公立医院以货币资金购买国家债券或以实物、无形资产等开展的投资活动。医疗卫生机构应遵循投资回报、风险控制和跟踪管理等原则，对投资效益、收益与分配等情况进行监督管理，确保国有资产保值增效。

1. 投资领域　在保证医疗卫生机构正常运转和事业发展的前提下严格控制对外投资，投资范围仅限于医疗服务相关领域。

2. 投资资金和投资方式　医疗卫生机构不得使用财政拨款、财政拨款结余对外投资，不得从事股票、期货、基金、企业债券等投资。

3. 投资程序　投资必须经过充分的可行性论证，并报主管部门（或举办单位）和财政部门批准。

4. 投资估价　医疗卫生机构投资应按照国家有关规定进行资产评估，并按评估确定的价格作为投资成本；医疗卫生机构认购的国家债券，按实际支付的金额作价。

二、对外投资控制

对外投资控制是指医疗卫生机构为了保证对外投资业务活动的规范进行，保护对外投资资产的安全、完整，防止、发现、纠正错误与舞弊，确保对外投资控制目标的实现，对涉及对外投资各个工作岗位在分工责任的前提下，采用一系列具有控制职能的方法、措施和程序，从而实现对其业务活动进行有效的组织、制约、考核和调节，以明确其职责和权限，使之保持相互联系、相互制约的关系，并予以系统化、规范化，从而形成一个严密控制管理体系的管理制度（图5-5）。

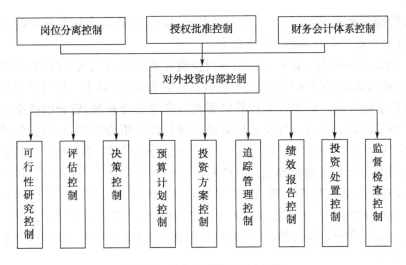

图5-5 对外投资控制基本框架

（一）立项控制

医疗卫生机构所有对外投资项目必须先立项,建立适当的审批程序,严格投资项目立项控制。按照要求实行职务分离制度,规定对外投资活动的负责人级别、各种具体的报告和审批手续,保证对外投资活动在初期得到严格控制。按照立项程序,对投资建议项目进行分析论证,并对投资单位的资信情况进行了解和调查。科学预测投资项目现金流量,综合考虑各种因素,掌握合理预测方法,编制对外投资建议书。投资立项要考虑医疗卫生机构内部投资环境,对投资能力、投资意向进行分析,选择投资范围;分析医疗卫生机构外部环境,对产业政策、市场需求等进行分析。

（二）项目评估控制

对外投资要事先立项,组织由财务、审计、纪检等职能部门和有关专家或由有资质的中介机构进行风险性、收益性论证评估。重点考察投资项目的目标、规模、投资方式、投资风险与收益等,形成独立评估报告,全面反映评估人员意见,并由所有评估人员进行签章。

（三）项目决策控制

对外投资项目从立项到分析论证,直到作出投资决策,必须符合国家有关规定,符合医疗卫生机构投资总体战略规划,有效地利用人力、物力、财力,有利于合理、科学地组织配置医疗卫生机构的各种资源。经过论证的投资项目经领导集体决策,按照规定逐级上报批准。集体决策过程应该有完整的书面记录和决策人员签字。严禁个人自行决定对外投资或者擅自改变集体决策意见。同时要建立对外投资责任追究制度,保证对外投资的安全性。因集体决策对外投资造成重大决策失误,按照决策人员在医疗卫生机构的工作岗位职责,追究相应的行政责任和经济责任。未履行集体审批程序,因个人决策对外投资造成的失误或损失的,个人承担主要责任。

（四）项目实施控制

医疗卫生机构要根据不同的对外投资业务制定相应的业务执行流程,明确

163

各环节的控制要求,设置相应的记录或凭证,如实记载各个环节业务的开展情况,确保对外投资全过程得到有效控制。

1. 计划预算控制 医疗卫生机构对投资业务实行计划预算控制,每年度开始之前,授权具体部门或人员编制对外投资计划和预算,对下一年度的对外投资业务进行事前控制。编制投资预算时要充分考虑资金来源、资金的机会成本及投资风险等因素。编制对外投资计划应以可行性分析为依据,详细说明投资对象、投资理由、投资性质和目的、影响投资收益的潜在因素,重大投资可聘请中介投资顾问参与投资计划的编制。严格对外投资计划的审查,审查投资估计是否合理、投资收益估算是否正确、投资理由是否合理以及对医疗卫生机构的影响等。投资预算执行中,根据实际情况的变化,可按审批程序进行预算调整。对医疗卫生机构年度预算执行情况、结果进行分析,为确定下一年投资方向、编制投资预算做准备。

2. 合同签订控制 医疗卫生机构应当制定对外投资实施方案,明确出资时间、金额、出资方式及责任人员等内容。对外投资实施方案及方案的变更,应当经医疗卫生决策机构或其授权人员审查审批。对外投资业务需要签订合同的,应当征询法律顾问或相关专家的意见,并经授权部门或人员批准后签订。

3. 投出环节控制 医疗卫生机构要加强资产投出环节的控制。用货币资金对外投资的,投出时按照货币资金内部控制办法办理。用非货币资金对外投资的,按照非货币资金的内部控制办法办理。以委托投资方式进行对外投资,应当对委托单位的资信情况和履约能力进行调查,签订委托投资合同,明确双方权利、义务和责任,并建立相应的风险防范措施。

4. 追踪管理控制 医疗卫生机构要建立对外投资项目的追踪管理制度,对出现的问题和风险及时采取应对措施,保证资产的安全性和完整性。制定专门的部门或人员对投资项目进行追踪管理,掌握被投资单位的财务会计状况和经营状况,定期组织对外投资质量分析,发现异常情况,应及时向有关部门和人员报告,并采取相应措施。医疗卫生机构的重大投资项目可根据需求和有关规定向被投资单位派出董事、监事、财务或其他管理人员。对派到被投资单位的有关人员建立适时报告、业绩考评和轮岗制度。

5. 会计核算控制 建立对外投资账务控制系统,设置对外投资总账和明细账。建立完整的明细记录,按规定对对外投资的增减变动及投资收益的实现情况等进行明细核算。应当加强投资收益的控制,对外投资获取的利息、股利以及其他收益,均应纳入单位统一核算,严禁设置账外账。

6. 对外投资权益证书管理控制 加强对外投资有关权益证书的管理,指定专门部门或人员保管权益证书,建立详细的记录。未经授权人员同意不得接触权益证书。财会部门应定期或不定期地与相关管理部门和人员清查核对有关权益证书。

7. 清查核对控制 医疗卫生机构应建立定期清查核对制度,财会部门应定期或不定期地与相关管理部门和人员清查核对对外投资的相关凭证和有关权益证书,并定期或不定期进行总账和明细账核对、与被投资单位核对有关投资账目,保证对外投资的安全与完整。

(五)投资资产处置控制

医疗卫生机构要加强对外投资的回收、转让和核销处置控制,对外投资的收回、转让、核销应当实行集体决策,须履行评估、报批手续,经授权批准机构批准后方可办理。

1. 对外投资处置决策和授权批准控制　医疗卫生机构应当加强对外投资处置环节的控制,对投资回收、转让、核销等的决策和授权审批程序作出明确规定。一般先由经办人员提出建议和意见,提交对外投资评估组织分析后,按程序逐级上报。

2. 处置审批控制　对外投资的收回、转让与核销应当实行集体决策,并按照规定的审批程序履行相关审批手续。①对外投资的收回须建立评估制度,履行评估和报批手续,经授权批准机构批准后方可办理。要防范对外投资回收过程中资产的流失,保证对外投资资产的安全与完整。对应收回的对外投资资产要及时足额收回。②转让对外投资应由相关机构或人员合理确定转让价格,并报授权部门批准;必要时,可委托具有资质的专门机构进行评估。③核销对外投资时,应取得被投资单位不能收回投资的法律文书和证明文件。

3. 审核控制　医疗卫生机构财务部门应当认真审核与对外投资处置有关的审批文件、会计记录、资产回收情况等相关资料,并按照规定及时进行对外投资处置的会计记录,确保资产处置真实、合法。

> **知识链接**
>
> 证券投资是指将资金投入股票、债券等金融性资产,以获得股利、利息或资本利得收入的投资。证券投资既可以长期投资,也可以短期投资,前者目的在于获取较高的投资收益和取得对被投资企业控股权;后者则将证券作为现金的替代品。由于证券投资具有较大风险性,要求对投资组合进行风险管理,例如进行投资分散化管理,"不将所有的鸡蛋放在一个篮子里"。不同证券投资市场风险不同,由于股票市场风险较高,社会保障基金的投资行为受到限制,而优先考虑投资风险水平较低的债务市场。

第四节　无形资产管理与控制

一、无形资产管理

(一)无形资产的内容

无形资产(intangible assets)是指不具有实物形态而能为医疗卫生机构提供某种权利的资产,包括专利权、著作权、土地使用权、非专利技术、商誉、医疗卫生机构购入的不构成相关硬件不可缺少组成部分的应用软件及其他财产权利等。

笔记

无形资产属于资产范畴,但具有不同于有形资产的特点:没有实物形态、变现能力差、需要与有形资产结合发挥服务功效、具有排他性。

1. 专利权 专利权是国家专利机构依照有关法律规定批准的发明人或其权利受让人对其发明创造成果,在一定期限内享有的专有权或独占权;他人如果要利用该项专利权进行产品生产或出售使用该项专利生产的产品,必须事前征得专利权所有人的同意并支付报酬。专利权可以转让所有权和使用权。专利权作为技术成果是既有价值,又有使用价值的商品。

2. 著作权 是对著述或出版的某一专门著作或创作的某一艺术品所提供的专属权利。著作权是一种知识产权,是国家通过法律规定,赋予书籍作者、艺术品的创造者以及出版者对其作品拥有的独占权。

3. 土地使用权 我国的土地所有权属于国有产权,任何单位对土地仅有使用权而无所有权。公立医疗卫生机构或基层医疗卫生机构由于划拨方式拥有的土地属于无偿使用,会计上未对这部分土地使用权确认价值,不得转让、出租或抵押。如确有需要对划拨的土地使用权进行转让,转让收入(包括土地出让金和土地收益金)要全部上缴国家。

4. 非专利技术 指医疗卫生机构在用的、未公开的和未申请专利的知识和技巧,包括各项设计图纸、数据资料、技术范围、工艺流程和化学配方等。非专利技术不是工业产权,法律上没有保护规定,但具有保密性,它只是在技术贸易的合同中作出相应的规定予以保护。

5. 商誉 指医疗卫生机构在拥有一定有形资产规模情况下,由于其历史悠久、技术先进、管理有方、地理优势等因素所赋予卫生机构资产账面价值外的额外部分。商誉一般具有以下特性:①商誉是医疗卫生机构长期积累的一项价值,它受多种因素影响;但影响商誉的个别因素不能以任何方法单独计价。②商誉不能与医疗卫生机构分开而独立存在,不能与医疗卫生机构可确认的资产分开销售。③商誉本身不是一项单独的、能产生收益的无形资产,而只是超过医疗卫生机构可确认的各单项资产价值之和的额外价值。

知识链接

Health Capital 咨询公司将商誉区分为专业/个人商誉和业务/商务商誉:

(1)专业/个人商誉:专业商誉是来自一名专业医生的感召力、学识、能力及信誉。专业/个人商誉是由医生作为一个个体所积累的声誉和专业贡献所产生的。其属性包括:具有不可转移性;专业化知识的背景;冠以个人姓名;属于个人声誉;与个人的年龄、精力及工作习惯有关。由于这些属性与医生个体密不可分,不能出售,因此并不具备经济价值。

(2)业务/商务商誉:指患者再次来治疗的倾向所带来的收益。其属性包括:经营的办公室数量;经营位置;服务的多样性;机构职员;机构体制;经营年限等。由于这一商誉可以屡次转让,因此可以作为医疗保健机构的资产成分。

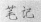
笔记

（二）无形资产的分类

1. 按照形成来源划分为自创无形资产和购入无形资产 前者是由医疗卫生机构创造、形成的无形资产,如商誉等;后者是指医疗卫生机构购入的无形资产,如专利权等。

2. 按能否确认划分为可确认无形资产和不可确认无形资产 前者是指具有专门名称,可以个别取得的无形资产,如专利权、商标等;后者是指无法具体确认,不能单独取得,也不能离开医疗卫生机构而独立存在的无形资产,如商誉等。

3. 按有无期限可以划分为有期限无形资产和无期限无形资产 前者指有法律规定期限的无形资产,如专利权、商标等,其价值应在规定期限内分摊;后者指法律未规定期限的无形资产,如商誉等,其价值在正常经营过程中是不需要确认和分摊的。

（三）无形资产的计价与摊销

1. 无形资产的计价 无形资产的收益期长,取得无形资产的支出属于资本性资产。购入的无形资产,要按照实际支付的价款计价;自行开发并依法申请取得的无形资产,按依法取得时发生的注册费、聘请律师费等支出计价;接受捐赠的无形资产,按捐赠方提供的资料或同类无形资产估价计价。商誉除合作外,不得作价入账。2010版《医院财务制度》规定要公立医院筹建期间发生的开办费,包括筹建期间人员工资、办公费、培训费、差旅费、印刷费以及不计入固定资产和无形资产购建成本的其他支出,而在开业时计入管理费用。

目前,我国医疗卫生机构无形资产价值尚无评估准则,参考用于企业无形资产评估的《资产评估准则-无形资产》(2008),影响无形资产评估价值的因素包括:

（1）无形资产的成本:无形资产成本确定不十分明确且不易计量,特别是自创无形资产的成本。自创无形资产成本要包括创造发明成本、法律保护成本、发行推广成本等。

（2）机会成本:无形资产转让、投资、出售后所失去的市场以及损失收益的大小。

（3）预期收益:无形资产价值要体现出它所能创造的超额收益。一项无形资产在社会、环境、制度允许条件下,获利能力越强,其评估价值越高;获利能力越弱,评估价值越低。

知识链接

Health Capital 咨询公司认为对于医疗保健服务机构的价值评估要遵循以下原则:①所有的价值都是对未来收益的预期,因此价值要向前看;②评价未来业绩最有效的指标通常是当前的业绩;③历史上的会计账目及其他数据,对于判断未来是第一手资料。

（4）使用期限:无形资产一般具有一定使用期限,期限长短取决于该项无形

笔记

资产的先进程度以及损耗大小。一般而言,无形资产越先进、损耗程度越小,使用期限越长。无形资产使用期限除了考虑法律保护期外,更要考虑具有实际超额收益的期限。

(5)技术成熟度:技术成果的成熟度直接影响到评估价值的高低。开发程度越高、技术越成熟,运行技术成果的风险性越小,评估价值越高。

其他影响无形资产价值的因素还包括无形资产转让内容、市场供需情况以及同类无形资产的交易方式。

2. 无形资产的摊销　无形资产从开始使用之日起,在法律规定的有效使用期内平均摊入管理费用。法律没有规定使用年限的按照合同或单位申请书的受益年限摊销;法律和合同或单位申请书都没有规定使用年限的,按照不少于10年的期限摊销。

二、无形资产控制

《医疗机构财务会计内部控制规定(试行)》(2006)中未对医疗卫生机构无形资产内部控制进行规定,本教材参照《企业内部控制应用指引》(第8号)的相关规定,针对医疗卫生机构无形资产管理中的主要风险提出控制措施。由于无形资产在提升卫生机构服务能力和竞争力方面的独特作用,医疗卫生机构应加强对无形资产的管理,建立健全无形资产分类管理制度,保护无形资产的安全,提高无形资产的使用效率。

(一) 无形资产取得与验收

无形资产取得与验收过程中面临的主要风险是:一旦取得的无形资产不具先进性或权属不清,可能导致医疗卫生机构资源浪费或引发法律诉讼。采取的主要控制措施是包括:①应当建立严格的无形资产交付使用验收制度,明确无形资产的权属关系,及时办理产权登记手续。②外购无形资产必须仔细审核有关合同协议等法律文件,及时取得无形资产所有权的有效证明文件,同时特别关注外购无形资产的技术先进性。③自行开发的无形资产,应由研发部门、无形资产管理部门、使用部门共同填制无形资产移交使用验收单,移交使用部门使用。④购入或者以支付土地出让金方式取得的土地使用权,必须取得土地使用权的有效证明文件。⑤当无形资产权属关系发生变动时,应当按照规定及时办理权证转移手续。

(二) 无形资产的使用与保全

无形资产的使用与保全环节面临的主要风险是:无形资产使用效率低下,效能发挥不到位;缺乏严格的保密制度,致使体现在无形资产中的核心技术泄漏;由于疏于无形资产管理,导致其他单位侵权。采取的主要控制措施是包括:①应当强化无形资产使用过程的风险管控,充分发挥无形资产对提升医疗卫生机构服务质量和市场影响力的重要作用;②建立健全无形资产核心技术保密制度,严格限制未经授权人员直接接触技术资料,对技术资料等无形资产的保管及接触应保有记录,实行责任追究,保证无形资产的安全与完整;③对侵害本单位无形资产的行为,要积极取证并形成书面调查记录,提出维权对策,按规定程序审核

笔记

并上报。

（三）无形资产的技术升级与更新换代

无形资产的技术升级与更新换代环节面临的主要风险是：无形资产内含的技术未能及时升级换代，导致技术落后或存在重大技术安全隐患。采取的主要控制措施包括：①医疗卫生机构应当定期对专利、专有技术等无形资产的先进性进行评估。发现某项无形资产给企业带来经济利益的能力受到重大不利影响时，应当考虑淘汰落后技术。②医疗卫生机构应加大研发投入，不断推动自主创新与技术升级，确保本单位拥有无形资产的技术优势。

（四）无形资产的处置

无形资产处置环节面临的主要风险是：无形资产长期闲置或低效使用，会逐渐失去其使用价值；无形资产处置不当，往往造成卫生机构的资产流失。采取的主要控制措施包括：①应当建立无形资产处置的相关管理制度，明确无形资产处置的范围、标准、程序和审批权限等要求。②无形资产的处置应由独立于无形资产管理部门和使用部门的其他部门或人员按照规定的权限和程序办理。③应当选择合理的方式确定无形资产处置价格，并报经授权部门或人员审批。④重大的无形资产处置，应当委托具有资质的中介机构进行资产评估。

（张　媚）

本章小结

固定资产是医疗卫生机构的主要物质设备，也是医疗卫生机构的物质基础。它具有投资金额大，资金占用时间长，风险较高、资产价值的双重存在、投资的集中性和回收的分散性等特点，它的数量和技术状况，标志着医疗卫生机构的物质技术力量。因此，加强医疗卫生机构固定资产的管理，保护固定资产完整无缺，提高固定资产的利用效果，可以充分挖掘固定资产使用方面的潜力，使固定资产发挥最大的经济效益。本章主要介绍了以下几方面内容：①固定资产管理的基本知识以及固定资产折旧概念、方法及范围等；固定资产归口分析管理以及内部控制，在固定资产控制部分划分了购建、使用、变动与处置三个环节；②医疗卫生机构项目管理的概念、目的和意义以及工程控制的主要环节和方法；③医疗卫生机构对外投资管理的原则及对外投资控制各个环节及方法；④医疗卫生机构无形资产管理和控制。通过本章学习，使读者了解非流动资产作为医疗卫生机构资产的重要组成部分，应掌握其特点及内部控制的关键点，加强全面管理。

关键术语

固定资产（fixed assets）　　　　工程项目（engineering project）

固定资产折旧（depreciation of fixed assets）　　无形资产（intangible assets）

笔记

思考题

1. 固定资产在医疗卫生机构中的作用是什么?
2. 直线折旧法的特点是什么?
3. 常见的内部控制方法有哪些?
4. 如何看待医疗卫生机构商誉?

笔记

第六章

固定资产投资评价

学习目标

通过本章的学习,你应该能够:

掌握 货币时间价值的计算方法,现金流量和各种投资评价指标的计算方法。

熟悉 理解各投资评价指标的概念、决策规则和优缺点,以及各种指标间的比较、风险报酬的计算方法。

了解 各投资评价指标并可以在固定资产投资评价中加以应用。

章前案例

　　某医院 B 超室提出购买新设备的申请,医院物资采购小组经过调研指出新设备可提高效率,缩短病人等候时间,增加收入,同时可以减少维修成本,增加收益。财务部门根据相关的财务数据从财务管理的角度给以结论,以下是相关资料:旧设备购置成本为 10 000 元,使用 5 年,估计还可使用 5 年,已提折旧 50 000 元,假定使用期满后无残值,如果现在转让可得价款 50 000 元,使用该设备每年可获收入 125 000 元,每年付现成本 65 000 元。该医院现准备用一台新设备来代替原有的旧设备,新设备的购置成本为 150 000 元,估计可使用 5 年,期满有残值 25 000 元,使用新设备后,每年收入可达 200 000 元,每年付现成本 70 000 元。通过以上数据的分析,是否能够得出与物资采购部门一致的结论,采用什么样的方法来分析、是否应该更新及更新会给医院带来多少利益都是本章中一一解答的问题。

第一节　财务管理的价值观念

一、时间价值

　　时间价值是客观存在的经济范畴。任何企、事业单位的财务活动,都是在特定的时空中进行的。离开了时间价值因素,就无法正确计算不同时期的财务收支。时间价值原理,正确揭示了不同时间点上的资金之间的换算关系,是财务决策的基本依据。

(一) 货币时间价值的概念

　　货币的时间价值,是指货币经历一定时间的投资和再投资所增加的价值,又称为资金时间价值。在商品经济中,即使在没有风险和没有通货膨胀的情况下,

笔记

171

今天的1元钱其经济价值往往大于一年以后的1元钱的价值,因为现在的1元钱可以用于投资而得到利润,如将其存入银行,假设存款利率为10%,那么一年后可得到1.1元,这1元钱经过一年时间的投资增加了0.1元,这就是货币的时间价值。而且今天的1元钱能够直接用于流通,将来的1元钱则不能。

货币时间价值源于货币投入生产经营以后。劳动者借以生产新的产品,创造新的价值;而且周转使用的时间越长,速度越快,所获得的利润就越多,实现的增值就越大。因此,货币时间价值的实质,是货币周转使用后的增值额。货币时间价值一般用相对数字,即用货币周转过程中所增加的价值占投入货币的百分比来表示。

知识拓展

货币为什么具有时间价值?

(一)货币时间价值是资源稀缺性的体现

经济和社会的发展要消耗社会资源,现有的社会资源构成现存社会财富,利用这些社会资源创造出来的将来物质和文化产品构成了将来的社会财富,由于社会资源具有稀缺性特征,又能够带来更多社会产品,所以现在物品的效用要高于未来物品的效用。在货币经济条件下,货币是商品的价值体现,现在的货币用于支配现在的商品,将来的货币用于支配将来的商品,所以现在货币的价值自然高于未来货币的价值。市场利息率是对平均经济增长和社会资源稀缺性的反映,也是衡量货币时间价值的标准。

(二)货币时间价值是信用货币制度下流通中货币的固有特征

在目前的信用货币制度下,流通中的货币是由中央银行基础货币和商业银行体系派生存款共同构成,由于信用货币有增加的趋势,所以货币贬值、通货膨胀成为一种普遍现象,现有货币也总是在价值上高于未来货币。市场利息率是可贷资金状况和通货膨胀水平的反映,反映了货币价值随时间的推移而不断降低的程度。

(三)货币时间价值是人们认知心理的反映

由于人在认识上的局限性,人们总是对现存事物的感知能力较强,而对未来事物的认识较模糊,结果人们存在一种普遍的心理就是比较重视现在而忽视未来,现在的货币能够支配现在商品满足人们现实需要,而将来货币只能支配将来商品满足人们将来不确定需要,所以现在单位货币价值要高于未来单位货币的价值,为使人们放弃现在货币及其价值,必须付出一定代价,利息率便是这一代价。

(二)货币时间价值的计算

在医疗卫生机构财务管理中,进行投资决策,在首先考虑社会效益的同时,必须遵循价值规律考虑经济效益,弄清不同时间收到或付出的资金价值之间的数量关系,掌握各种终值和现值的换算方法。有关货币时间价值的指标有许多种,本节主要介绍单利、复利及年金的现值和终值的计算,以利息率表示货币的时间价值。同时,为了方便起见,假设资金的流出和流入是在某一时期(通常为一年)终了时进行。

1. 单利终值和现值的计算 单利的终值就是本利和。在单利方式下,本金能带来利息,利息必须在提出以后再以本金形式投入才能生利,否则不能生利。

【例1】 假如医院将17万元存入银行,年利率为10%,从第一年到第五年,各年年末的终值可计算如下:

$$一年后17万元的终值 = 17 \times (1 + 10\% \times 1) = 18.70(万元)$$
$$两年后17万元的终值 = 17 \times (1 + 10\% \times 2) = 20.40(万元)$$
$$三年后17万元的终值 = 17 \times (1 + 10\% \times 3) = 22.10(万元)$$
$$四年后17万元的终值 = 17 \times (1 + 10\% \times 4) = 23.80(万元)$$
$$五年后17万元的终值 = 17 \times (1 + 10\% \times 5) = 25.50(万元)$$

以此类推,就可以得出单利终值的一般计算公式为:

$$F_n = P \times (1 + i \times n) \qquad 公式6-1$$

式中,P—单利现值,即0年(第一年初)的价值;

F_n—单利终值,即第n年末的价值;

i—利率;n为计息期数。

现值(present value)就是以后年份收到或付出资金的现在价值,可用倒求本金的方法计算。由终值求现值,叫做贴现(discount)。

【例2】 若年利率为10%,从第一年到第五年,各年年末的10万元,其现值可计算如下:

$$一年后10万元的现值 = \frac{10}{1 + 10\% \times 1} = 9.09 (万元)$$

$$两年后10万元的现值 = \frac{10}{1 + 10\% \times 2} = 8.33 (万元)$$

$$三年后10万元的现值 = \frac{10}{1 + 10\% \times 3} = 7.69 (万元)$$

$$四年后10万元的现值 = \frac{10}{1 + 10\% \times 4} = 7.14 (万元)$$

$$五年后10万元的现值 = \frac{10}{1 + 10\% \times 5} = 6.67 (万元)$$

以此类推,得出单利现值的一般计算公式为:

$$P_n = \frac{F_n}{1 + i \times n} \qquad 公式6-2$$

2. 复利终值和现值的计算 在复利方式下,本能生利,利息在下期则转列为本金与原来的本金一起计息,即通常所说的"利上滚利"。

复利的终值是指若干期后包括本金和利息在内的未来价值,又称本利和。资金时间价值按复利计算,是建立在资金再投资这一假设基础之上的。

【例3】 10万元存入银行,年利率为10%,从第一年到第五年,各年年末的终值可计算如下(按复利计算):

笔记

一年后 10 万元的终值 $=10 \times (1+10\%) = 11$（万元）

两年后 10 万元的终值 $=11 \times (1+10\%) = 12.1$（万元）

三年后 10 万元的终值 $=12.1 \times (1+10\%) = 13.31$（万元）

四年后 10 万元的终值 $=13.31 \times (1+10\%) = 14.64$（万元）

五年后 10 万元的终值 $=14.64 \times (1+10\%) = 16.10$（万元）

以此类推，就可以得出复利终值的一般计算公式为：

$$F_n = P(1+i)^n \hspace{4cm} \text{公式 6-3}$$

式中，P —现值，即 0 年（第一年初）的价值；

　　　F_n —终值，即第 n 年末的价值；

　　　i —利率；

　　　n —计息期数。

知识链接

富兰克林的遗产

你知道本杰明·富兰克林是何许人吗？富兰克林利用放风筝而感受到电击，从而发明了避雷针。这位美国著名的科学家死后留下了一份有趣的遗嘱："……1000 英镑赠给波士顿的居民，如果他们接受了这 1000 英镑，那么这笔钱应该托付给一些挑选出来的公民，他们得把这些钱按每年 5% 的利率借给一些年轻的手工业者去生息。这些款过了 100 年增加到 131 000 英镑。我希望那时候用 100 000 英镑来建立一所公共建筑物，剩下的 31 000 英镑拿去继续生息 100 年。在第二个 100 年末，这笔款增加到 4 061 000 英镑，其中 1 061 000 英镑还是由波士顿的居民来支配，而其余的 3 000 000 英镑让马萨诸塞州的公众来管理。过此之后，我可不敢多做主张了！"

区区的 1000 英镑遗产，竟立下几百万英镑财产分配的遗嘱，是"信口开河"，还是"言而有据"呢？通过复利公式，你是否能作出自己的判断呢？

复利现值是指以后年份收到或支出资金的现在价值，可用倒求本金的方法计算。

【例 4】　若年利率为 10%，从第一年到第五年，各年年末的 10 万元，其现值可计算如下（按复利计算）：

$$\text{一年后 10 万元的现值} = \frac{10}{(1+10\%)^1} = 9.09（万元）$$

$$\text{两年后 10 万元的现值} = \frac{10}{(1+10\%)^2} = 8.26（万元）$$

$$\text{三年后 10 万元的现值} = \frac{10}{(1+10\%)^3} = 7.51（万元）$$

$$\text{四年后 10 万元的现值} = \frac{10}{(1+10\%)^4} = 6.83（万元）$$

笔记

$$五年后 10 万元的现值 = \frac{10}{(1+10\%)^5} = 6.21(万元)$$

以此类推,可以得出复利现值的一般计算公式为:

$$P = \frac{F_n}{(1+i)^n} \qquad 公式6\text{-}4$$

$(1+i)^n$——复利终值系数,可表示为$(F/P,i,n)$

$\dfrac{1}{(1+i)^n}$——复利现值系数,可表示为$(P/F,i,n)$

在实际工作中,其数值可以查阅按不同利率和时期编成的复利终值表和复利现值表。

3. 年金终值和现值的计算 年金(annuity,简称 A)是指一定时期内每期相等金额的系列收付款项,具有定期、等额、系列三个特点。折旧、利息、租金、保险费、养老金等通常都表现为年金的形式。年金按付款方式可分为普通年金(后付年金)、即付年金(先付年金)、延期年金和永续年金。

(1)后付年金(ordinary annuity):是指每期期末有等额收付款项的年金。在现实经济生活中,这种年金最为常见,因此又称为普通年金。

A. 后付年金终值犹如零存整取的本利和,它是一定时期内每期期末金额收付款项的复利终值之和。

【例5】 某医院连续五年每年年末存入银行 10 万元,年利率为10%,5 年后,年金终值如图 6-1 所示。

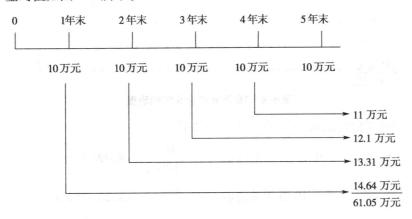

图6-1 10 万元年金 5 年的终值

上例逐年的终值和年金终值,可计算如下:

$$10 万元一年的终值 = 10 \times (1+10\%)^0 = 10(万元)$$

$$10 万元两年的终值 = 10 \times (1+10\%)^1 = 11(万元)$$

$$10 万元三年的终值 = 10 \times (1+10\%)^2 = 12.1(万元)$$

$$10 万元四年的终值 = 10 \times (1+10\%)^3 = 13.31(万元)$$

$$10 万元五年的终值 = 10 \times (1+10\%)^4 = 14.64(万元)$$

10 万元年金五年的终值 $= 10 + 11 + 12.1 + 13.31 + 14.64 = 61.05(万元)$

因此,后付年金的计算公式为:

笔记

$$FA_n = A(1+i)^0 + A(1+i)^1 + A(1+i)^2 + \ldots + A(1+i)^{n-2} + A(1+i)^{n-1}$$

$$= A \sum_{t=1}^{n} (1+i)^{t-1} = A \frac{(1+i)^n - 1}{i} \qquad \text{公式6-5}$$

式中,FA_n—年金终值;

　　A —每次收付款项的金额,即年金数额;

　　t —每笔收付款项的计息期数;

　　n —全部年金的计息期数。

$\sum_{t=1}^{n} (1+i)^{t-1}$—年金终值系数或年金复利系数,通常写作$(F/A,i,n)$则年金终值的计算公式可写成:

$$FA_n = A \times (F/A,i,n) \qquad \text{公式6-6}$$

B. 后付年金现值是一定期间内每期期末等额的系列收付款项的现值之和。

【例6】 某医院预计五年内每年年底取得收益 10 万元,年利率为 10%,年金现值可表示如图 6-2 所示:

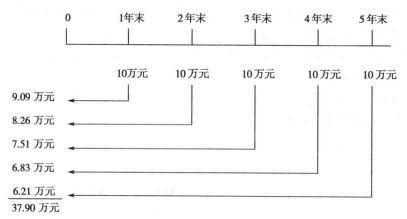

图 6-2 10 万元年金 5 年的现值

上例逐年的现值和年金现值,可计算如下:

$$\text{一年 10 万元的现值} = \frac{10}{(1+10\%)^1} = 9.09(\text{万元})$$

$$\text{两年 10 万元的现值} = \frac{10}{(1+10\%)^2} = 8.26(\text{万元})$$

$$\text{三年 10 万元的现值} = \frac{10}{(1+10\%)^3} = 7.51(\text{万元})$$

$$\text{四年 10 万元的现值} = \frac{10}{(1+10\%)^4} = 6.83(\text{万元})$$

$$\text{五年 10 万元的现值} = \frac{10}{(1+10\%)^5} = 6.21(\text{万元})$$

10 万元年金 5 年的现值 $= 9.09 + 8.26 + 7.51 + 6.83 + 6.21 = 37.9(\text{万元})$

年金现值的一般计算公式为:

$$PA_n = A\frac{1}{(1+i)^1} + A\frac{1}{(1+i)^2} + \cdots + A\frac{1}{(1+i)^{n-1}} + A\frac{1}{(1+i)^n}$$

$$= A \sum_{t=1}^{n} \frac{1}{(1+i)^t} = A \frac{1-(1+i)^{-n}}{i} \qquad \text{公式 6-7}$$

$\sum_{t=1}^{n} \frac{1}{(1+i)^t}$ ——年金现值系数或年金贴现系数,可简写为(P/A,i,n)

则后付年金现值的计算公式可写为:

$$PA_n = A \times (P/A,i,n) \qquad \text{公式 6-8}$$

以上公式中,年金终值系数和年金现值系数即(F/A,i,n)和(P/A,i,n)的数值可以查阅年金终值表和年金现值表获得。

(2)先付年金(annuity due):是指在一定时期内,各期期初等额的系列收付款项。先付年金与后付年金的区别仅在于付款时间的不同。由于后付年金是最常见的,因此,年金终值和现值系数表是按后付年金编制的。利用后付年金系数表计算先付年金的终值和现值时,可在后付年金的基础上用终值和现值的计算公式进行调整。

n期先付年金终值和n期后付年金终值之间的关系可用图6-3加以说明。

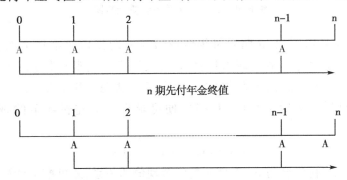

图 6-3　先付年金终值计算示意图

从图6-3可以看出,n期先付年金与n期后付年金的付款次数相同,但由于付款的时期不同,n期先付年金终值比n期后付年金终值多计算一期利息。所以,可以先求出n期后付年金终值,然后再乘以(1+i)便可求出n期先付年金的终值。其计算公式为:

$$V_n = A \times (F/A,i,n) \times (1+i) \qquad \text{公式 6-9}$$

此外,还可根据n期先付年金与n+1期后付年金的关系推导出另一公式。n期先付年金与n+1期后付年金的计息期相同,但比n+1期后付年金少付一次款。因此,只要将n+1期后付年金的终值减去一期付款额A,便可求出n期先付年金终值,计算公式为:

$$\begin{aligned} V_n &= A \times (F/A,i,n+1) - A \\ &= A \times [(F/A,i,n+1)-1] \end{aligned} \qquad \text{公式 6-10}$$

【例7】　医院每年年初存入银行10万元,银行存款年利率为8%,第10年末的本利和应为多少:

$$V_{10} = 10 \times (F/A,8\%,10) \times (1+8\%)$$

$$= 10 \times 14.487 \times 1.08 = 156.46(万元)$$

或
$$V_{10} = 10 \times \left[(F/A, 8\%, 11) - 1 \right]$$
$$= 10 \times (16.645 - 1) = 156.45(万元)$$

n 期先付年金现值与 n 期后付年金现值之间的关系,可用图 6-4 加以说明。

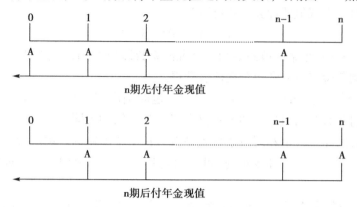

图 6-4　先付年金现值计算示意图

从图 6-4 可以看出,n 期后付年金现值与 n 期先付年金现值的付款期相同,但由于 n 期后付年金是期末付款,n 期先付年金是期初付款,在计算现值时,n 期后付年金现值比 n 期先付年金现值多贴现一期。所以,可先求出 n 期后付年金现值,然后再乘以(1 + i),便可求出 n 期先付年金的现值,其计算公式为:

$$V_0 = A \times (P/A, i, n) \times (1 + i) \qquad 公式 6-11$$

根据 n 期先付年金与 n - 1 期后付年金现值的关系,还可推出计算 n 期先付年金现值的另一个公式。n 期先付年金与 n - 1 后付年金现值的贴现期数相同,但 n 期先付年金比 n - 1 期后付年金多一期不用贴现的付款 A。因此,先计算 n - 1 期后付年金的现值,然后再加上一期不需要贴现的付款 A,便可求出 n 期先付年金的现值,计算公式为:

$$V_0 = A \times (P/A, i, n-1) + A$$
$$= A \times \left[(P/A, i, n-1) + 1 \right] \qquad 公式 6-12$$

【例 8】　某医院租用一台设备,在 10 年内每年年初要支付租金 5000 元,年利息率为 8%,这些租金的现值是多少?

$$V_0 = 5000 \times (P/A, 8\%, 10) \times (1 + 8\%)$$
$$= 5000 \times 6.71 \times 1.08 = 36\ 234(元)$$

或
$$V_0 = 5000 \times \left[(P/A, 8\%, 9) + 1 \right]$$
$$= 5000 \times (6.247 + 1) = 36\ 235(元)$$

(3)延期年金(deferred annuity):是指在最初若干期没有收付款项的情况下,后面若干期等额的系列收付款项。假设最初有 m 期没有收付款项,后面 n 期有等额的收付款项,则延期年金的现值即为后 n 期年金贴现至 m 期第一期期初的现值。这可用图 6-5 加以说明。

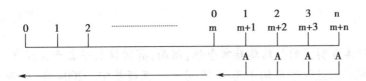

图 6-5 延期年金现值计算示意图

从图 6-5 可以看出,先求出延期年金在 n 期期初(m 期期末)的现值,再将它作为终值贴现至 m 期的第一期期初,便可求出延期年金的现值。其计算公式为:

$$V_0 = A \times (P/A, i, n) \times (P/F, i, m) \qquad 公式 6\text{-}13$$

延期年金现值还可以用另外一种方法计算,先求出 m + n 期后付年金现值,减去没有付款的前 m 期后付年金现值,二者之差便是延期 m 期的 n 期后付年金现值。其计算公式为:

$$\begin{aligned} V_0 &= A \times (P/A, i, m+n) - A \times (P/A, i, m) \\ &= A[(P/A, i, m+n) - (P/A, i, m)] \qquad 公式 6\text{-}14 \end{aligned}$$

【例 9】 某医院向银行借入一笔款项,银行贷款的年利息率为 8%,银行规定前 10 年不需还本付息,但从第 11 年至第 20 年每年年末偿还本息 10 万元,那么这笔款项的现值应为多少?

$$\begin{aligned} V_0 &= 10 \times (P/A, 8\%, 10) \times (P/F, 8\%, 10) \\ &= 10 \times 6.71 \times 0.463 \\ &= 31.07 (万元) \end{aligned}$$

或

$$\begin{aligned} V_0 &= 10 \times [(P/A, 8\%, 20) - (P/A, 8\%, 10)] \\ &= 10 \times (9.818 - 6.71) \\ &= 31.08 (万元) \end{aligned}$$

(4)永续年金(perpetual annuity):是指无限期支付的年金。西方有些债券为无限期债券,这些债券的利息可视为永续年金。另外期限长、利率高的年金现值,可以按永续年金现值的计算公式,计算其近似值。

永续年金现值的计算公式如下:

$$V_0 = A \sum_{t=1}^{\infty} \frac{1}{(1+i)^t} = A \lim_{n \to \infty} \frac{1-(1+i)^{-n}}{i} = A \cdot \frac{1}{i} \left(当 n \to \infty 时, \frac{1}{(1+i)^n} \to 0\right)$$

公式 6-15

【例 10】 某医院拟建立一项永久性的科研基金,每年计划颁发 10 000 元资金。若年利率为 10%,现在应存入多少钱?

$$P = 10\,000 \times \frac{1}{10\%} = 100\,000 (元)$$

4. 货币时间价值计算中的几个特殊问题 以上介绍的都是货币时间价值计算的基本原理,现在对时间价值计算中的几个特殊问题说明如下:

(1)不等额系列款项现值的计算:年金是指每次收入或付出相等金额的系列款项,而前述单利、复利终值和现值的计算则是就一次收付款项而言的。在经济活动中,往往要发生每次收付款项金额不相等的系列款项,这就需要计算不等额的系列款项现值之和。

笔记

大牌体育明星的签约都非常夸张,然而,有时候数字会产生误导。例如,美国橄榄球联盟印第安纳小马队 18 号——佩顿曼宁。2004 年,他和小马队签订了 9 年价值 9200 万美元的巨额合同,同时还一次性获得 3400 多万美元的签字费。如此,他的平均年薪达到了创纪录的 1400 万美元,成为历史上最富有的橄榄球运动员。在这一年,他的收入仅次于泰格·伍兹,沙克·奥尼尔和勒布朗·詹姆斯,在所有体育明星中位居第四。

仔细看看,数字表明佩顿曼宁的待遇的确优厚,但是与报出的数字却相差甚远。虽然合约的价值被报道为 1.26 亿美元,但确切地讲,它要分为 9 年支付。它包括 3400 万美元的签约奖金,以及 9200 万美元的工资和未来的奖金。工资分年支付,2004 年 53.5 万美元,2005 年 66.5 万美元,2006 年 1000 万美元,2007 年 1100 万美元,2008 年 1150 万美元,2009 年 1400 万美元,2010 年 1580 万美元,2011 年和 2012 年则都是 1400 万美元。若利率为 5%,他到底收入多少?若利率为 10%,收入又如何?

为求得不等额系列款项现值之和,可先计算每次收付款项的复利现值,然后加总。不等额系列款项现值的计算公式如下:

$$PV_0 = A_0 \frac{1}{(1+i)^0} + A_1 \frac{1}{(1+i)^1} + \cdots + A_{n-1} \frac{1}{(1+i)^{n-1}} + A_n \frac{1}{(1+i)^n}$$

$$= \sum_{t=0}^{n} A_t \frac{1}{(1+i)^t} \qquad\qquad 公式 6\text{-}16$$

式中,A_0 表示第 0 年末的收付款项;A_1——第一年末的收付款项;A_n——第 n 年末的收付款项,其现值计算如图 6-6 所示。

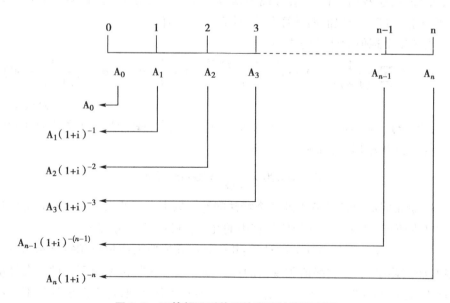

图 6-6　不等额系列款项的现值计算示意图

【例11】 医院某科室一笔现金流量如表6-1所示,贴现率为5%,求这笔不等额现金流量的现值。

表6-1 医院某科室现金流量 　单位:元

年(t)	0	1	2	3	4
现金流量	10 000	20 000	1000	30 000	40 000

这笔不等额系列款项的现值可按下列公式求得:

$$PV_0 = A_0 \frac{1}{(1+i)^0} + A_1 \frac{1}{(1+i)^1} + A_3 \frac{1}{(1+i)^3} + A_4 \frac{1}{(1+i)^4}$$

$$= 10\ 000(P/F,5\%,0) + 20\ 000(P/F,5\%,1) + 1000(P/F,5\%,2) +$$

$$30\ 000(P/F,5\%,3) + 40\ 000(P/F,5\%,4)$$

$$= 10\ 000 + 20\ 000 \times 0.952 + 1\ 000 \times 0.907 + 30\ 000 \times 0.864 + 40\ 000$$

$$\times 0.823$$

$$= 88\ 787(元)$$

以上各复利现值系数,可查阅复利现值表。

如果遇到若干年间不连续发生的不等额的系列款项,可计算各项收付款的复利现值,然后求系列款项的现值之和。

【例12】 某医院第三年末需用20 000元,第五年末需用20 000元,第六年末需用40 000元,银行年利率为10%,为保证按期从银行提出款项满足各年年末的需要,现时应向银行存入的款项可计算如下:

$$PV_0 = A_3(P/F,10\%,3) + A_5(P/F,10\%,5) + A_6(P/F,10\%,6)$$

$$= 20\ 000 \times 0.751 + 20\ 000 \times 0.621 + 40\ 000 \times 0.565$$

$$= 50\ 040(元)$$

如果在一组不等额的系列款项中,有一部分为连续发生的等额款项,可以分段计算其年金现值同复利现值,然后加总。

【例13】 医院新开展项目预计现金流量如表6-2所示,贴现率为10%,求这一项目的现值。

表6-2 医院新开展项目现金流量 　单位:元

年	1	2	3	4	5	6	7	8	9
款项	30 000	30 000	30 000	20 000	20 000	20 000	20 000	20 000	10 000

本例中,1~3年为等额款项,可求3年期的年金现值,4~8年为等额款项,可求8年期的年金现值,但要扣除前三年的年金现值,第9年的款项可计算其复利现值,那么该项不等额的系列款项的现值可按下述公式计算:

$$V_0 = A_1(P/A,10\%,3) + A_4[(P/A,10\%,8) - (P/A,10\%,3)] + A_9(P/F,$$

$$10\%,9)$$

$$= 30\ 000 \times 2.487 + 20\ 000 \times (5.335 - 2.487) + 10\ 000 \times 0.424$$

$$= 135\ 810(元)$$

（2）计算期短于一年的时间价值的计算：终值和现值通常是按年来计算，但在有些时候，也会遇到计息期短于 1 年的情况。例如，债券利息一般每半年支付一次，股份制医院股利有时每季支付一次，这就出现了以半年、1 季度、1 个月甚至以天数为期间的计息期。

当计息期短于一年，而使用的利率又是年利率时，计息期数和计息率应按下式进行换算：

$$r = \frac{i}{m} \qquad\qquad 公式 6\text{-}17$$

$$t = m \times n \qquad\qquad 公式 6\text{-}18$$

式中，r —期利率；

    i —年利率；

    m—年度的计息次数；

    n —年数；

    t —换算后的计息期数。

相应的，调整后的复利终值和现值的计算公式如下：

$$F_n = P \cdot \left(1 + \frac{i}{m}\right)^{nm} \qquad\qquad 公式 6\text{-}19$$

$$P = \frac{F_n}{\left(1 + \frac{i}{m}\right)^{nm}} \qquad\qquad 公式 6\text{-}20$$

当利息在一年之内要复利 n 次时，计算所使用的年利率是名义利率，它不能代表实际利率的水平，实际利率和名义利率之间的关系是：

$$(1 + i') = \left(1 + \frac{i}{m}\right)^{m} \qquad\qquad 公式 6\text{-}21$$

式中，i—名义利率；M—每年复利次数；i'—实际利率。

【例 14】 医院购买某两年期债券 10 万元，年利率 10%，利息每半年支付一次。计算两年后的本利和（按复利计算）：

$$F_2 = 100\,000 \times \left(1 + \frac{10\%}{2}\right)^{2 \times 2}$$

$$= 100\,000 \times 1.2155$$

$$= 121\,550（元）$$

【例 15】 预计第五年底获得 10 万元收入，年利息率为 10%，若每年计息一次，现在应存入多少钱；若每半年计息一次，现在应存入多少钱？

若每年计息一次，则

$$P = 100\,000 \times (P/F, 10\%, 5) = 100\,000 \times 0.621 = 62\,100（元）$$

若每半年计息一次，则

$$m = 2$$

$$r = \frac{i}{m} = \frac{10\%}{2} = 5\%$$

$$t = m \times n = 5 \times 2 = 10$$

则，P = 100 000 × (P/F,5% ,10) = 100 000 × 0.614 = 61 400(元)

上述关于时间价值的知识，在医院实际的财务管理中有广泛用途，如存货管理、养老金决策、租赁决策、资产和负债估价、长期投资决策等。随着财务问题日益复杂化，时间价值观念的应用也将日益增加，其贯穿于医院筹资和投资过程，在财务管理中具有重要作用。

二、风险报酬

(一) 风险的概念

一般来说，风险(risk)是指一定条件下和一定时期内可能发生的各种结果的变动程度。如果医院的一项活动有多种可能的结果，其将来的财务后果是不确定的，则存在风险。例如，医院在某项目投资过程中，药品销售量、医疗服务量、成本等都可能发生事先预想不到并且无法控制的变化，因此在预计这一投资项目的报酬时，不可能十分精确。

知识链接

"风险"一词的由来

"风险"一词的由来，最为普遍的一种说法是，在远古时期，以打鱼捕捞为生的渔民们，每次出海前都要祈祷，祈求神灵保佑自己能够平安归来，其中主要的祈祷内容就是让神灵保佑自己在出海时能够风平浪静、满载而归；他们在长期的捕捞实践中，深深地体会到"风"给他们带来的无法预测无法确定的危险，他们认识到，在出海捕捞打鱼的生活中，"风"即意味着"险"，因此有了"风险"一词的由来。

而另一种据说经过多位学者论证的"风险"一词的"源出说"称，风险(RISK)一词是舶来品，有人认为来自阿拉伯语、有人认为来源于西班牙语或拉丁语，但比较权威的说法是来源于意大利语的"RISQUE"一词。在早期的运用中，也是被理解为客观的危险，体现为自然现象或者航海遇到礁石、风暴等事件。大约到了19世纪，在英文的使用中，风险一词常常用法文拼写，主要是用于与保险有关的事情上。

现代意义上的风险一词，已经大大超越了"遇到危险"的狭义含义，而是"遇到破坏或损失的机会或危险"，可以说，经过两百多年的演义，风险一词越来越被概念化，并随着人类活动的复杂性和深刻性而逐步深化，并被赋予了从哲学、经济学、社会学、统计学甚至文化艺术领域的更广泛更深层次的含义，且与人类的决策和行为后果联系越来越紧密，风险一词也成为人们生活中出现频率很高的词汇。

风险具有以下特征：

风险是事件本身的不确定性，具有客观性。例如，无论是医院还是个人，购

笔记

买国库券,其收益的不确定性较小;如果购买股票,则收益的不确定性大得多。这种风险是"一定条件下"的风险,你在什么时间、购买哪一种或几种股票、各买多少,风险是不一样的。这些问题一旦决定下来,风险大小就无法改变了。这就是说,特定投资的风险大小是客观的,你是否去冒风险以及冒多大的风险,是可以选择的,是主观决定的。

风险的大小随时间延续而变化,是"一定时期"的风险。我们对一个投资项目成本,事先的预计可能不很准确,越接近完工则预计越准确。随时间延续,事件的不确定性在缩小,事件完成,其结果也就完全肯定了。因此,风险总是"一定时期内"的风险。

风险可能给投资人带来超出预期的收益,也可能带来超出预期的损失。一般说来,投资人对意外损失的关切,比对意外收益的关切要强烈得多。因此在研究风险时侧重减少损失,主要从不利的方面来考察风险,经常把风险看成是不利事件发生的可能性,从财务的角度看,风险主要指无法达到预期报酬的可能性。

(二)风险的类别

风险是多方面的,按产生的原因来划分,医院风险主要分为经营风险和财务风险两类。

1. 经营风险(operational risk) 是指在不考虑医院资金来源中是否有负债或不适用债务的前提下,医院未来收益的不确定性的风险,它与医院资产的经营效率直接相关。来源于外部的经营风险主要包括:经济环境的变化、国家政策的调整、药品价格的变化等;来源于内部的经营风险主要包括:医院员工的素质、医院设备的利用状况、医疗技术水平以及医院的规模等。

2. 财务风险(financial risk) 是指因负债筹资而引起的到期不能偿还的风险,是筹资决策中带来的风险,又称筹资风险。医院在筹集资金的过程中要充分考虑自有资金和借入资金的比例。在期望投资收益率高于利息率的条件下,借入资金对于自有资金的比例愈大,自有资金的收益率就会愈高;反之,在期望投资收益率低于利息率的条件下,借入资金对于自有资金的收益越小,自有资金的收益率越低。医院在进行筹资决策时,要充分考虑财务风险。

由于风险偏好(risk appetite)不同,医院管理者可以分为风险回避者、风险追求者和风险中立者。风险回避者选择资产的态度是当预期收益率相同时,偏好于具有低风险的资产,而对于具有同样风险的资产,则钟情于具有高预期收益率的资产;与风险回避者恰恰相反,风险追求者通常主动追求风险,喜欢收益的动荡胜于喜欢收益的稳定。他们选择资产的原则是:当预期收益相同时,选择风险大的,因为这会给他们带来更大的效用;风险中立者通常既不回避风险,也不主动追求风险。他们选择资产的唯一标准是预期收益的大小,而不管风险状况如何。

笔记

184

关于"风险偏好"的经典实验

实验一 在 A、B 两个选项中作出选择：

A. 确定赢得 1000 元；

B. 50：50 的机会，赢了得到 3000 元，输了得到 0 元。

实验二 在 A、B 两个选项中作出选择：

A. 确定亏损 1000 元；

B. 50：50 的机会，输了亏损 3000 元，赢了亏损 0 元。

实验结果显示，在实验一中，多数人选择 A，即在确定性赢利与不确定性赢利之间偏好确定性赢利的选项；在实验二中，多数人选择 B，即在确定性亏损与不确定性亏损之间偏好不确定性亏损。

这两组实验最早是由大名鼎鼎的以色列心理学家卡尼曼和特沃斯基主持的（注：卡尼曼为 2002 年诺贝尔经济学奖得主，文中数据有所改动），后来，不断有别的心理学家和行为金融学家重复完成与此类似的实验，均得到相同的实验结果。这两组实验揭示了人们风险偏好的规律。

然而，前述实验表明，人们在作出选择时并非是理性的。这种在决策中对理性的违背说明在赢利和亏损的情况下，人们的风险态度是会改变的，有着不同的风险偏好：在赢利情况下，人们厌恶风险（risk-aversion），在亏损情况下，人们喜好风险（risk-seeking）。

（三）风险报酬的概念

医院的投资决策，几乎都是在风险和不确定的情况下作出的。离开了风险，就无法正确评价医院报酬的高低。风险是客观存在的，按风险的程度，可以把医院投资决策分为三种类型：

1. **确定性决策** 决策者对未来的情况是完全确定的或已知的决策，称为确定性决策。例如，医院将 100 万元投资于利息率为 10% 的国库券，由于国家实力雄厚，到期得到 10% 的报酬几乎是肯定的，因此，一般认为这种投资为确定性投资。

2. **风险性决策** 决策者对未来的情况不能完全确定，但它们出现的可能性——概率的具体分布是已知的或可以估计的，这种情况的决策称为风险性决策。例如，某医院投资 300 万购买彩超机一台，已知如果检查人次为 7000 人次，收益为 140 万元；如果检查人次为 5000 人次，收益为 100 万元；如果检查人次为 3000 人次，收益为 60 万元。现根据资料分析，认为明年检查人次为 7000 人次的概率为 20%；检查人次为 5000 人次的概率为 50%；检查人次为 3000 人次的概率为 30%。这种决策便属于风险性决策。

3. **不确定性决策** 决策者对未来的情况不仅不能完全确定，而且对其可能

笔记

出现的概率也不清楚,这种情况下的决策为不确定性决策。财务管理中,通常为不确定性规定一些主观概率,以便进行定量分析;同时对风险与不确定性不作严格区分。

一般而言,投资者都力求回避风险,之所以有人进行风险性投资,是因为风险投资可以得到额外的报酬——风险报酬。风险报酬有两种表示方法:风险报酬额和风险报酬率。所谓风险报酬率,是指投资者因冒风险进行投资而获得的超过时间价值率的那部分额外报酬率,即额外报酬占原投资额的比率。在财务管理中,风险报酬通常用相对数——风险报酬率来加以计量。

知识拓展

风险报酬的类型

风险报酬主要包括违约风险报酬、流动性风险报酬和期限风险报酬。

违约风险报酬是指投资者由于承担违约风险而要求得到的超额回报。所谓违约风险则是指借款人无法按时支付利息或偿还本金而给投资者带来的风险。

流动性风险报酬是指投资者由于承担流动性风险而要求得到的超额回报。流动性是指某项资产能够及时转化为现金的特性,也称变现性,变现能力强,即流动性好,风险就低。流动性风险则是由于投资的流动性不同而给投资者带来的风险。

期限风险报酬是指投资者由于承担期限风险而要求得到的超额回报。期限风险是因投资的到期日不同而承担的风险,投资的到期日越长,所承担的不肯定因素就多,风险也就越大,因而需要额外补偿。

投资者总是力求冒较小的风险,得到尽量大的报酬,至少是风险与所得相当。这就需要事先估算投资风险、投资风险报酬。

(四) 单项资产的风险和报酬

1. 风险的衡量 如何客观地估计和计算风险的大小,是财务管理中一个值得研究的重要问题。由于风险和概率有着直接的联系,所以常用概率论的方法衡量风险大小。其具体计算步骤如下:

(1)确定概率分布:在经济活动中,某一事件在相同的条件下可能发生也可能不发生,这类事件称为随机事件。概率就是用来表示随机事件发生可能性大小的数值。例如,某医院拟对某项目进行招标,预期有80%的机会中标,有20%的可能性会落标。如果把所有可能发生的事件或结果都列举出来,并对每一事件或结果都确定其发生的概率,把它们列示在一起,便是概率分布。如表6-3所示。

笔记

表6-3 概率分布表

可能出现的结果(i)	发生的概率(P_i)
中标	0.8 = 80%
落标	0.2 = 20%
合计	1.0 = 100%

任何概率分布必须符合以下两个要求:

1)所有概率值 P_i 都在 0 和 1 之间,即 $0 \leqslant P_i \leqslant 1$;

2)所有结果的概率之和等于 1,即 $\sum_{i=1}^{n} P_i = 1$,n 代表可能出现的结果个数。

(2)计算期望报酬率:期望报酬率是各种可能的预期报酬率以其各自的概率为权数加权计算所得的平均报酬率,它是反映集中趋势的一种量度。其计算公式为:

$$\overline{K} = \sum_{i=1}^{n} K_i \cdot P_i \qquad 公式6-22$$

式中:$\overline{K}$ —期望报酬率;

K_i —第 i 种可能结果的预期报酬率;

P_i —第 i 种可能结果的发生概率;

n —可能结果的个数。

【例16】 某医院欲投资两个项目,其报酬率及其概率分布情况见表6-4,试计算两个项目的期望报酬率。

表6-4 投资项目报酬率及概率分布

疾病发病情况	该种疾病情况发生的概率(P_i)	报酬率(K_i) A项目	报酬率(K_i) B项目
高发	0.2	40%	70%
一般	0.6	20%	20%
低发	0.2	0	-30%

两项目的期望报酬率分别为:

A 项目:

$$\overline{K} = K_1 \cdot P_1 + K_2 \cdot P_2 + K_3 \cdot P_3$$
$$= 40\% \times 0.2 + 20\% \times 0.6 + 0 \times 0.2$$
$$= 20\%$$

B 项目:

$$\overline{K} = K_1 \cdot P_1 + K_2 \cdot P_2 + K_3 \cdot P_3$$
$$= 70\% \times 0.2 + 20\% \times 0.6 + (-30\%) \times 0.2$$
$$= 20\%$$

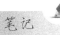
笔记

两个项目的期望报酬率都是20%,但A项目各种情况下的报酬率比较集中,而B项目却比较分散,一般来说,概率分布越集中,投资的风险就越小。因为概率分布越集中,实际可能的结果就会越接近期望报酬率,所以A项目的风险小。这种情况可通过图6-7来说明。

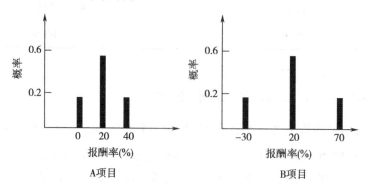

图6-7　两项目投资报酬率的概率分布图

以上只是假定存在疾病高发、一般和低发三种情况。实际上,疾病发病状况可以在极度低发和极度高发之间发生无数种可能的结果。如果对每一可能的发病情况都给予相应的概率(概率的总和要等于1),并对每一种情况给予一个报酬率,便可得到连续的概率分布,如图6-8所示。

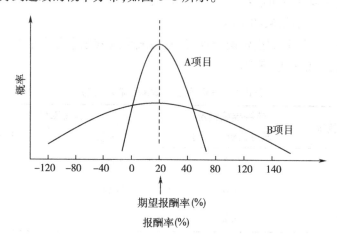

图6-8　两项目报酬率的连续分布图

(3)计算标准离差:标准离差是各种可能的报酬率偏离期望报酬率的综合差异,是反映离散程度的一种量度。其计算公式为:

$$\delta = \sqrt{\sum_{i=1}^{n}(K_i - \overline{K})^2 P_i} \qquad \text{公式6-23}$$

式中:δ——期望报酬率的标准离差;

$\overline{K}$——期望报酬率;

K_i——第i种可能结果的报酬率;

P_i——第i种可能结果的概率;

　　n —可能出现结果的个数。

　　标准离差主要是由各种可能值与预期值之间的差距所决定的,它可以用来估量一项投资收益的变动情况,并由此显示出其中的风险程度。一般而言,标准离差越大,表明投资收益变动越大,投资的风险也越大;反之,标准离差越小,表明离散程度越小,投资的风险也越小。

　　上述两项目的标准离差计算如下:

　　项目 A

$$\delta = \sqrt{(40\% - 20\%)^2 \times 0.2 + (20\% - 20\%)^2 \times 0.6 + (0 - 20\%)^2 \times 0.2}$$
$$= 12.65\%$$

　　项目 B

$$\delta = \sqrt{(70\% - 20\%)^2 \times 0.2 + (20\% - 20\%)^2 \times 0.6 + (-30\% - 20\%)^2 \times 0.2}$$
$$= 31.62\%$$

　　由计算结果可见,B 项目的风险要大于 A 项目。

　　(4)计算标准离差率:标准离差是反映随机变量离散程度的一个指标,虽能表明投资风险的大小,但它是一个绝对值,而不是一个相对值,只能用来比较期望报酬率相同的各项投资的风险程度,而无法用于比较期望报酬率不同的各项投资的风险程度。要比较不同期望报酬率的项目的风险程度,就需用标准离差同期望报酬率的比值,即标准离差率,亦称标准离差系数、变异系数。其计算公式为:

$$CV = \frac{\delta}{\overline{K}} \times 100\% \qquad\qquad 公式 6\text{-}24$$

　　式中:CV —标准离差率;

　　　　　$\overline{K}$ —期望报酬率;

　　　　　δ —标准离差。

　　上例中,A 项目的标准离差率为:

$$CV = \frac{12.65\%}{20\%} \times 100\% = 63.25\%$$

　　B 项目的标准离差率为:

$$CV = \frac{31.62\%}{20\%} \times 100\% = 158.1\%$$

　　显然,项目 B 的投资风险大于项目 A。当然,因为两项目的期望报酬率相等,直接利用标准离差即可比较两个项目的风险程度。

　　假设上例两项目投资报酬的标准离差不变,但 A 项目的期望报酬率为 15%,B 项目的期望报酬率为 40%,这种情况下,就要使用标准离差率作为判别标准。

　　A 项目:

$$CV = \frac{12.65\%}{15\%} \times 100\% = 84.33\%$$

　　B 项目:

$$CV = \frac{31.62\%}{40\%} \times 100\% = 79.05\%$$

可见,在这种假设条件下,A 项目的风险要大于 B 项目的风险。

综上所述,衡量风险大小的原则是期望值越高风险越小,标准离差率越小风险越小。在标准离差相同的情况下,用期望值大小衡量风险;在标准离差不同的情况下,用标准离差率来衡量风险。因为标准离差率是相对数,它避免了报酬绝对值大小对标准离差的影响,同时也避免了投资项目使用单位不同不便比较的缺点。

2. 风险报酬的计算

(1)计算风险报酬率:为了正确地进行投资决策,投资者除了了解投资的风险大小外,更需知道投资风险报酬的高低。

如果投资者投资时冒了风险,他就应当获得超过时间价值的额外报酬,而且所冒风险程度越大,得到的风险报酬也应当越多。也就是说,投资风险报酬的大小,应与所冒风险的大小成正比。因此,风险报酬率应与反映风险程度的标准离差率成正比例关系。要把收益标准离差率转换为风险报酬率,还需借助一个参数——风险报酬系数。风险报酬率、风险报酬系数和标准离差率之间的关系,可用公式表示如下:

$$R_R = b \cdot CV \qquad \text{公式 6-25}$$

式中:R_R —风险报酬率;

　　　b 　—风险报酬系数;

　　　CV—标准离差率。

投资的总报酬率可以表示为:

$$K = R_F + R_R = R_F + b \cdot CV \qquad \text{公式 6-26}$$

式中:K 　—投资报酬率;

　　　R_F —无风险报酬率。

无风险报酬率就是加上通货膨胀贴水以后的资金时间价值,西方一般把投资于国库券的报酬率视为无风险报酬率。

风险报酬系数是指风险程度变化对风险最低报酬率的影响,通常由投资者以无风险报酬率为基准主观确定。

上例中,假设 A 项目和 B 项目的风险报酬系数分别为 9% 和 12% ,则两个项目的风险报酬率分别为:

A 项目:

$$R_R = b \cdot CV$$
$$= 9\% \times 63.25\%$$
$$= 5.69\%$$

B 项目:

$$R_R = b \cdot CV$$
$$= 12\% \times 158.1\%$$
$$= 18.97\%$$

如果无风险报酬率为 10% ,则两个项目的投资报酬率分别为:

A 项目:

笔记

$$K = R_F + R_R$$
$$= 10\% + 5.69\%$$
$$= 15.69\%$$

B 项目：

$$K = R_F + R_R$$
$$= 10\% + 18.97\%$$
$$= 28.97\%$$

A 项目的标准离差率为 63. 25% ,小于 B 项目的标准离差率 158. 1% 。计算结果表明,A 项目的风险报酬率为 5. 69% ,小于 B 项目的风险报酬率 18. 97% ；A 项目的投资报酬率为 15. 69% ,小于 B 项目的投资报酬率 28. 97% 。可见,投资风险小的项目,其投资风险报酬率低,投资报酬率也低；反之,投资风险大的项目,其投资风险报酬率高,投资报酬率也高。医院应根据自身承受风险的能力大小来选择投资项目。

（2）风险报酬系数的确定方法

1）根据以往的同类项目加以确定：风险报酬系数 b,可以参照以往同类投资项目的历史资料,运用前述有关公式来确定。例如,某医院准备进行一项投资,此类项目含风险报酬率的投资报酬率一般为 20% 左右,其报酬率的标准离差率为 100% ,无风险报酬率为 10% ,则由公式 $K = R_F + b \cdot CV$ 得：

$$b = \frac{K - R_F}{CV} = \frac{20\% - 10\%}{100\%} = 10\%$$

2）由医院领导或医院组织有关专家确定：在缺乏同类项目历史资料时,医院领导可聘请有关专家共同分析研究后确定。实际上,风险报酬系数的确定,在很大程度上取决于各医院对风险的态度。比较敢于承担风险的医院,往往把 b 值定得高些。

3）由国家有关部门组织有关专家确定：国家有关部门如财政部、中央银行等组织专家,根据各行业的条件和有关因素,确定各行业的风险报酬系数,由国家定期公布,作为国家参数供投资者参考。

第二节　投资评价指标

一、现金流量分析

现金流量（cash flow）也称现金流动量,是指一定会计期间按照现金收付实现制,通过一定经济活动（包括经营活动、投资活动、筹资活动和非经常性项目）而产生的现金流入、现金流出及其净流量情况的总称,即医疗卫生机构一定时期的现金和现金等价物的流入和流出的数量。它是计算项目投资决策评价指标的主要根据和重要信息之一。项目投资决策所使用的现金概念,是广义的现金,它不仅包括各种货币资金,而且还包括了现金等价物,即医院持有的期限短、流动性强、容易转换为已知金额现金、价值变动风险很小的投资等。例如,一个项目需要使用原有的房屋、设备和材料等,则相关的现金流量是指它们的变现价值,而不是其账面成本。

现金流量是评价投资方案是否可行时必须事先计算的一个基础性指标。

（一）现金流量的构成及现金流量图

现金流量包括现金流入量、现金流出量、现金净流量（也称净现金流量）。现金流入量是指能够使投资方案的现实货币资金增加的项目，简称现金流入。现金流出量是指能够使投资方案的现实货币资金减少或需要动用现金的项目，简称现金流出。现金流入与现金流出之差为现金净流量，现金净流量可正，也可为负。

将投资过程中的现金流量按照不同的时期进行划分：

1. 初始期现金流量　指在投资开始时期的现金流入量和现金流出量。包括：①固定资产原始投资额，包括固定资产的购入或建造成本、运输成本和安装成本等；②垫付营运资金，包括对卫生材料、低值易耗品等流动资产的投资；③其他，包括与长期投资有关的职工培训费、注册费用等。

2. 营业期间现金流量　指投资项目投产使用后，在其寿命周期内，因经营活动给医院带来的现金流入和现金流出的数量。营业期间现金流量一般按年度计算。

$$每年净现金流量 = 现金流入 - 现金流出 \qquad 公式6-27$$

具体的方法有三种：

$$净现金流量 = 现金流入 - 付现成本 - 所得税 \qquad 公式6-28$$

$$净现金流量 = 税后结余 + 折旧 \qquad 公式6-29$$

$$净现金流量 = 税后收入 - 税后付现成本 + 折旧 \times 税率 \qquad 公式6-30$$

这里的现金流入一般为营业现金收入，现金流出是指营业现金支出和交纳的所得税，付现成本是指用现金支付的营业成本（不包括折旧等的非付现成本），所得税是指营利性医院的所得税。

3. 终结期现金流量　是指固定资产投资结束或投资转移时的现金流入量和现金流出量。包括：①固定资产报废时的残值收入或固定资产的变现价值或固定资产的重置成本；②垫支营运资金的收回；③其他。

知识链接

关于现金流的故事

炎热小镇的午后，太阳高挂。每个人都债台高筑，无精打采。一位游人在镇上一家汽车旅馆停车，拿出一张1000元钞票放在柜台上，想选一间合适的房间过夜。在该先生上楼看房时，店主拿起这张1000元钞票，跑到隔壁屠户那支付了他欠的肉钱。屠夫拿起1000元钱，横过马路到猪农那付清了欠猪农的猪钱。猪农拿了这1000元钞票奔向饲料供应商，付清了所欠的饲料钱。供应商拿到1000元之后，赶忙付清了他欠小餐馆的饭钱。有了1000元，餐馆老板到旅馆付了他所欠的房钱。店主把这1000元又放回柜台时，恰巧那游客慢慢走下楼来，收起那张1000元钞票塞进口袋，声称没有一间令他满意的房间，驾车走了。这一会儿看起来，没有人生产什么，也没有人消费什么，但全镇债务都清了，人们以更乐观的态度面对未来！

笔记

(二)现金流量的计算

【例17】 投资方案的有关资料如下:医院固定资产需投资100万元,3年建成,价款分5年付给承包商。建成后,每年可获得净利10万元。固定资产进行正常的经营活动后,因业务收入正常的付款期限为3个月,故需在应收账款上需垫资50万元,项目结束后收回。固定资产的使用年限为5年,采用直线法计提折旧,到期报废时无残值、无清理费用。由这一投资方案所形成的现金流量有:

(1)现金流入量:包括营业净收益、固定资产折旧、应收账款的回收等。

(2)现金流出量:包括固定资产投资和应收账额的垫付。

根据以上数据编制出现金流量表6-5。

表6-5 A投资方案现金流量表 单位:万元

项目	时期									合计
	0	1	2	3	4	5	6	7	8	
固定资产	−20	−20	−20	−20	−20					−100
折旧					20	20	20	20	20	100
营业净结余					10	10	10	10	10	50
应收账款				−50					50	0
现金净流量	−20	−20	−20	−70	10	30	30	30	80	50

注:表中带负号的数字表示现金流出量

其现金流量图如图6-9所示,现金流量图以时间为横轴,以横轴下方的箭头表示现金流出,横轴上方箭头表示现金流入。形象、直观地显示现金的流动情况。

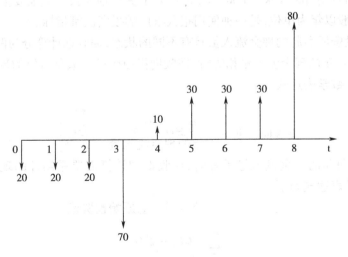

图6-9 A投资方案现金流量图

(三)固定资产投资决策中使用现金流量的原因

在投资决策中,我们利用现金流量表对项目进行评价分析,而不采用结余进行评价分析,是因为现金流量指标在投资决策分析中更具科学性、客观性和合理性。

1. 在整个投资项目的有效期限内,现金净流量与结余综合相等(如例 17 所示,项目结余合计为 50 万元,现金净流量合计为 50 万元),从客观上使现金流量指标取代结余指标评价投资方案成为可能。

2. 现金流量是以收付实现制为基础计算投资期、经营期的现金流入与现金流出,其分布不受人为因素的影响,可以保证项目评价的客观性。结余是以权责发生制为基础计算各经营时期的收支状况,在进行核算时,由于折旧方法、存货计价方法、间接费用分配方法以及成本计算方法的选择均可受人为因素的影响,有可能出现人为操控结余的情况,故结余指标缺乏严密的客观性和科学性。从这一方面来说,现金流量比结余更能如实地反映医院的经营状况。

3. 在某些特殊时期,医院的现金流量状况比盈利状况更为重要。维持医院正常经营活动的资金流是现金而不是结余,有结余的年份不一定能产生多余的现金。一个项目能否维持下去,不取决于一定期间是否盈利,而取决于有没有现金用于各种支出。付现能力是判断医院能否正常经营的一个重要标志。

二、非贴现的现金流量指标

非贴现的现金流量指标是指对固定资产投资决策分析中的现金流入量和现金流出量的计算均不考虑货币时间价值。这类指标仅对固定资产投资决策方案进行粗略的筛选,不能作为投资决策方案的最终指标,方法较为简单,计算容易。

(一) 投资回收期

投资回收期(payback period,PP)是指固定资产预算投资额需要多长时间才能收回,一般以年为单位,是一种使用很久很广的投资决策指标。

由于投资所引起的现金流入量具有不同的状态,回收期计算分为两种情况。

(1)当每年的现金流入量相等时,回收期指原始投资额是每年的现金流入量的倍数。其数学表达式如下:

$$投资回收期 = \frac{原始投资额}{每年的现金流入量} = \frac{\sum_{c=1}^{n} C_0}{NCF_i} \qquad 公式 6\text{-}31$$

(2)当每年的现金流入量不等时,回收期的计算需要用累计的现金净流量法。其数学表达式如下:

$$\sum 每年的现金流入量 = \sum 原始投资额$$

$$\sum_{i=1}^{n} NCF_i = \sum_{c=1}^{t} C_0 \qquad 公式 6\text{-}32$$

式中:NCF_i——每年的现金净流入量

$\sum_{c=1}^{t} C_0$——固定资产原始投资额

【例18】 有 A、B、C 三个投资方案,其现金流量状况如表 6-6 所示。

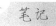
笔记

表6-6 现金流量状况表   单位:万元

项目	时期(年)				
	0	1	2	3	4	5
A. 原始投资额	100 000					
净结余		5000	10 000	15 000	20 000	25 000
年折旧		20 000	20 000	20 000	20 000	20 000
B. 原始投资额	100 000					
净结余		16 000	17 000	17 000		
年折旧		34 000	33 000	33 000		
C. 原始投资额	100 000					
净结余		25 000	20 000	15 000	10 000	5000
年折旧		20 000	20 000	20 000	20 000	20 000

其现金流量图如图6-10所示。

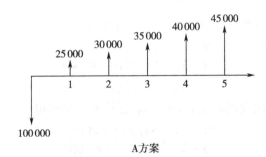

A方案

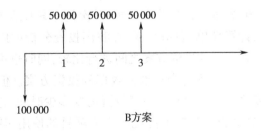

B方案

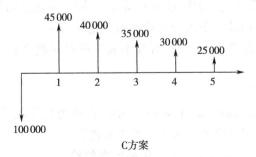

C方案

图6-10 各种方案的现金流量图

B 方案的现金流入量每年均为 50 000 元,其投资回收期为:

$$PP_b = \frac{100\ 000}{50\ 000} = 2(年)$$

A、C 两方案的现金流入量每年不相等,其投资回收期的计算需用累计的现金净流入量,如表 6-7 所示。

表 6-7 累计的现金净流入量表　　　　　单位:万元

时期	现金流入量					
	A. C_0	A. NCF_i	A. $\sum NCF_i$	C. C_0	C. NCF_i	C. $\sum NCF_i$
0	100 000			100 000		
1		25 000	25 000		45 000	45 000
2		30 000	55 000		40 000	85 000
3		35 000	90 000		35 000	120 000
4		40 000	13 000		30 000	
5		45 000			25 000	

A 方案投资回收期应在 3~4 年间,需用插入法求得。

$$\frac{PP_a - 3}{4 - 3} = \frac{100\ 000 - 90\ 000}{130\ 000 - 90\ 000}$$

$$PP_a = 3.25(年)$$

C 方案的投资回收期应在 2~3 年间,需用插入法求得。

$$\frac{PP_c - 2}{3 - 2} = \frac{100\ 000 - 85\ 000}{120\ 000 - 85\ 000}$$

$$PP_c = 2.43(年)$$

从上述计算可知:方案 B 的回收期最短,其次是方案 C,最后是方案 A。

投资回收期法,计算简单,通俗易懂,在我国投资分析中广泛应用。应用投资回收期指标,不仅在不同的投资方案之间进行比较,同时也可以与标准投资回收期相比较,用以淘汰那些不符合标准回收期的投资方案。但是投资回收期存在着严重的缺陷,回收期只说明收回一项投资需要多少时间,它不能说明这项投资的获利总量。这是由于回收期不能说明投资项目的使用年限长短,如果回收期大于使用年限,那么这项投资永远不能收回,所以不能以回收期的长短作为评价投资方案的唯一标准。正因为投资回收期忽略了投资项目的使用年限,不能说明回收期满后的现金流动状态,所以不利于选择回收期相同而投资获利总量不同的方案。

(二)平均收益率

平均收益率(average rate of return,ARR)也称为会计收益率法,是会计结余与固定资产预算投资额之比。其数学表达式如下:

$$平均收益率 = \frac{年平均净收益}{原始投资额} \times 100\%　　　　公式 6-33$$

【例 19】　根据例6-18资料所示,计算 A、B、C 三方案的平均收益率。

$$ARR_a = \frac{(5000 + 10\,000 + 15\,000 + 20\,000 + 250\,000) \div 5}{100\,000} \times 100\%$$

$$= 15\%$$

$$ARR_b = \frac{(16\,000 + 17\,000 + 17\,000) \div 3}{100\,000} \times 100\%$$

$$= 16.17\%$$

$$ARR_c = \frac{(25\,000 + 20\,000 + 15\,000 + 10\,000 + 5000) \div 5}{100\,000} \times 100\%$$

$$= 15\%$$

从上述计算可知方案 B 具有较高的会计收益率,方案 A、C 的会计收益率相等。

会计收益率越高说明投资方案的经济效益越好,由于它能够说明各种投资方案的盈利水平,同时计算简单,容易理解,在实际工作中被广泛采用。但是,会计收益率指标同样存在严重的缺陷,也没有考虑投资项目的使用年限,因而不能说明投资方案的活力总额,它叫"未调整的收益率"。它不便于选择使用年限不同的投资方案。

三、贴现的现金流量指标

贴现的现金流量指标是对在投资过程中现金流入量和现金流出量的计算均考虑货币时间价值。这类指标由于考虑了货币时间价值,所以计算较为负责,评价投资方案更加客观全面,是固定资产投资决策方案的最终选择依据。

(一) 净现值

净现值(net present value,NPV)是指投资方案未来现金流入的现值与未来现金流出的现值间的差额。其数学表达式如下:

$$净现值 = \sum 现金流入的现值 - \sum 现金流出的现值 \qquad 公式\ 6\text{-}34$$

$$NPV = \left[\frac{NCF_1}{(1+i)^1} + \frac{NCF_2}{(1+i)^2} + \frac{NCF_3}{(1+i)^3} + \cdots\cdots + \frac{NCF_n}{(1+i)^n}\right] - C_0 \qquad 公式\ 6\text{-}35$$

式中:i　　—预计的贴现率;

NCF　—净现金流量;

n　　　—投资项目的预计使用年限;

C_0　　—原始投资额。

净现值法的原理:假设预计的现金流入在年末肯定可以实现,并把原始投资看成按预定贴现率借入的,当净现值为正时,偿还本息后该项目仍有剩余的收益;当净现值为零时,偿还本息后一无所获;当净现值为负时,该项目收益不足以偿还本息。

净现值的经济意义是指投资方案贴现后的净收益。其中预定贴现率可以根据资本成本或最低资金结余率来确定。根据净现值的经济含义可以总结出如下结论:

(1)当净现值大于零,项目的投资收益率大于预定贴现率,投资方案可取。

(2)当净现值等于零,项目的投资收益率等于预定贴现率,投资方案保本。

（3）当净现值小于零，项目的投资收益率小于预定贴现率，投资方案不可取。

由于投资所引起的现金流入量具有不同的状态，净现值的计算为两种情况。

（1）每年的现金流入量相等时，表现为年金的形式，其数学表达式如下：

$$NPV = NCF \sum_{t=1}^{n} \frac{1}{(1+i)^t} - C_0 \qquad 公式6\text{-}36$$

（2）当每年的现金流入量不等时，表现为复利现值和终值的形式，其数学表达式如下：

$$NPV = \left[\frac{NCF_1}{(1+i)^1} + \frac{NCF_2}{(1+i)^2} + \frac{NCF_3}{(1+i)^3} + \cdots\cdots + \frac{NCF_n}{(1+i)^n} \right] - C_0 \qquad 公式6\text{-}37$$

【例20】　依据例6-18资料所示，假设预计的贴现率为10%，计算A、B、C三方案的净现值指标。

（1）B方案的现金净流量每年相等，可用公式计算如下：

$$NPV_b = NCF \times (P/A, i, n) - C_0 = 50\,000 \times 2.487 - 100\,000 = 24\,350（万元）$$

（2）A、C两方案的现金净流量每年不相等，列表进行计算，详见表6-8、表6-9。

表6-8　A方案净现值计算表　　　　　　单位：万元

时期	各年的 NCF_a	复利现值系数b （P/F,10%,n）	现值 c = a × b
0	−100 000	1	−100 000
1	25 000	0.909	22 725
2	30 000	0.826	24 780
3	35 000	0.751	26 285
4	40 000	0.683	27 320
5	45 000	0.621	27 945
未来现金流入的现值之和			129 055
净现值（NPV）			29 055

表6-9　C方案净现值计算表　　　　　　单位：万元

时期	各年的 NCF_a	复利现值系数b （P/F,10%,n）	现值 c = a × b
0	−100 000	1	−100 000
1	45 000	0.909	40 905
2	40 000	0.826	33 040
3	35 000	0.751	26 285
4	30 000	0.683	20 490
5	25 000	0.621	15 525
未来现金流入的现值之和			136 245
净现值（NPV）			36 245

由上述计算可知,C 方案的净现值最大,其次是 A 方案,最后是 B 方案。

净现值是投资评价方法最基本的指标,它是其他指标的基础,但是对于原始投资额不相同的各投资方案的选择,净现值指标的计算不一定完全合理;而预定贴现率的选择也会影响净现值的大小,从而对投资方案的选择产生误差;净现值指标不能判断出各投资方案实际收益率的大小。

(二) 现值指数

现值指数(profitability index,PI),又称获利指数,是指未来现金流入的总现值是未来现金流出的倍数。它是未来现金流入的现值与未来现金流出现值的比率。它的数学表达式如下:

$$现值指数 = \frac{\sum 现金流入的现值}{\sum 现金流出的现值}　　　　公式 6-38$$

由于投资引起的现金流入量具有不同的状态,现值指数的计算分为两种情况。

(1)当每年的现金流入量相等时,表现为年金的形式,其数学表达式为:

$$PI = \left[NCF \sum_{t=1}^{n} \frac{1}{(1+i)^t} \right] / C_0　　　　公式 6-39$$

(2)当每年的现金流入量不等时,表现为复利现值和终值的形式,其数学表达式为:

$$PI = \left[\frac{NCF_1}{(1+i)^1} + \frac{NCF_2}{(1+i)^2} + \frac{NCF_3}{(1+i)^3} + \cdots\cdots + \frac{NCF_n}{(1+i)^n} \right] / C_0$$

$$= \left[\sum_{t=1}^{n} \frac{NCF_t}{(1+i)^t} \right] / C_0　　　　公式 6-40$$

式中:i ——预计的贴现率;

　　　NCF——净现金流量;

　　　n ——投资项目的预计使用年限;

　　　C_0 ——原始投资额。

【例 21】 依据例 6-20 表 6-8、表 6-9 资料所示,A、B、C 三个方案现值指数分别如下:

$$PI_a = \frac{129\ 055}{100\ 000} = 1.29$$

$$PI_b = \frac{124\ 350}{100\ 000} = 1.24$$

$$PI_c = \frac{136\ 245}{100\ 000} = 1.36$$

从上述计算可知:方案 C 的现值指数最大,其次是方案 A,最后是方案 B。这一结果和上述净现值指标是一致的,净现值指标和现值指数指标之间存在着内在的联系,它们之间的关系如下所述:

(1)当净现值大于 0 时,现值指数大于 1 时,项目的投资收益率大于预定的贴现率,投资方案可取。

(2)当净现值等于 0 时,现值指数等于 1 时,项目的投资收益率等于预定的贴现率,投资方案保本。

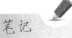
笔记

（3）当净现值小于 0 时,现值指数小于 1 时,项目的投资收益率小于预定的贴现率,投资方案不可取。

现值指数可以在各投资方案的原始投资额不相同时,用于比较各投资方案的优劣;也可以进行独立投资机会获利能力的比较。净现值指标反映的是投资的效益,现值指数反映的是投资的效率。

（三）内含收益率

内含收益率(internal rate of return,IRR)又称内部报酬率,是指投资方案本身所能够实际达到的投资收益率,是每一个投资方案所固有的投资收益率。它是通过使净现值为零时所用的预定贴现率确定的投资收益率,或者是指能够使未来现金流入的现值等于未来现金流出的现值的贴现率。

由于投资所引起的现金流入量具有不同的状态,内含收益率的计算分为两种情况。

1. 当每年的现金流入量相等时,可以直接利用年金现值系数计算内含收益率的大小。

$$NPV = 0$$

$$NCF \sum_{t=1}^{n} \frac{1}{(1 + r)^t} - C_0 = 0 \qquad \text{公式 6-41}$$

式中:r ——内部报酬率;

NCF ——净现金流量;

n ——项目使用年限;

C_0 ——原始投资额。

2. 当每年的现金流入量不等时,内含收益率的计算需要采用"逐次试算法"。首先,估计出试算所需的第一个贴现率,计算其净现值的大小;其次,根据第一步计算出的净现值的大小,估计出试算所需的第二个贴现率,尽量使其净现值趋于零(NPV > 0);第三步,根据第二步计算出的净现值的大小,估计出试算所需的第二个贴现率,尽量使其净现值趋于零(NPV < 0);第四步,根据第二步和第三步结果采用插入法计算出方案的内含收益率。

【例 22】 根据例 6-18、例 6-20、例 6-21 资料所示,计算 A、B、C 三方案的内含收益率。

（1）B 方案每年的现金净流量相等,表现为年金的形式,计算如下:

$$NPV = 0$$

$$50\ 000(P/A, r, 3) - 100\ 000 = 0$$

$$(P/A, r, 3) = 2$$

$$(P/A, 20\%, 3) = 2.106\ 5$$

$$(P/A, 24\%, 3) = 1.981\ 3$$

用插入法计算:

$$\frac{r - 20\%}{24\% - 20\%} = \frac{2 - 2.106\ 5}{1.981\ 3 - 2.106\ 5}$$

$$r = 23.40\%$$

（2）A、C 两方案的现金净流量每年不相等,分别采用逐次试算法进行计算。下面我们对 A 方案进行计算。

第一步:先估计一个贴现率,可用静态的方法求得。

$$100\,000 = (25\,000 + 30\,000 + 35\,000 + 40\,000 + 45\,000)(P/F,i,5)$$

估计出 $i = 12\%$,进行第一次试算,详见表6-10。

第二步:第一步试算出的净现值大于1许多,说明该方案的内含收益率远远大于12%,因此估计第二次试算的收益率为19%,进行第二次试算,详见表6-11。

第三步:第二步试算出的净现值仍大于1,说明该方案的内含收益率大于19%,因此估计第三次试算的收益率为20%,进行第三次试算,详见表6-12。

第四步:当贴现率为19%时,净贴现值为1750;当贴现率为20%,净现值为 -720,A 方案的内含收益率为19% ~ 20% 之间,采用插入法计算出 A 方案的内含收益率。

$$\frac{Ra - 19\%}{20\% - 19\%} = \frac{0 - 1750}{-720 - 1750}$$

$$Ra = 19.71\%$$

表6-10 第一次试算表

时期	各年的 NCF_a	复利现值系数 b $(P/F,12\%,n)$	现值 $c = a \times b$
0	$-100\,000$	1	$-100\,000$
1	25 000	0.893	22 325
2	30 000	0.797	23 910
3	35 000	0.712	24 920
4	40 000	0.636	25 440
5	45 000	0.567	25 515
未来现金流入的现值之和			122 110
净现值（NPV）			22 110

表6-11 第二次试算表

时期	各年的 NCF_a	复利现值系数 b $(P/F,19\%,n)$	现值 $c = a \times b$
0	$-100\,000$	1	$-100\,000$
1	25 000	0.84	21 000
2	30 000	0.706	21 180
3	35 000	0.593	20 755
4	40 000	0.499	19 960
5	45 000	0.419	18 855
未来现金流入的现值之和			101 750
净现值（NPV）			1 750

笔记

表6-12 第三次试算表

时期	各年的 NCF $_a$	复利现值系数 b (P/F,20％,n)	现值 c＝a×b
0	－100 000	1	－100 000
1	25 000	0.833	20 825
2	30 000	0.694	20 820
3	35 000	0.579	20 265
4	40 000	0.482	19 280
5	45 000	0.402	18 090
未来现金流入的现值之和			99 280
净现值（NPV）			－720

用同样的方法计算可以确定 C 方案的内含收益率为25％。

由上述计算可知：C 方案的内含收益率最大，其次是 B 方案，最后是 A 方案。

内含收益率最大的优点是可以准确的计算出各方案的实际收益率，它用一个百分率来表示各方案的经济效益，比较明白易懂，所以很受管理者的欢迎。其缺点是计算比较麻烦，特别是逐次试算法，要经过多次试算才能得出结果。

第三节 投资评价指标的应用

一、固定资产更新决策

美多公司固定资产更新案例

对于一个经营良好的公司来说，必须关注市场上出现的新的投资机会。美多印刷公司的管理者们正在考虑一个设备更新方案，他们打算购买新型高效的激光印刷机来替代现在使用的设备。现在使用的设备的账面净值为220万元，如果不替换的话，还可以使用10年。购买激光印刷机的成本是130万元，预计使用年限同样是10年。使用激光印刷机能够降低公司的营运成本，增加公司的营业收入，从而增加每年的现金流量。

苏同是美多公司的会计主任，编制了表1，给出了使用激光印刷机对每年收益和现金流量的预计影响。

表1 年现金流量预计增加额 单位:元

增加的收入	140 000
节约的成本（扣除折旧因素）	110 000
小计	250 000

笔记

续表

现用设备的折旧	220 000
激光印刷机的折旧	130 000
年折旧费用减少额	90 000
缴纳所得税前预计收益增加额	340 000
年缴纳所得税增加额(40%)	136 000
年净收益预计增加额	204 000
年净现金流量预计增加额	114 000

唐刚是美多印刷公司的一位董事,提出了自己的看法:"这些预计数字看上去不错,但现在问题是要使用新的激光印刷机,我们就得出售现在使用的旧设备,我们是否考虑一下公司会因此而蒙受的损失呢?既然现在发明了激光印刷机,我怀疑我们的旧设备能卖上多少钱。"为了回答唐刚先生的质疑,苏同又给出了表2资料,用以说明出售现存的旧设备可能会发生的损失。

表2 出售旧设备的损失　　　　　　　　　　　单位:元

现存旧设备的账面价值	2 200 000
预计市场价格(扣除清理费用的净值)	200 000
缴纳所得税前预计出售损失	2 000 000
作为损失抵减本年度所得税额(40%)	800 000
出售现有设备的净损失(考虑节税后)	1 200 000

唐刚禁不住叫起来,"我的上帝,我们的损失竟然跟激光印刷机的成本差不多,激光印刷机的成本是130万元,加上这120万元的损失,那么,如果我们要使用新设备就得投入250万元。130万元的成本我们还可以接受,但250万元无论如何也不行。"

对于美多公司来说,使用激光印刷机的成本是否真的如唐刚所说的250万元呢?

固定资产更新是对技术上或经济上不宜继续使用的旧资产,用新资产更换或用先进的技术对元设备进行局部改造。固定资产更新决策主要研究两个问题:一是决定是否进行更新,即继续使用就资产还是更换新资产;二是决定选择什么样的资产来更新。实际上,这两个问题是结合在一起考虑的。如果市场上没有合适的设备可替换现有的设备,可以通过修理继续使用设备。更新决策是继续使用旧设备与购置新设备的选择。

(一) 继续使用旧资产还是更新的问题

对于医院而言设备更新的决策是一项非常重要的投资决策。如果片面地追求现

笔记

代化,在资金短缺的情况下,盲目的购入最新设备,就可能导致现金净流量出现负数,使医院难以正常运转。相反,如果墨守成规,一味地坚持使用旧设备,而忽略了新设备所带来的成本降低和质量提高的优势,那么也必然会被市场竞争所淘汰。

固定资产更新决策是在假设维持现有生产能力水平不变的情况下,选择使用旧设备,还是将其淘汰后选择性能更优异、运行成本更低的新设备的决策。由于假设新旧设备生产能力相同,对医院而言,现金流入量未发生变化,但现金流出量却发生了变化。

【例23】 某医院检验科有一台4年前购入的血液分析仪,原购置成本为30万元,估计尚可使用6年。目前年业务收入20万元,付现成本15万元。为使年业务收入提高到30万元,医院打算以50万元的价格购入一台使用寿命为6年的新设备(功能增加,可在原来基础上开展新项目)。新设备购入后可节约成本2万元,同时旧设备作价10万元。新旧设备采用直线法,残值分别为5万元和3万元。资金成本率10%。

使用旧设备的年现金流量 = 业务收入 − 付现成本 = 20 − 15 = 5(万元)

使用新设备的年现金流量 = 业务收入 − 付现成本 = 30 − (15 − 2) = 17(万元)

Δ 年现金流量 = 17 − 5 = 12(万元)

使用新设备增加的 NPV = 12(P/A,10%,6) + (5 − 3)(P/F,10%,6) = 53.03

以旧换新的新近流出 = 50 − 10 = 40(万元)

使用新设备增加的 NPV = 53.03 − 40 = 13.03(万元)

由于使用新设备增加的净现值大于使用旧设备增加的净现值,所以新方案可行。

【例24】 某营利性医院有一台设备,有关资料如表6-13所示,已知资本成本率为10%。根据已经条件计算旧设备和新设备的现金流量,并依此进行决策。

表6-13　设备资料　　　　　　　　　　　　　　　　　单位:元

项目	旧设备	新设备
原值	60 000	50 000
财务制度规定残值	6000	5000
财务制度规定使用年限	6	4
已使用年限	2	0
尚可使用年限	4	4
每年运营成本	8000	5000
两年后的大修成本	25 000	
最终报废残值	7000	10 000
目前变价收入	10 000	
每年折旧额:	直线法	年数总和法
第1年	9000	18 000
第2年	9000	13 500
第3年	9000	9000
第4年	0	4500

根据上表编制表 6-14 和表 6-15。

表 6-14　旧设备现金流量计算表　　　　单位:元

项目	现金流量	年序	系数(10%)	现值
变现价值	−10 000	0	1	−10 000
变现损失减税	[10 000−(60 000−9000×3)]×0.4 = −9200	0	1	−9200
每年运营成本	−8000×(1−0.4) = −4800	1~4	3.169 9	−15 215.52
折旧抵税	9000×0.4=3600	1~3	2.486 8	8952.48
两年后大修成本	−25 000×(1−0.4) = −15 000	2	0.826 45	−12 396.75
残值变现收入	7000	4	0.683 01	4781.07
残值变现收入纳税	−(7000−6000)×0.4 = −400	4	0.683 01	−273.2
合计				−33 351.92

表 6-15　新设备现金流量计算表　　　　单位:元

项目	现金流量	年序	系数(10%)	现值
设备投资	−50 000	0	1	−50 000
每年运营成本	−50 000(1−0.4) = −3000	1~4	3.169 9	−9509.70
每年折旧抵税:				
第1年	18 000×0.4=7200	1	0.909 09	6545.45
第2年	13 500×0.4=5400	2	0.826 45	4462.83
第3年	9000×0.4=3600	3	0.751 31	2704.72
第4年	4500×0.4=1800	4	0.683 01	1229.42
残值收入	10 000	4	0.683 01	6830.10
残值收入纳税	−(10 000−50 000)×0.4 = −2000	4	0.683 01	−1366.02
合计				−39 103.20

通过计算可知,由于旧设备与新设备相比,其现金净流量比较大,所以继续使用旧设备为优。

(二) 固定资产的年平均成本与经济寿命

1. 固定资产的年平均成本　上例中虽然各方案的现金流量有所不同,但是由于新旧设备的使用年限相同,故只要比较总成本即可。在现实中有可能会出现各方案的使用年限也不相同的情况,此时,需要用固定资产的年平均成本法来进行

205

分析。年平均成本法是把继续使用旧设备和购置新设备看成是两个互斥的方案,而不是一个更换设备的特定方案,其假设前提是将来设备再更新时,可以按原来的年平均成本找到可替代的产品。

设备的年平均使用成本为年平均资产成本与年平均运营成本之和。其中,年平均资产成本是指设备的最初投资减去设备更新时所发生的净残值后分摊到设备各使用年份上的费用,亦即原始投资额中逐年摊销的部分和占用在残值上的资金每年应计的利息;年平均运营成本是指设备的年度运行费(如维修)和其他因该设备而支付的费用

【例25】 某医院检验科有一台 4 年前购入的血液分析仪,原购置成本为 30 万元,估计尚可使用 6 年,到期残值 3 万元,年维修费 0.5 万元。现医院打算以 50 万元的价格购入一台使用寿命为 10 年的新设备,到期残值 5 万元,年维修费 0.3 万元,能节约实际成本 0.2 万元。新设备购进后旧设备作价 10 万元。资金成本率 10%。另外,旧设备在剩余使用年限的第二年末需大修一次,成本 3 万元;新设备在第 4 年和第 7 年分别大修一次,成本为 1 万元和 1.5 万元。

$$旧设备的平均年使用成本 = (10-3)(P/A,10\%,6) + 3 \times 10\% + 3 \times$$
$$(P/F,10\%,2)/(P/A,10\%,6) + 0.5 = 2.98(万元)$$

$$新设备的平均年使用成本 = (50-5)/(P/A,10\%,10) + 5 \times 10\% +$$
$$[1(P/F,10\%,4) + 1.5(P/F,10\%,7)]/(P/A,10\%,10) +$$
$$0.3 - 0.2 = 8.16(万元)$$

因此,继续使用旧设备为优。

2. 固定资产的经济寿命 固定资产的年平均成本法除了可以对使用年限不同的固定资产进行决策分析外,还可以用来判断一项固定资产的经济寿命。

固定资产的经济寿命是指可使它的年平均成本达到最低的时间间隔。资产的经济寿命也可以称为最低成本期或最优更新期。我们发现固定资产的使用初期运行费用比较低,但随着固定资产使用时间的增加,固定资产逐渐陈旧,各种维护修理等费用逐渐增加。而与此同时,固定资产的价值却逐渐减少,资产占用资金的机会成本也会逐渐减少。因此,随时间的推移,运行成本和持有成本呈反方向变化,两者之和呈现抛物状,这样就形成一个最经济的使用年限(图6-11)。

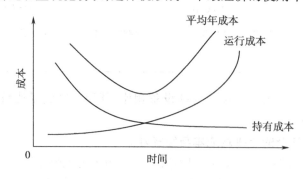

图6-11 固定资产经济寿命

在不考虑货币时间价值的情况下,若年度使用费用等额增加,即每年发生在设备上的费用是等额增加的,并假设残值为零,则计算公式为:

设备经济寿命 = $\sqrt{2 \times 设备的原始投资/使用费的逐年增加}$ **公式6-42**

【例26】 某医院功能诊断科一台设备,原始投资为 10 000 元,第一年使用费用为 300 元,以后每年增加 200 元,假设年末无残值。

设备经济寿命 = $\sqrt{2 \times 10\ 000/200}$ = 10 年

若年度使用费用不规则增加,则不能用公式来计算,只可根据测算数据来推测其经济寿命期。

【例27】 某医院某型号的 B 超机,原始投资额为 40 万元,寿命周期为 10 年,资本成本率为 10%,年度使用费用和年末残值资料如表6-16 所示。

表6-16　年度使用费用和年末残值资料　　　单位:万元

年数	1	2	3	4	5	6	7	8	9	10
年度运行成本	4.8	5.4	6	6.8	7.8	9	10.4	12	14	16
年末净残值	28	20	14	8	4	3.2	2.4	1.6	0.8	0.4

根据上表资料推测其经济寿命期,如表6-17 所示。

表6-17　推测设备经济寿命期表　　　单位:万元

使用年限(1)	年度运行成本(2)	年末残值(3)	累计年度运行成本(4)=Σ(2)	年度平均运行成本(5)=(4)/(1)	平均资产成本(6)=[40万-(3)]/(1)	年平均使用成本(7)=(5)+(6)
1	4.8	28	4.8	4.8	12	16.8
2	5.4	20	10.2	5.1	10	15.1
3	6	14	16.2	5.4	8.67	14.07
4	6.8	8	23	5.75	8	13.75
5	7.8	4	30.8	6.16	7.2	13.36
6	9	3.2	39.8	6.63	6.13	12.76
7	10.4	2.4	50.2	7.17	5.37	12.54
8	12	1.6	62.2	7.78	4.8	12.58
9	14	0.8	76.2	8.47	4.36	12.83
10	16	0.4	92.2	9.22	3.96	13.18

从表6-17 中可知,第七年的年度使用费用为最低,即设备的经济寿命为 7 年,故投资者应该在第 7 年末进行设备更新。

在考虑货币时间价值的情况下,设备经济寿命的求解一般由列表法求得(表6-18)。

笔记

表6-18 设备经济寿命期计算表

使用年限 (1)	年度运营成本 (2)	现值系数 (3)	年度运营成本现值 (4)	累计年度运营成本现值 (5) = Σ(4)	投资回收系数 (6)	等值的年度使用成本 (7) = (5)×(6)	年末残值 (8)	平均资产成本(9) = [40万 - (8)]/ (6) + (8) ×i_c	年平均使用成本(10) = (7) + (9)
1	4.8	0.909	4.36	4.36	1.1	4.8	28	16	20.8
2	5.4	0.826	4.46	8.83	0.576	5.08	20	13.52	18.6
3	6	0.751	4.51	13.33	0.402	5.36	14	11.85	17.21
4	6.8	0.683	4.64	17.98	0.316	5.68	8	10.91	16.59
5	7.8	0.62	4.84	22.81	0.264	6.02	4	9.9	15.93
6	9	0.565	5.08	27.89	0.229	6.39	3.2	8.75	15.14
7	10.4	0.513	5.34	33.23	0.205	6.81	2.4	7.95	14.76
8	12	0.467	5.6	38.83	0.187	7.26	1.6	7.34	14.6
9	14	0.424	5.94	44.77	0.174	7.79	0.8	6.9	14.69
10	16	0.386	6.17	50.94	0.163	8.3	0.4	6.49	14.8

注:表中投资回收系数等于年金现值系数的倒数

从表6-18中可知,设备第8年的年度费用为最小,那设备的经济寿命为8年,所以投资者应在第8年末进行设备更新。

二、投资期决策

一个投资项目从资金投入开始到项目建成投产为止,所需的时间称之为投资期(或称投资周期)。在外部环境一定的情况下,若要缩短投资期,就需要投入更多的人力、财力和物力,当然投资项目也可以尽快投产,产生效益。是否应该缩短投资期,就应该进行认真的分析和比较。

【例28】 某医院进行一项投资,正常投资期为5年,每年投资200万,5年共需投资1000万元。第5~14年每年现金净流量为250万元。若投资期缩短为3年,每年需投资400万元,3年共投资1200万元,项目投产后的使用寿命和每年的现金净流量相等。最低投资报酬率为10%。假设寿命终结时无残值,不用垫支营运资金。请分析判断是否应缩短投资期。

现将两方案的现金流量状况列表,详见表6-19。

表6-19 现金流量状况表

项目	0	1	2	3	4	5	……	12	13	14
正常投资期	−200	−200	−200	−200	−200	250	250	250	250	250
缩短投资期	−400	−400	−400	250	250	250	250	250		
差量现金流量	200	200	200	−450	−450	0	0	0	250	250

笔记

1. 用净现值法分析

（1）正常投资的净现值

$$NPV = -200 - 200(P/A,10\%,4) + 250(P/A,10\%,10)(P/F,10\%,4)$$
$$= -200 - 200 \times 3.169\,9 + 250 \times 6.144\,6 \times 0.683$$
$$= 215.21（万元）$$

（2）缩短投资期的净现值

$$NPV = -400 - 400(P/A,10\%,2) + 250(P/A,10\%,10)(P/F,10\%,2)$$
$$= -400 - 400 \times 1.735\,5 + 250 \times 6.144\,6 \times 0.826\,4$$
$$= 175.27（万元）$$

通过计算可知：正常投资期与缩短投资期相比，其净现值比较高，因此正常投资期方案较好。

2. 用差量分析法

$$\Delta NPV = 200 + 200(P/A,10\%,2) - 450(P/A,10\%,2)(P/F,10\%,2) + 250$$
$$(P/A,10\%,2)(P/F,10\%,2)$$
$$= 200 + 200 \times 1.735\,5 - 450 \times 1.735\,5 \times 0.826\,4 + 250 \times 1.735\,5 \times 0.318\,5$$
$$= 39.89$$

通过计算可知：由于正常投资期与缩短投资期相比，其净现值比较高，因此正常投资期的方案较好。

本 章 小 结

　　医院固定资产投资需要投入大量的资金，又不能在短期内收回，此项投资具有较大的风险。而固定资产投资作为一种战略，关系到医院经营的成败和未来发展的方向。因此，医院只有做好固定资产投资的决策分析及评价，才能避免投资的盲目性，使其稳定、高效地运行，确保医院社会效益和经济效益的提高。本章主要介绍了以下几方面内容：①货币时间价值观念和风险观念是现代医院财务管理的基础观念，在对医院固定资产投资决策进行评价的过程中，首先应贯彻这两个观念。②固定资产投资评价指标的适用条件及计算方法，常用的评价指标包括：投资回收期法、平均报酬率法、净现值法、现值指数及内含收益率法；各评价方法的优点和不足。③固定资产投资评价指标在固定资产更新决策及投资期决策中的应用。通过本章学习，使读者掌握固定资产投资的理念及评价方法，提高决策的正确性。

关键术语

贴现（discount）

年金（annuity）

风险（risk）

投资回收期（payback period）

净现值（net present value）

内含收益率（internal rate of return）

现值（present value）

后付年金（ordinary annuity）

决策(decision-making) 现值指数(profitability index)
平均收益率(average rate of return)

思考题

1. 什么是货币的时间价值?货币的时间价值在决策分析中如何体现其作用?

2. 如何客观地估计和计算风险的大小?医院投资决策按风险的程度可以分为几种类型?

3. 试述现金流量的构成,并分析其在固定资产投资决策中的作用。

4. 试述现金流量指标并分析它们的优劣。

(贾莉英 柴冬丽)

负债、净资产管理及控制

通过本章的学习，你应该能够：

掌握 负债和净资产筹资方式的种类、概念和特征、成本性态的种类、杠杆原理。

熟悉 量本利关系式、杠杆种类及计算公式。

了解 负债管理和净资产管理的内容、银行借款资本成本的计算。

章前案例

　　某医院为一家大型三甲医院，由于该院处于市中心、专家业务精湛、服务优质，医院的效益和规模不断增加，目前每年净利已达到6000万元。为适应市场发展的需要，该医院准备在市郊成立一家分院，预计需投资3亿元人民币，其中医院用房0.9亿，购置专用设备1.8亿元，补充流动资金0.3亿元，建设期为2年，正常营业后，每年新增净利3000万元。为筹措分院成立所需资金，医院领导层进行了讨论，目前提出的可行筹资方案如下：

　　方案一：由于该项目预期未来收益水平较高，投资回收期较短，因此可由医院从内部积累中拿出3亿元资金自行出资。

　　方案二：为规避风险和引入战略投资者，建议分院的建设引入新的投资者，医院和新投资者按照6:4的比例共同出资3亿元。

　　方案三：目前该医院资产负债率较低，只有30%，加之现在银行借款利率较低，尤其短期借款利率不足5%，因此全部资金可向银行借款，并尽量使用短期资金。

　　方案四：向医院职工发行内部债券3亿元，债券利率与银行借款利率相当，既可筹集到所需资金，还可以增加职工福利。

　　方案五：采用银行借款和融资租赁共同筹资的方式，由于预期未来收益可达到3000万元，因此流动资金可向银行举借短期借款获得，医院用房资金采用长期借款，设备采用融资租赁的方式获取资金。

　　在以上几种方案中，经过多方论证，最终医院管理层选择了自行出资、银行借款、融资租赁多种筹资方式共同集资的决定，不仅发挥各种筹资方式的优势，降低财务风险，同时也减轻了医院的资金压力。

笔记

第一节 负债管理与控制

负债(debt)是指医院所承担的能以货币计量,需要以资产或者劳务偿还的债务。负债资金是医疗卫生机构资金的重要来源,与其他资金相比,其特点有:①资金所有权属于债权人,医疗卫生机构按规定的时间偿还本金和支付利息,债权人不享有医疗卫生机构的经营管理权力,不能参与医疗卫生机构结余分配,对医疗卫生机构经营活动也不承担责任;②由于债务资金按契约要求必须按时还本付息,医疗卫生机构只能在规定的时间内使用。

> **知识拓展**
>
> 2010版《医院财务制度》第五十八条规定:医院包括流动负债和非流动负债。流动负债是指偿还期在一年以内(含一年)的短期借款、应付票据、应付账款、预收医疗款、预提费用、应付职工薪酬和应付社会保障费等。非流动负债是指偿还期在一年以上(不含一年)的长期借款、长期应付款等。

一、负债筹资方式

(一) 银行借款

银行借款(bank loan)是指医疗卫生机构向银行等金融机构借入的各种借款,是医疗卫生机构负债筹资的主要方式之一。

1. 银行借款的种类

(1)按照资金使用的时间长短分为短期借款和长期借款:①短期借款是指使用时间在一年(包含一年)以下的借款,短期借款可以缓解医疗卫生机构临时性的资金短缺状况,利率相对较低,但使用时间短,财务风险较大。②长期借款一般是使用时间在一年以上的银行借款,长期借款一般用于解决医疗卫生机构长期资金的需要,与短期借款相比,具有偿还本息压力较大和风险相对较小,但取得的资金成本较高的特点。

(2)按照提供借款的单位不同分为商业银行借款、政策性银行借款和其他金融机构借款:①商业性银行借款是指由中国工商银行、中国建设银行、中国农业银行、中国银行各商业银行等营利性银行向医疗卫生机构提供的借款,用以满足医疗卫生机构经营的资金需要;②政策性银行借款是指执行国家政策性借款业务的银行向医疗卫生机构发放的借款,通常为长期借款,如国家开发银行借款,主要满足医疗卫生机构承建国家重点项目的资金需要;③其他金融机构借款,如从信托投资公司取得实物或货币形式的信托投资借款,从财务公司取得的各种中长期借款,从保险公司取得的借款等。其他金融机构的借款一般较商业银行借款的期限要长,要求的利率较高,对借款医疗卫生机构的信用要求和担保的选择比较严格。

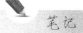
笔记

（3）按借款担保条件不同分为信用借款和担保借款：①信用借款是指以借款人的信誉或保证人的信用为依据而获得的借款，医疗卫生机构取得这种借款，无需以财产作抵押，对于这种借款，由于风险较高，银行通常要收取较高的利息，往往还附加一定的限制条件；②担保借款是指由借款人或第三方依法提供担保而获得的借款，担保包括保证责任、财务抵押、财产质押，由此，担保借款包括保证借款、抵押借款和质押借款。

2. 银行借款的程序

（1）医疗卫生机构提出借款申请：医疗卫生机构根据筹资需求向银行书面申请，按银行要求的条件和内容填报借款申请书，陈诉所需资金的数量、借款的用途、用款时间和计划、偿还能力以及还款方式等。

（2）银行审批医疗卫生机构借款申请：银行按照有关政策和贷款条件，对借款医疗卫生机构进行信用审查，依据审批权限，核准医疗卫生机构申请的借款金额和用款计划。银行审查的主要内容是：医疗卫生机构的财务状况、信用情况、盈利的稳定性、发展前景、借款投资项目的可行性、抵押品和担保情况。

（3）银行与医疗卫生机构签订借款合同：借款申请获批准后，银行与医疗卫生机构进一步协商贷款的具体条件，签订正式的借款合同。一般来说，借款合同一般包括以下内容：①基本条款。基本条款规定借贷双方的权利和义务，是借款合同的主要内容，主要包括借款种类、借款用途、借款金额、借款利率、借款期限、还款方式等。②保证条款。为确保医疗卫生机构按要求使用借款和按时足额偿还借款，债权人通常还在借款合同中附加各种保护性条款，如要求医疗卫生机构定期向提供贷款的金融机构提交财务报表，不准以资产作为其他承诺的担保或抵押，如期清偿其他到期债务，必须保持最低营运资金数额和最低流动比率等。③违约条款。违约条款是借贷双方不能履行义务所承担责任的规定，主要规定医疗卫生机构逾期不归还借款或者银行不按照合同发放借款的处理等内容。④其他条款。其他条款是对以上条款未涉及相关事项的说明。

（4）医疗卫生机构取得借款：借款合同签订后，医疗卫生机构在核定的贷款指标范围内，根据用款计划和实际需要，一次或分次将贷款转入医疗卫生机构的存款结算户，以便使用。

（5）医疗卫生机构偿还借款：医疗卫生机构按照借款合同的规定按期、按偿还银行借款的本金和利息偿还借款。偿还借款的方式包括一次还本付息、分期付息到期还本、分期还本付息三种，每次偿还的金额依据借款合同的规定执行，如因故不能按期归还，应在借款到期之前的 3～5 天内提出延期申请，由贷款银行审定是否给予延期。

3. 银行借款的资本成本　资本成本是指为筹集和使用资本而付出的代价。资本成本是资本所有权与资本使用权分离的结果，对出资者而言，由于让渡了资本使用权，必须要求取得一定的补偿，资本成本表现为让渡资本使用权所带来的投资报酬。银行借款资本成本包括借款利息和借款手续费用，如果医疗卫生机构如民营医疗卫生机构需要缴纳所得税（公立医院和基层医疗卫生机构不需缴纳所得税），利息费用可以税前支付，起到抵税作用，一般计算税后资本成本率。

在不考虑货币时间价值的情况下,银行借款的资本成本率计算公式为:

$$K_l = \frac{I(1-T)}{L(1-F)}$$ 公式7-1

式中:K—银行借款资本成本率;

　　I—银行借款年利率;

　　F—银行借款费用率;

　　T—医疗卫生机构所得税税率。

【例1】 某医院取得5年期长期借款100万元,年利率8%,每年付息一次,到期一次还本,借款费用率0.5%,所得税税率25%,该项借款的资本成本率为:

$$K_l = \frac{100 \times 8\% \times (1-25\%)}{100 \times (1-0.5\%)} = 6.03$$

4. 银行借款的筹资特点

(1)筹资速度快:与其他债权筹资方式相比,银行借款的程序相对简单,所花时间较短,医疗卫生机构可以迅速获得所需资金。

(2)资本成本较低:利用银行借款筹资,比发行债券和融资租赁的利息负担要低,而且不需要支付证券发行费用、租赁手续费用等筹资费用。

(3)筹资弹性较大:在借款之前,医疗卫生机构根据当时的资本需求与银行等贷款机构直接商定贷款的时间、数量和条件。在借款期间,若医疗卫生机构的财务状况发生某些变化,也可与债权人再协商,变更借款数量、时间和条件,或提前偿还本息。因此,借款筹资对医疗卫生机构具有较大的灵活性,特别是短期借款更是如此。

(4)限制条款多:与债券筹资相比较,银行借款合同对借款用途有明确规定,通过借款的保护性条款,对医疗卫生机构资本支出额度、再筹资等行为有严格的约束,以后医疗卫生机构的经营活动和财务政策必将受到一定程度的影响。

(5)筹资数额有限:银行借款的数额往往受到贷款机构资本实力的制约,不可能像发行债券、股票那样一次筹集到大笔资金,无法满足医疗卫生机构大规模筹资的需要(有关资本成本的更多内容参见光盘)。

(二)商业信用

商业信用(commercial credit)是指医疗卫生机构在采购材料和药品过程中以延期付款或预收病人医疗款进行购销活动而形成的借贷关系,是医疗卫生机构与其他机构之间的直接信用行为。商业信用是由商品交换中的商品与货币在空间上和时间上的分离而产生的。在传统的"钱货两清"制结算关系下,医疗卫生机构与其他机构之间不存在信用行为。但随着市场经济的发展,商业信用已成为医疗卫生机构加强竞争的主要手段。从筹资角度看,商业信用的偿还压力和风险较大,但成本低,有时是无成本的,目前商业信用已成为医疗卫生机构最常用的筹资方式。

1. **商业信用的种类** 商业信用是短期资金的重要来源,其主要形式有应付账款、应付票据和预收医疗款等。

(1)应付账款:应付账款是由医疗卫生机构赊购商品形成的、以记账方法表达的商业信用形式,是大部分医疗卫生机构采用的方式。在这种形式下,双方在商品交易时,医疗卫生机构与供应商约定延期付款时间,供应商为医疗卫生机构提供了实际到货时间和实际付款日之间的占用,形成了医疗卫生机构临时性的资金来源。

(2)应付票据:应付票据是买方根据购销合同,向卖方开出或承兑的商业票据。从应付票据的付款期限看,一般为 1 ~ 6 个月,最长不超过 9 个月。应付票据分为带息和不带息两种,带息票据要加计利息,不属于免费资金,而不带息票据则不收利息,从而与应付账款一样属于免费资金。我国目前大多数票据属于不带息票据。应付票据筹资其基本属性与应付账款相似,所不同的只是其期限相对比应付账款要长些。

(3)预收医疗款:预收医疗款是预收住院病人的预交金和社会保障机构预拨付的医疗保险金。预交金制度,是降低病人欠费的重要举措,医疗卫生机构在开展医疗活动时,根据住院病人的病情要求病人缴纳一定的预交金,出院时再根据住院期间发生的实际费用,多退少补。预收医疗款,实际上是由医疗卫生机构服务对象提供的商业信用,也是医疗卫生机构临时性筹资的方式之一。

2. 商业信用条件和成本 商业信用条件是指销售方对付款时间和现金折扣所作的具体规定。信用条件主要包括:

(1)预收医疗款:在这种信用条件下,病人须在医疗卫生机构提供医疗服务前支付相关款项。它通常只在医疗卫生机构对病人的信用缺乏了解或表示怀疑,以及医疗周期长、费用高时使用。在这种情形下,医疗卫生机构可以暂时获得资金来源,但病人则要预先垫支一笔资金。

(2)按发票票面额付款,无现金折扣:在这种信用条件下,卖方允许买方在交易发生后一定时期内按发票票面额支付货款,即便买方提前付款也无现金折扣。如"net 30"表示要求在 30 天内按发票额如数付清;而"net 15EOM"则表示买方要将当月所有购货款项在下月 15 日前付清,在这种情形下,买卖双方存在商业信用,买方可因延期付款而融通到短期资金。

(3)按发票面额付款,但早付有折扣:在这种信用条件下,卖方允许买方在一定期限内按发票金额付清金额,但若提前付款,可享受一定的现金折扣优惠。如"2/10,n/30",就表示在开票之日起 10 天内付款,可享受2%的现金折扣,如果放弃,则全部货款 30 天付清。

商业信用具有一定的成本,利用商业信用筹资的成本,只有在信用条件中预定了现金折扣,但作为买方的医疗卫生机构未加利用时才会发生,即产生放弃现金折扣的机会成本。其具体计算公式为:

$$放弃折扣的筹资成本 = \frac{CD}{1-CD} \times \frac{360}{N}$$ 公式7-2

式中,CD—现金折扣的百分比;

N—失去折扣后延期付款的天数。

在"2/10,n/30"的信用条件中,如果购货医疗卫生机构不是在前 10 天付款,而是在第 30 天付款,则该医疗卫生机构利用信用筹资的成本近似为:

笔记

$$放弃折扣的筹资成本 = \frac{2\%}{1-2\%} \times \frac{360}{20} = 36.73\%$$

实际情况下,放弃折扣的信用筹资还要高。因为如果将 20 天作为一个计息期,一年就有 360/20 = 18 个计息期。考虑到复利因素,则放弃折扣的商业信用成本应为:

$$实际成本率 = \left(1 + \frac{2\%}{1-2\%}\right)^{18} - 1 = 43.8\%$$

计算结果表明,买方医疗卫生机构如果放弃现金折扣,利用商业信用筹资的近似成本是 36.73%,实际成本是 43.8%,代价是很高的。因此,医疗卫生机构一般不应放弃现金折扣,即使是万不得已,医疗卫生机构也应将付款时间推迟到信用期限的最后一天,以最大限度的缩小筹资成本。

另外,如果多次不能支付货款,长时间拖欠,医疗卫生机构还将要承担商业信用的另一种成本,即医疗卫生机构信用等级的下降,以至于不能利用商业信用购买商品,被迫接受货到付款或货前付款的苛刻要求。

3. 商业信用的筹资特点

(1)筹资方便:商业信用的使用权由买方医疗卫生机构自行选择掌握,买方什么时候需要、需要多少等,在限定的额度内由其自行决定。多数医疗卫生机构的应付账款是一种连续性的信用筹资,无需作特殊的筹资安排,也不需要事先计划,随时可以随着购销行为的产生而得到该项资金。

(2)限制条件少:商业信用比其他筹资方式条件宽松,无需担保或抵押,选择余地大。

(3)资金成本低:大多数商业信用都是由卖方免费提供的,因此与其他筹资方式相比,成本较低。

(4)期限短:它属于短期筹资方式,不能用于长期资产占用。

(5)风险大:各种应付款项经常发生、次数频繁,因此需要医疗卫生机构合理安排现金的调度。

(三)融资租赁

融资租赁(financing lease)是指通过签订资产出让合同的方式,使用资产的一方(承租方,本文主要指医疗卫生机构)通过支付租金,向出让资产的一方(出租方)取得资产使用权的一种交易行为。在这项交易中,承租方通过得到所需资产的使用权,完成了筹集资金的行为。

1. 租赁的种类

(1)经营租赁:经营租赁是由出租单位向医疗卫生机构在短期内提供设备,并提供维修、保养、人员培训等的一种服务性业务,又称服务性租赁。经营租赁的特点主要是:①出租的设备一般由出租单位根据市场需要选定,然后再寻找承租单位;②租赁期较短,短于资产的有效使用期,在合理的限制条件内医疗卫生机构可以中途解约;③租赁设备的维修、保养由出租单位负责;④租赁期满或合同终止以后,出租资产由出租单位收回。经营租赁比较适用于租用技术过时较快的设备,经营性租赁不是为了筹集资金,不属于筹资方式。

笔记

（2）融资租赁：融资租赁是由出租单位按医疗卫生机构要求出资购买设备，在较长的合同期内提供给医疗卫生机构使用的筹资信用业务，它是以融通资金为主要目的的租赁。融资租赁的主要特点是：①出租的设备由医疗卫生机构提出要求购买，或者由医疗卫生机构直接从制造商或销售商那里选定；②租赁期较长，接近于资产的有效使用期，在租赁期间双方无权取消合同；③由医疗卫生机构负责设备的维修、保养、保险等；④租赁期满，按事先约定的方法处理设备，包括退还出租单位，或继续租赁，或单位留购。通常采用留购办法，即以很少的"名义价格"（相当于设备残值）买下设备。融资租赁和经营租赁两者的区别如表7-1所示。

表7-1　融资租赁与经营租赁的区别

对比项目	融资租赁（financial lease）	经营租赁（operational lease）
租赁程序	由医疗卫生机构向出租人提出申请，由出租人融通资金引进医疗卫生机构所需设备，然后再租给医疗卫生机构使用	医疗卫生机构可随时向出租人提出租赁资产要求
租赁期限	租期较长，一般接近租赁资产的有效使用期	租赁期较短
合同约束	租赁合同稳定，在租期内医疗卫生机构必须连续支付租金，未经双方同意，中途不得退租	租赁合同灵活，在合理的条件范围内，可以解除租赁契约
租赁资产的维修保护	租赁期内，出租人一般不提供维修和保养设备的服务	租赁期内，出租人提供设备维修、保养保险等服务
租赁期满的资产处置	租赁期满后有三种处置方案：设备直接转让给医疗卫生机构；出租人收回或延长租期	租赁期满，租赁资产一般要归还给出租人

2. 融资租赁的基本形式

（1）直接租赁：直接租赁是融资租赁的主要形式，医疗卫生机构提出租赁申请时，出租方按照医疗卫生机构的要求选购，然后再出租给医疗卫生机构。

（2）售后回租：售后回租是指医疗卫生机构由于急需资金等各种原因，将自己资产售给出租方，然后以租赁的形式从出租方原封不动地租回资产的使用权。在这种租赁合同中，除资产所有者的名义改变之外，其余情况均无变化。

（3）杠杆租赁：杠杆租赁是指涉及承租人（医疗卫生机构）、出租人和资金出借人三方的融资租赁业务。一般来说，当所涉及的资产价值昂贵时，出租方自己只投入部分资金，通常为资产价值的20%~40%，其余资金则通过将该资产抵押担保的方式，向第三方（通常为银行）申请贷款解决。出租方将购进的设备出租给医疗卫生机构，用收取的租金偿还贷款。该资产的所有权属于出租方，出租人既是债权人也是债务人，如果出租人到期不能按期偿还借款，资产所有权则转移给设备购买资金的出借者即第三方（通常为银行）。

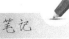

笔记

3. 融资租赁的基本程序

(1)明确租赁资产选择租赁单位:当医疗卫生机构决定采用融资租赁方式以获取某项设备时,需要了解各个出租单位的资信情况、筹资条件和租赁费率等,分析比较选定一家作为出租单位,然后向出租单位申请办理融资租赁。

(2)签订租赁合同:医疗卫生机构与出租单位签订租赁设备的合同,租赁合同是租赁业务的重要文件,具有法律效力。融资租赁合同的内容可分为一般条款和特殊条款两部分。

(3)交货验收:出租单位向厂商购买租赁资产,然后将租赁资产发运到指定地点,医疗卫生机构要办理验收手续。验收合格后签发交货及验收证书交给出租单位,作为其支付货款的依据。

(4)定期交付租金:医疗卫生机构按租赁合同规定,分期交纳租金,这也就是医疗卫生机构对所筹资金的分期还款。

(5)合同期满处理设备:医疗卫生机构根据合同约定,对设备续租、退租或留购。

4. 融资租赁的租金

(1)租金的构成:①设备原价及预计残值,包括设备买价、运输费、安装调试费、保险费等,以及该设备租赁期满后,出售可得的市价;②利息,指出租单位为承租单位购置设备垫付资金所应支付的利息;③租赁手续费,指出租单位承办租赁设备所发生的业务费用和必要的利润。

(2)租金的支付方式:①按支付间隔期长短,分为年付、半年付、季付和月付等方式;②按在期初和期末支付,分为先付和后付;③按每次支付额,分为等额支付和不等额支付。实务中,承租单位与出租单位商定的租金支付方式,大多为后付等额年金。

(3)租金的计算:融资租赁租金计算方法较多,常用的有平均分摊法和等额年金法。

1)平均分摊法:平均分摊法是指先以商定的利息率和手续费率计算出租赁期间的利息和手续费,然后连同租赁设备的购置成本按租金支付次数平均计算出每次应付租金的数额的方法。平均分摊法下,每次应付租金数额的计算公式为:

租金 = [(租赁物品购置成本 - 估计残值) + 利息费用 + 手续费 + 其他费用]/租期

公式7-3

2)等额年金法:等额年金法是运用年金现值的计算原理计算每次应付租金的方法。在这种方法下,要将利息率和手续费率综合在一起确定一个租费率,作为贴现率。这种方法与平均分摊法比,计算是复杂了,但因为考虑了资金的时间价值,结论更具客观性。等额年金法下,每次应付租金数额的计算公式为:

租金 = 等额租金现值总额/等额租金的现值系数   公式7-4

5. 融资租赁的筹资特点

(1)能转嫁所有权风险:如果医疗卫生机构要拥有某项资产的所有权,必然要相应地承担该项资产可能变得陈旧过时的风险,特别是那些技术发展迅速的资产,融资租赁也可以避免设备陈旧过时的风险。

（2）筹资富有弹性:避免借款筹资或发行债券筹资对经营的种种限制,有利益医疗卫生机构更好地进行理财。

（3）迅速获得资产的使用权:融资租赁的租金分期支付,且全部可以节税,医疗卫生机构不需要一次性支付大额资金就可以获得资产的使用权。

（4）资本成本较高:由于出租人承受的风险大,要求的回报必然会相应地提高,因此,租赁的实际成本往往会高于借款或债券的成本。

（5）增加固定的债务:租金是一种固定的债务,如果过多地租赁资产,必然会降低医疗卫生机构的偿债能力,加大医疗卫生机构的财务风险。

（6）不利于资产的改良:医疗卫生机构不能擅自对融资租赁的设备进行技术更新和改造,从而有碍于设备使用效能的提高。

（四）债券筹资

债券(debt bond)是借款单位依照法定程序发行的、约定在一定期限内还本付息的有价证券。医疗卫生机构债券是持有人拥有医疗卫生机构债权的书面证书,它代表持券人同发债医疗卫生机构之间的债权债务关系。在我国,管理部门对发行债券具有严格的规定,发行人需要履行相关审批手续,发行债券通常是为了建设大型项目筹集大笔资金。债券筹资的资金成本较低,但风险较大,限制性条件较多,目前我国医疗卫生机构发行债券筹资较为少见,在此不作赘述(有关更多债券筹资的相关内容详见光盘)。

二、负债管理

（一）负债的规模管理

负债经营可以使医疗卫生机构以较低的资金成本获得较多的资金投放。医疗卫生机构适度负债可以缓解医疗卫生机构资金紧张的矛盾,但负债过多,则会引发较大的财务风险,甚至因丧失偿债能力致使医疗卫生机构无法运转,因此医疗卫生机构要适度负债,要从总体上合理配置资金,既要发挥负债经营的有利作用,又要合理控制资产负债率,维护医疗卫生机构的财务信用,减少财务风险。由于不同行业中负债单位的资产负债率各不相同,医疗卫生机构在制定这一标准时需从两个方面来把握:从横向上参考全国同类医疗卫生机构平均资产负债水平,以及所在省的平均水平来合理把握资产负债规模;从纵向上参考医疗卫生机构在历年经营中(不少于 10 年)经营效益较好、收入较高的时点,以该时点的资产负债率作为参考。由于医疗行业的特殊性,收入补偿能力有限,只能适量的选定一些关系到卫生事业发展的重要项目采用负债发展,而且负债的规模以不影响医疗卫生机构正常的活动为前提。

（二）负债的结构管理

负债的结构管理主要指负债的期限管理,债务可以分为流动(短期)负债和非流动(长期)负债,医疗卫生机构在负债管理时,必须考虑两者之间的均衡安排,特别要注意短期债务的比重,因为它需要当期以流动资金偿还。如果两者形成合理的比例构成,就可避免还款期集中和还款高峰的过早出现。医疗卫生机

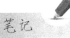
笔记

构在规划债务期限结构时主要应考虑以下几个因素:①资金运用所需时间长短。一般而言,资金的短期需求就举借短期债务,资金的长期需求就举借长期债务。前者是为了避免医疗卫生机构徒然无谓的利息负担,后者是为了避免医疗卫生机构在需要时筹不到资金,同时避免债务到期时无偿还能力。②利率在未来变动的可能性。如果预计未来利率将下降,则多举借短期债务,否则,多举借长期债务。③医疗卫生机构规模的大小。一般来说,小规模医疗卫生机构只能筹集到短期债务,而大型医疗卫生机构才有能力举借长期债务。④偿还期限分散化。无论是长期债务还是短期债务,筹资时偿还期限都应分散化,不能集中在某一天、某一月或某一年。医疗卫生机构在筹资时就应充分关注此问题,使医疗卫生机构的财务风险降至最低。但需要指出的是,现在尚无任何规定决定债务总额中长期债务和短期债务的最恰当比例。债务比例随着经营状况变动而呈动态变化。医疗卫生机构应根据经营环境的实际,机动地调整债务的期限结构。

(三)负债的成本管理

医疗卫生机构负债管理,借款成本是非常重要的内容。由于医疗卫生机构负债的来源有不同的方式和渠道,而不同的负债筹资方式成本不同,借款成本必须低于医疗卫生机构或项目的投资报酬率,这是医疗卫生机构借款的前提条件。项目利润率可能高于或低于医疗卫生机构平均结余率,在具体选择借款可行性时应以项目利润率为标准,进行精细化决策。对借款的利息支付方式及时间也要认真做好决策。因为资金时间价值的存在,利息是先支付还是后支付,对借款利率的升高或降低都会有一定的影响。所以在保证医疗卫生机构借款能够实现的前提下,应尽可能地降低利息支出和费用支出,以实现资金成本的最低化,把医疗卫生机构举债经营的风险维持在可以接受的限度内。

知识拓展

2010版《医院财务制度》第十一章和《基层财务制度》第七章规定,医疗卫生机构的负债管理要满足以下几点的要求:

首先,医疗卫生机构应加强病人预交金管理。预交金额度应根据病人病情和治疗的需要合理确定。

其次,医疗卫生机构应对不同性质的负债分别管理,及时清理并按照规定办理结算,保证各项负债在规定期限内归还。因债权人特殊原因确实无法偿还的负债,按规定计入其他收入。

最后,医院原则上不得借入非流动负债,确需借入或筹资租赁的,应按规定报主管部门(或举办单位)会同有关部门审批,并原则上由政府负责偿还。基层医疗卫生机构不得借入偿还期在一年以上(不含一年)的长期借款,不得发生筹资租赁行为。

笔记

三、债务控制

（一）提高投资决策水平，控制负债规模

医疗卫生机构的长期发展战略和各项具体的投资决策直接决定了医疗卫生机构未来负债规模的大小，因此对负债要从源头抓起，医疗卫生机构决策层需要细致分析当前和今后一段时期影响医疗卫生机构发展的各种因素，慎重决策。医疗卫生机构决策层在作出各项具体投资决策之前，必须对投资对象进行可行性研究，不仅要从成本、效益的关系上分析项目的可行性，而且还要注重项目带来的社会效益。那种不计后果的盲目投资既加重了医疗卫生机构和患者的负担，又浪费了宝贵的社会资源。对于医疗卫生机构基建投资、设备投资这些资金需求量大的投资，更要量力而行，防止负债规模的大幅增长。

（二）重视资金成本压力，优化负债结构

医疗卫生机构负债的成本是相当高的，以银行贷款 1 亿元、平均贷款利率 5% 为例，医疗卫生机构年利息费用支出为 500 万元；贷款利率每增加 1%，医疗卫生机构就要多支出 100 万元。在国家实行紧缩的货币政策时，这种资金成本压力会更大。对此医疗卫生机构应合理安排负债结构，在国家实行宽松的货币政策、基准利率呈下降趋势时，可以多借入中长期借款以锁定较低的利率，而在国家实行紧缩的货币政策、基准利率呈上升趋势时，医疗卫生机构应以借入短期借款为主，或尽量减少贷款数额。中长期借款与短期借款的互相搭配不仅降低了资金成本，而且还避免了集中还款所带来的压力。

（三）提前合理安排资金的收支，降低负债风险

医疗卫生机构负债应由财务部门进行管理，首先财务人员要提前作出本年度资金使用计划，对本年度各项收入与支出情况作出总体规划，对于新增投资所带来的资金需求量要有合理的预测；其次每个月都要提前作出下个月的还款与支出计划，对每类负债要进行划分，资金支出的时间与数额尽可能精确，在资金调配上留有余地；最后要重点关注那些支出金额巨大、延迟偿还会损害医疗卫生机构信誉，或带来违约处罚的负债，比如银行贷款到期、银行承兑汇票到期等。根据每月的还款与支出计划及医疗卫生机构收入状况，财务人员与财务主管要作出具体的筹资计划。

（四）建立有效的财务风险预警机制，监测负债变化

医疗卫生机构在负债经营过程中，建立一套规范、全面的风险预警机制是非常必要的。为了更好地监控医疗卫生机构负债状况，有效规避负债运营风险，可以根据各个医疗卫生机构自身特点和负债规模的大小，结合资金运营状况，采用综合评分的方式，建立全程风险监控和预警机制。通过收集有关财务信息，设立风险预警指标体系，对医疗卫生机构获利能力、偿债能力、运营状况和发展潜力等敏感性预警指标进行动态跟踪，进行事前、事中、事后的经常性监控，在警情扩大或风险发生前及时发出信号使其充分发挥"警报器"的作用，及时发现潜在风险，并提出有效的风险防范对策，为医疗卫生机构管理者作出正确经营决策提供重要参考和合理建议。

第二节 净资产管理

净资产(equity)也称为权益资本,是医疗卫生机构资产减去负债后的余额,是医疗卫生机构依法长期拥有、能够自主调配运用的资本,是代表医疗卫生机构资本规模和经济实力的一个主要指标。医疗卫生机构的净资产也是医疗卫生机构资金的另一重要来源,和负债资金相比,医疗卫生机构净资产由于一般不用还本,形成了医疗卫生机构的永久性资本,因而财务风险小,但付出的资本成本相对较高。

一、净资产筹资方式

(一)吸收直接投资

直接投资(direct investment)是指医疗卫生机构根据协议方式吸收国家、法人、个人和外商投入资金,形成医疗卫生机构资本的一种筹资方式。采用吸收直接投资的医疗卫生机构,资本不分为等额股份、无需公开发行股票,是目前医疗卫生机构特别是非营利性医疗卫生机构净资产主要的筹集方式。出资者向医疗卫生机构缴纳资本金后,成为医疗卫生机构的所有者,对医疗卫生机构的经营决策、结余分配及资产处置等权利义务有投资协议或合同约定。

1. 吸收直接投资的种类

(1)吸收国家投资:吸收国家投资是指代表国家的政府财政或其他部门以国有资产投入医疗卫生机构所形成的资本,投资形式主要包括国家财政拨款、上级拨款、土地使用权等。国有资本是政府举办的公立医院和基层医疗卫生机构筹资的重要来源,国家是国有资本的出资人,卫生行政部门是国有资本的出资人代表,国有资本的使用权归医疗卫生机构所有,但产权归出资人即国家,国有资本的运用和处置受到国家严格的监督和控制。确保国有资产的保值增效是国有医疗卫生机构的职责所在,也是当前政府整顿改组国有医疗卫生机构、建立现代医疗卫生机构经营机制的一项重要任务。

(2)吸收法人投资:法人投资是指法人单位以其依法可支配的资产投入医疗卫生机构,这种情况下形成的资本称为法人资本。吸收法人资本一般具有以下特点:①发生在法人单位之间;②以参与利润分配或控制为目的;③出资方式灵活多样。

(3)吸收个人投资:个人投资是指社会个人或本医疗卫生机构职工以个人合法财产投入医疗卫生机构,这种情况下形成的资本称为个人资本。吸收个人投资一般具有以下特点:①参加投资的人员较多;②每人投资的数额相对较少;③以参与利润分配为基本目的。

2. 吸收直接投资的方式

(1)吸收货币资产:以货币资产出资是吸收直接投资中最重要的出资方式,包括现金、银行存款、短期债券等。医疗卫生机构有了货币资产,便可以获取其他物质资源,支付各种费用,满足医疗卫生机构创建时的开支和随后的日常周转

笔记

需要。

（2）吸收非货币性资产：非货币性资产包括两种，首先是实物出资，指投资者以房屋、建筑物、设备等固定资产和材料、商品等流动资产所进行的投资；其次是无形资产出资，通常是指专有技术、商标权、专利权、非专利技术等无形资产。非货币性资产可以直接投入到医疗服务活动中，有助于尽快提高医疗卫生机构的服务能力，提高投资效率。但是，非货币性资产的作价直接关系着投资者与医疗卫生机构双方的利益，作价过高会损害医疗卫生机构的利益，但作价过低会损害投资者利益，可以采用公允价值进行计量。公允价值是指在当前的非强迫或非清算的交易中，自愿双方之间进行资产的投资的价格。以客观公正的态度予以确认资产，特别是确定无形资产的价值时更应该谨慎，因为无形资产带来的经济利益具有不可预测性，我国对无形资产的出资额有严格的限制。

3. 吸收直接投资的程序

（1）确定筹资数量：医疗卫生机构新建或扩大经营时，首先要确定资金的需要量。资金的需要量应根据医疗卫生机构的经营规模和财务状况等来核定，确保筹资数量与资金需要量相适应。

（2）确定投资单位和形式：医疗卫生机构既要广泛了解有关投资者的资信、财力和投资意向，又要通过信息交流和宣传，使出资方了解医疗卫生机构的经营能力、财务状况以及未来预期，以便于医疗卫生机构从中寻找最合适的合作伙伴。

（3）协商和签署投资协议：找到合适的投资伙伴后，双方进行具体协商，确定出资数额、出资方式和出资时间。医疗卫生机构应尽可能吸收货币投资，如果投资方确有先进而适合需要的固定资产和无形资产，亦可采取非货币投资方式。对实物投资、无形资产投资等非货币资产，双方应按公平合理的原则协商定价。当出资数额、资产作价确定后，双方须签署投资的协议或合同，以明确双方的权利和责任。

（4）取得所筹集的资金：签署投资协议后，医疗卫生机构应按规定或计划取得资金。如果采取现金投资方式，通常还要编制拨款计划，确定拨款期限、每期数额及划拨方式，有时投资者还要规定拨款的用途，如把拨款区分为固定资产投资拨款、流动资金拨款、专项拨款等。如为实物、无形资产投资，一个重要的问题就是核实财产。财产数量是否准确，特别是价格有无高估低估的情况，关系到投资各方的经济利益，必须认真处理，必要时可聘请专业资产评估机构来评定，然后办理产权的转移手续取得资产。

4. 吸收直接投资的筹资特点

（1）能够尽快形成医疗服务能力：吸收直接投资不仅可以取得一部分货币资金，而且能够直接获得所需的先进设备和技术，尽快形成医疗卫生机构的医疗服务能力。

（2）财务风险较低：由于净资产无需偿还，除公立医院和基层医疗卫生机构外，其他类型的医疗卫生机构也只需根据经营状况支付投资报酬，因此对于债务性筹资而言，财务风险较小。

（3）资本成本较高：对于既不是公立医院也非基层医疗卫生机构的医疗卫生机构而言，吸收直接投资的资本成本较高。当医疗卫生机构经营较好，盈利较多时，投资者往往要求将大部分盈余作为红利分配，因为医疗卫生机构向投资者支付的报酬是按其出资数额和医疗卫生机构实现结余的比率来计算的。

（4）不利于产权交易：吸收投入资本由于没有证券为媒介，不利于产权交易，难以进行产权转让。

（5）不利于经营管理：采用吸收直接投资方式筹资，投资者一般都要求获得与投资数额相适应的经营管理权。如果某个投资者的投资额比例较大，医疗卫生机构控制权集中，则该投资者对医疗卫生机构的经营管理就会有相当大的控制权，容易损害其他投资者的利益。

（二）医院内部积累

内部积累（internal accumulation）主要是指医疗卫生机构从收支结余中计提留取的资金和未分配结余。从性质上看，医疗卫生机构通过合法有效地经营所实现的税后净结余，都属于医疗卫生机构的所有者。医疗卫生机构将本年度的结余部分甚至全部留存下来的原因很多，包括法律法规的规定（如营利性医疗机构按照《公司法》的要求，每年的税后结余必须提取 10% 的法定盈余公积金），另外医疗卫生机构基于自身扩大再生产和筹资的需求，也会将一部分结余分配到事业基金留存下来。

医疗卫生机构内部积累是补充医疗卫生机构经营资金的一项重要来源。利用这种筹资方式，不必向外部单位办理各种手续，简便易行，而且不必直接支付筹资用资的费用，经济合理，但这种筹资方式受制于医疗卫生机构盈利的多寡及分配政策。因此，医疗卫生机构应当努力改善经营管理，认真开展增收节支，增加利润，扩大积累，以求自我发展。

（三）接受捐赠

捐赠（donate）是指捐赠人（包括法人和自然人）自愿将其所有的财产赠予受益人或公益性组织管理使用的行为；它不仅是一种道德行为，还涉及捐赠主体间的经济利益关系，是一种集道德、法律和经济于一体的行为。在卫生医疗领域，由于大部分医疗机构的公益性特征，各国政府通常把医疗卫生机构作为制度性"准公共物品"的提供者来管理，从政策上鼓励社会各界资助医疗卫生机构。

社会捐赠资金对于医疗卫生机构来讲资金成本较低，对于医疗卫生机构的发展具有重要的促进作用。近几年来接受捐赠成为医疗卫生机构一种很重要的权益（净资产）筹资方式，尤其是对于公立医院和基层医疗卫生机构，如红十字医院，接受境内外组织和个人捐赠的款物（包括红十字转增）是其开展履行红十字义务的救灾、救护、救助活动经费的主要来源之一，意义重大。

（四）股票筹资

股票（stock）是股份有限公司为筹措股权资本而发行的有价证券，是持股人拥有公司股份的凭证，它代表持股人在公司拥有所有权。在我国，由政府举办的公立医院和基层医疗卫生机构是提供基本医疗服务、承担社会责任的非营利性组织，不能运用资本市场的筹资功能。随着新医改的进一步深入，政府鼓励和引

笔记

导社会力量参与医疗卫生事业的发展,在宏观层面上形成公立医院、民营医院、外资医院等多种所有制医疗卫生机构并存、公平有序竞争的医疗服务格局,对于民营医疗卫生机构、外资医疗卫生机构等医疗机构,满足一定的条件,可以采用股票筹资的方式筹集净资产,包括使用普通股和优先股,记名股和非记名股等。普通股筹资能在较短的时间筹集到大量长期资本,能增强医疗卫生机构的社会声誉,但资金成本高,也容易造成医院控制权的分散,不利于经营管理。由于公立医院和基层医疗卫生机构运用股票筹资较少,在此不再赘述(有关更多股票筹资的相关内容详见光盘)。

二、净资产的种类与管理

2010版《医院财务制度》和《基层财务制度》规定,公立医院的净资产主要包括事业基金、专用基金、财政补助结转(余)、科教项目结转(余)、待冲基金、未弥补亏损等,而基层医疗卫生机构的净资产包括事业基金、固定基金、专用基金、财政补助结转(余)、未弥补亏损,两类医疗卫生机构的净资产不仅种类上有所区别,具体的内容和管理上也有所不同。

(一) 事业基金的管理

公立医院和基层医疗卫生机构都需设置事业基金项目,但两者内容不同。公立医院事业基金是指按规定用于事业发展的净资产,包括结余分配转入资金(不包括财政基本支出补助结转)、非财政专项资金结余解除限制后转入的资金等,而基层医疗卫生机构的事业基金是按规定设置的用于弥补亏损的净资产,包括从结余分配转入资金(不包括财政基本支出补助收入)、资产评估增值等。

公立医院的事业基金范围大于基层医疗卫生机构,其作用不仅可以调节医院年度之间的收支平衡,还决定了医院未来发展的规模。基层医疗卫生机构的事业基金范围小于医院,其作用主要是弥补亏损,在基层医疗卫生机构的资金运动过程中起着“蓄水池”的作用。在安排年初预算时,如支出安排出现缺口,在事业基金较大时,可以安排一部分事业基金用于平衡收支,在年度之间不再直接安排支出。

公立医院事业基金按规定用于弥补亏损,用于弥补亏损的最高限额为事业基金扣除医院非财政补助资金和科教项目资金形成的固定资产、无形资产等资产净值。

公立医院和基层医疗卫生机构应加强对事业基金的管理,统筹安排,合理使用。对于事业基金滚存较多的医院和基层医疗卫生机构,在编制年度预算时应安排一定数量的事业基金。

(二) 专用基金的管理

公立医院和基层医疗卫生机构都需设置专用基金项目,专用基金是按照规定设置、提取的具有专门用途的净资产,公立医院专用基金主要包括职工福利基金、医疗风险基金等,基层医疗卫生机构专用基金主要包括职工福利基金、医疗风险基金、奖励基金和其他专用基金等。

职工福利基金是指按业务收支结余(不包括财政基本支出补助结转)的一定

比例提取、专门用于职工集体福利设施、集体福利待遇的资金。

医疗风险基金是指医院从医疗支出中计提、专门用于支付医院购买医疗风险保险发生的支出或实际发生的医疗事故赔偿的资金。医院累计提取的医疗风险基金比例不应超过当年医疗收入的1‰~3‰,基层医疗卫生机构提取的医疗风险基金不得超过当年医疗收入的1%。具体比例可由各省(自治区、直辖市)财政部门会同主管部门(或举办单位)根据当地实际情况制定。

奖励基金是指执行核定收支等预算管理方式的基层医疗卫生机构,在年度终了对核定任务完成情况进行绩效考核合格后,可按照业务收支结余的一定比例提取的基金,由基层医疗卫生机构结合绩效工资的实施用于职工绩效考核奖励。

其他专用基金是指医院和基层医疗卫生机构按照有关规定提取、设置的其他专用资金。

公立医院和基层医疗卫生机构应加强对职工福利基金和医疗风险基金的管理,统筹安排,合理使用。对于职工福利基金和医疗风险基金滚存较多的医院,可以适当降低提取比例或者暂停提取。各项基金的提取比例和管理办法,国家有统一规定的,按照统一规定执行;没有统一规定的,由省(自治区、直辖市)主管部门(或举办单位)会同同级财政部门确定。专用基金要专款专用,不得擅自改变用途。

(三) 财政补助结转(余)的管理

公立医院和基层医疗卫生机构均需设置财政补助结转(余)项目,财政补助结转(余)是指公立医院和基层卫生医疗机构历年滚存的有限定用途的财政补助结转(余)资金,包括从业务收支结余转入的基本支出结转以及项目支出结转(余)。公立医院和基层医疗卫生机构应当按照有关部门预算管理的规定,使用和管理财政补助结转资金和结余资金。医院和基层医疗卫生机构动用财政项目补助收支结余,应严格执行财政部门有关规定和报批程序。

(四) 未弥补亏损的管理

公立医院和基层医疗卫生机构均需设置未弥补亏损项目,未弥补亏损是指公立医院和基层医疗卫生机构不足以弥补的亏损。

(五) 科教项目结转(余)的管理

科教项目结转(余)指公立医院尚未结项的科教项目累计取得科教项目收入减去累计发生支出后,留待以后按原用途继续使用的结转资金,以及医院已经结项但尚未解除限制的科研、教学项目结余资金。2010版《医院财务制度》和《基层财务制度》规定,公立医院需设置科教项目结余(转)项目,而基层医疗卫生机构无科教项目结余(转)项目。

(六) 待冲基金的管理

待冲基金项目指公立医院财政补助收入和科教项目收入形成的资本性支出净值。2010版《医院财务制度》和《基层财务制度》规定,公立医院需设置待冲基金项目,而基层医疗卫生机构不需设置待冲基金项目。

（七）固定基金的管理

固定基金是指基层医疗卫生机构固定资产、在建工程、无形资产形成的资金占用。固定基金的多少一般能反映基层医疗卫生机构的规模，固定基金随着固定资产、在建工程、无形资产的增加而增加，同时随之减少而减少。固定基金反映了固定资产、在建工程和无形资产的原始价值。

一般情况下，固定基金应与基层医疗卫生机构固定资产、无形资产和在建工程的数额是相等的，但也有可能出现两者不一致的情况，比如发生固定资产等的盘盈、盘亏尚未经有关部门批准，仍处于待处理财产损溢状态。

2010版《医院财务制度》和《基层财务制度》规定，公立医院不需设置固定基金项目，基层医疗卫生机构需设置固定基金项目。

第三节 财务杠杆

一、量本利分析

量本利分析（volume-cost-profit analysis，VCP）是指在成本性态分析的基础上，运用数学模型与图形来分析业务量、成本、结余三者之间的依存关系，研究其变动规律，最终揭示变动成本、固定成本、业务量、价格、结余之间的内在规律。量本利分析的运用范围很广，它在医疗卫生机构经营管理中可应用于以下几个方面：①测算医疗卫生机构收支平衡点或实现目标收支结余的业务量；②确定医疗卫生机构目前经营状况的安全程度，评估经营风险；③结合市场预测和保本点业务量的计算，对大型医疗设备购置进行决策分析；④在成本性态分析的基础上，编制弹性预算、制定科室分配方案、确定成本控制政策等。量本利分析法是财务管理的基本方法之一，同时也是杠杆分析的工具。

（一）成本按性态分类

成本性态是指成本总额与业务量之间在数量方面的依存关系，又称成本习性。成本按性态划分可分为三大类：

1. 固定成本（fixed cost）　固定成本是在一定时期和业务量范围内，成本总额不随业务量的变动而变动的成本，如医疗设备租赁费、管理人员的工资、财产保险费等。固定成本总额不受业务量变动的影响而保持不变，但是单位固定成本随着业务量的变动而发生反方向变动。在平面直角坐标系上，固定成本总额是一条平行于横轴的直线，单位变动成本是一条反比例曲线，如图7-1和图7-2。

2. 变动成本（variable cost）　变动成本是指在一定时期和一定业务量范围内，成本总额随着业务量的变动而发生正比例变动的成本。医疗卫生机构变动成本一般包括医疗卫生机构门诊病人的医药费、卫生材料、预防机构的预防接种费等。总变动成本随着业务量的变动而发生正比例变动，但单位变动成本不受业务量变动的影响而保持不变。在平面直角坐标系上，变动成本总额是一条通过原点的直线，单位变动成本是一条平行于横轴的直线，如图7-3和图7-4。

笔记

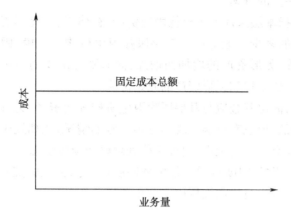

图 7-1 固定成本总额示意图

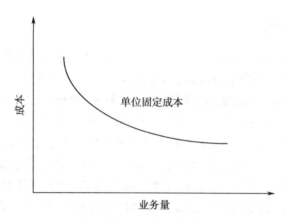

图 7-2 单位固定成本示意图

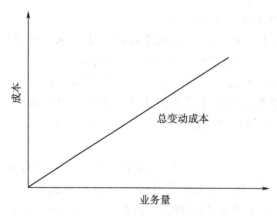

图 7-3 变动成本总额示意图

笔记

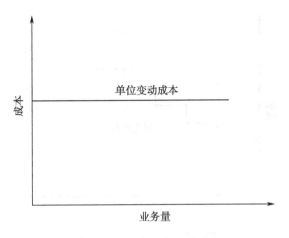

图7-4　单位变动成本示意图

3. 混合成本(mixed cost)混合成本是指除固定成本和变动成本之外的,介于两者之间的成本,它们因业务量变动而变动,但不是成正比例关系。混合成本的情况比较复杂,需要进一步分类。至于如何对其进一步分类,人们的看法不尽相同。一般说来,可以将其分为三个主要类别:

(1)半变动成本:半变动成本是指在初始基数的基础上随产量正比例增长的成本。例如,电费和电话费等公用事业费、燃料、维护和修理费等,多属于半变动成本。这类成本通常有一个初始基础,一般不随产量变化,相当于固定成本;在这个基础上,成本总额随产量变化成正比例变化,又相当于变动成本。这两部分混合在一起,构成半变动成本。其成本曲线见图7-5。

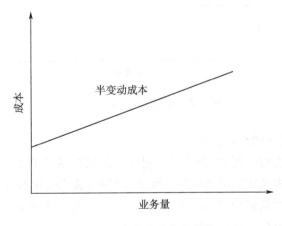

图7-5　半变动成本示意图

(2)半固定成本:成本总额随着业务量的变动呈阶梯式的变化,即在一定的业务量范围内成本总额不随着业务量的变动而变动,当业务量超过这一范围,成本总额会跳跃上升,在新的业务量范围内又不变,直到业务量再次突破,成本再次跳跃,如此不断循环重复,如医院的检验员、化验员的工资。其成本曲线见图7-6。

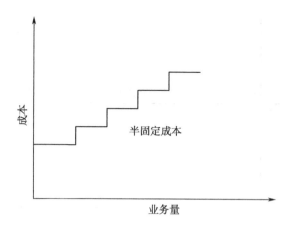

图7-6 半固定成本示意图

（3）延期变动成本：在一定的业务量范围内成本总额保持不变，超过该业务量，成本总额会随着业务量的变动而发生正比例变动，如民营医院市场销售人员的工资。其成本曲线如图7-7。

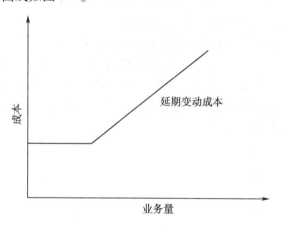

图7-7 延期变动成本示意图

（二）混合成本的分解方法

在医疗卫生机构管理中，为了便于制订计划和控制经济活动，必须把全部成本划分为变动成本和固定成本两类。因此，对混合成本需要采用适当的方法，将其中变动和固定的两部分成本分解出来，并分别计入变动成本和固定成本中去。分解混合成本主要包括两种方法。

1. 高低点法 高低点是指有效范围内，分别确定出高点的业务量和成本，低点的业务量和成本，求出其差额，然后以成本的差额除以业务量的差额，求出单位变动成本，再求出其中的固定成本数。

【例2】 某医院病人住院的天数，高点为10天，低点为5天；水电费高点1000元，低点为700元，则住院天数的差额为5天，水电费的差额为300元。每一住院天数的单位变动成本为：

笔记

$$单位变动成本 = \frac{高低点成本差额}{高低点业务量差额} = \frac{300}{5} = 60\,元$$

按低点条件分解：

$$变动成本 = 低点业务量 \times 单位变动成本 = 5 \times 60 = 300\,元$$

$$固定成本 = 低点混合成本 - 低点变动成本 = 700 - 300 = 400\,元$$

按高点条件分解：

$$变动成本 = 10 \times 60 = 600(元)$$

$$固定成本 = 1000 - 600 = 400(元)$$

通过以上计算，求出混合成本分解后的固定成本是 400 元，其余部分为变动成本 600 元。

2. 最小二乘方法　利用最小二乘法的公式，将某项混合成本分解为变动成本和固定成本。

设：混合成本为 Y，业务量为 X，分解后固定成本为 a，单位变动成本为 b

在不同业务量条件下，全部混合成本 Y 为：

$$Y = a + bX$$

待定常数 a 和 b 为：

$$a = Y - bX$$

$$b = \frac{\sum(XY) - (\sum X)(\sum Y)}{\sum X^2 - (\sum X)^2}$$

变动成本和固定成本的划分是相对的，有一定程度的假定性，不绝对准确。因此，在一定业务量范围内，如混合成本的数量不大，为了简化手续，根据成本的具体内容，可以全部视为固定成本或变动成本，不进行分解。在实际工作中采用哪种方法进行混合成本的分解，取决于成本本身的性质和所掌握的材料。一般来讲，最小二乘法比较精确，但要求数据质量较高。在工作中，高低点法应用更多一些。

（三）总成本模型

成本按性态分为固定成本、变动成本和混合成本，而混合成本可以按照一定的方法再分为变动成本和固定成本，因此，变动成本和固定成本就构成了成本的两种最基本要素，总成本可以表示如下：

总成本 = 固定成本总额 + 变动成本总额 = 固定成本 + 单位变动成本 × 业务量

$$或者\ C = F + V = F + V_c \times Q \qquad 公式7-5$$

式中：C ——总成本；

　　　F ——总固定成本；

　　　V ——总变动成本；

　　　V_c ——单位变动成本；

　　　Q ——业务量。

（四）量本利分析的基本关系

1. 结余　结余是业务收入扣除成本后的差额，其计算公式为：

结余 = 业务收入 - 总成本

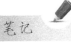
笔记

$$= 单价 \times 业务量 - (单位变动成本 \times 业务量 + 固定成本)$$
$$= 业务量 \times (单价 - 单位变动成本) - 固定成本$$

或者 $\qquad P = Q \times (Sp - V_c) - F \qquad\qquad$ 公式 7-6

式中:P ——结余;

$\qquad$ Sp ——医疗服务单价;

$\qquad$ Q ——业务量;

$\qquad$ V_c ——单位变动成本;

$\qquad$ F ——固定成本总额。

该公式是量本利分析的基本公式,安全边际分析、保本分析都在这个基本公式的基础上进行的。

2. 边际贡献 边际贡献是业务收入总额和变动成本总额之间的差额,也称贡献毛益、边际结余,其计算公式为:

$$边际贡献 = 业务收入 - 变动成本$$
$$= 单价 \times 业务量 - 单位变动成本 \times 业务量$$
$$= 业务量 \times (单价 - 单位变动成本) \qquad\qquad 公式\ 7\text{-}7$$

3. 单位边际贡献 单位边际贡献是指边际贡献除以业务量,或者单价减去单位变动成本后的差额,表示每增加一个单位的产品业务,可为医疗卫生机构带来的贡献,其计算公式为:

$$单位边际贡献 = 边际贡献 \div 业务量$$
$$= 单价 - 单位变动成本 \qquad\qquad 公式\ 7\text{-}8$$

4. 边际贡献率 边际贡献率是指边际贡献占业务收入总额的百分比,表示每增加一元医疗业务服务,可为医疗卫生机构带来的贡献,其计算公式为:

$$边际贡献率 = 边际贡献 \div 业务收入$$
$$= 单位边际贡献 \div 单价 \qquad\qquad 公式\ 7\text{-}9$$

5. 变动成本率 变动成本率是指变动成本总额占业务收入总额的百分比,或者单位变动成本占医疗服务单价的百分比,表示每增加一元医疗业务服务,增加的变动成本,其计算公式为:

$$变动成本率 = 变动成本总额 \div 业务收入$$
$$= 单位变动成本 \div 单价 \qquad\qquad 公式\ 7\text{-}10$$

由以上公式可以看出边际贡献率和变动成本率之间存在如下关系:

$$边际贡献率 + 变动成本率 = (边际贡献 + 变动成本总额) \div 业务收入$$
$$= 1 \qquad\qquad 公式\ 7\text{-}11$$

变动成本率和边际贡献率具有互补关系,变动成本率高,边际贡献率就低,盈利能力就低;变动成本率低,边际贡献率就高,盈利能力就高。

6. 保本点 保本点也可称作盈亏平衡点、盈亏临界点,指医疗卫生机构达到边际贡献等于固定成本,结余为零,不亏不盈的这种保本状态时的业务量。在该业务量水平下,医疗卫生机构的收入正好等于全部成本,超过该业务量水平,医疗卫生机构就有盈利,低于该业务量水平,医疗卫生机构就亏损。保本点有保本量和保本额两种形式,保本量以实物量表示保本点,保本额以价值量表示保本

笔记

点,其计算公式分别为:

$$保本业务量 = 固定成本 \div (单价 - 单位变动成本)$$

$$= 固定成本 \div 单位边际贡献 \qquad 公式7-12$$

$$保本业务额 = 保本业务量 \times 单价 \qquad 公式7-13$$

7. 安全边际　安全边际是指实际(预计)的业务量与保本点业务量或实际(预计)的业务额与保本点业务额之间的差额,它有安全边际量和安全边际额两种形式。安全边际量是以实物形态来表示,安全边际额是以价值形态来表示,但这两种形式都是绝对量,只能用来评价同一医疗卫生机构不同时期的经营安全程度。

$$安全边际量 = 实际或预计的业务量 - 保本业务量 \qquad 公式7-14$$

$$安全边际额 = 实际或预计的业务额 - 保本业务额$$

$$= 单价 \times 实际或预计的业务量 - 单价 \times 保本量$$

$$= 单价 \times 安全边际量 \qquad 公式7-15$$

安全边际量或安全边际额越大,表示医疗卫生机构经营安全程度越高,亏损的可能性越小,反之,安全边际量或安全边际额越小,表示医疗卫生机构经营安全程度越低,亏损的可能性越大。安全边际是一个正指标,只有超过保本点以上的业务量或业务额(即在安全边际内的业务量或业务额)才能给医疗卫生机构带来结余,因为这时全部固定成本已被保本点所弥补,所以安全边际所提供的边际贡献就是医疗卫生机构的结余,安全边际越大,结余越大。

$$结余 = 安全边际量 \times 单位边际贡献 = 安全边际额 \times 边际贡献率 \qquad 公式7-16$$

【例3】　某医院只提供一种医疗服务,预计该服务量为10 000人次,该服务单位变动成本为30元,固定成本总额为100 000元,单位服务价格为50元,要求计算:

(1)该医疗服务的边际贡献、单位边际贡献是多少?

(2)该医疗服务的边际贡献率是多少?

(3)该医疗服务的保本业务量和保本业务额是多少?

(4)该医疗服务安全边际量和安全边际额是多少?

(5)该医疗服务目前的结余是多少?

解:

(1)边际贡献 $= 50 \times 10\,000 - 30 \times 10\,000 = 200\,000$(元)

单位边际贡献 $= 50 - 30 = 20$(元)

(2)边际贡献率 $= 200\,000 \div 500\,000 = 40\%$

(3)保本业务量 $= 100\,000 \div (50 - 30) = 5000$(人次)

保本业务额 $= 5000 \times 50 = 250\,000$(元)

(4)安全边际量 $= 10\,000 - 5000 = 5000$(人次)

安全边际额 $= 5000 \times 50 = 250\,000$(元)

(5)现有结余 $= 50 \times 10\,000 - 30 \times 10\,000 - 100\,000 = 100\,000$(元)

笔记

（五）量本利图

将业务量、成本、结余的关系反映在直角坐标系中,即成为量本利图,因其能清晰地显示医疗卫生机构不盈利也不亏损时应达到的业务量,故又称为盈亏临界图或损益平衡图。用图示表达量本利的相互关系,不仅形象直观、一目了然,而且容易理解。根据例3有关数据绘制量本利图,见图7-8。

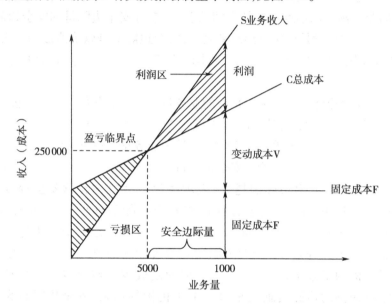

图7-8　量本利图

图7-8中横轴表示业务数量,纵轴表示成本和业务收入的金额。F线表示固定成本,以(0,固定成本值)为起点,与横轴平行,C为总成本线,以点(0,固定成本值)为起点,以单位变动成本为斜率,S为业务收入线,以坐标原点(0,0)为起点,以单价为斜率。业务收入线与总成本线的交点,是盈亏临界点。它在横轴上对应的业务量是5000人次,表明医疗卫生机构在此业务量下总收入与总成本相等,既没有结余,也不发生亏损。在此基础上,增加业务量,业务收入超过总成本,S和C的距离为结余值,形成结余区;反之,形成亏损区。

通过量本利图,我们可以看到收入、总成本共同决定了医疗卫生机构的盈亏临界点或者结余的大小,而收入由业务量和单价决定,成本由固定成本、单位变动成本、业务量决定,因此业务量、单价、固定成本、单位变动成本共同决定盈亏临界点和结余,具体说来,它们之间存在如下关系:

1. 在总成本不变的前提下,盈亏临界点的高低取决于单位售价的高低。单位售价越高,盈亏临界点越低;单位售价越低,盈亏临界点越高。

2. 在收入不变的前提下,盈亏临界点的高低取决于固定成本和单位变动成本的高低。固定成本越高,或单位变动成本越高,则盈亏临界点越高;反之,盈亏临界点越低。

3. 在盈亏临界点不变的前提下,业务量越大,医疗卫生机构实现的结余便越多(或亏损越少);业务量越小,医疗卫生机构实现的结余便越少(或亏损越多)。

4. 在业务量不变的前提下,盈亏临界点越低,医疗卫生机构能实现的结余便越多(或亏损越少);盈亏临界点越高,医疗卫生机构能实现的结余便越少(或亏损越多)。

(六)敏感性分析

量本利图揭示了业务量、单价、固定成本、单位变动成本对医疗卫生机构结余的影响,但是并没有揭示它们对于结余变化的影响程度,因此需要进行敏感性分析。

敏感性分析(sensitive analysis)是指研究与分析一个系统因周围条件发生变化,而引起其状态或输出结果变化的敏感程度的方法。在量本利研究中,敏感性分析是指业务量、单价、固定成本、单位变动成本中有三个因素固定不变,而另一个因素变动对结余的变化的影响程度。如果该因素所引起的结余变化程度较大,则这个因素就是敏感因素,否则就是不敏感因素。反映敏感程度的指标为敏感系数,计算公式如下:

敏感系数 = 目标值变动率 ÷ 参数变量变动率　　　　　　　公式7-17

量本利分析中目标值变动率就是结余变动率,参数变量变动率分别可以使用业务量、单价、固定成本、单位变动成本的变动百分比表示。

【例4】 同例3,假设业务量、单价、固定成本、单位变动成本分别增长10%,计算各因素的敏感系数。

(1)业务量变化对结余的影响:

$$增长后的业务量 = 10\ 000 × (1 + 10\%) = 11\ 000(人次)$$

$$增长后的结余 = 50 × 11\ 000 - 30 × 11\ 000 - 100\ 000 = 120\ 000(元)$$

$$结余变动率 = (120\ 000 - 100\ 000) ÷ 100\ 000 = 20\%$$

$$业务量的敏感系数 = 20\% ÷ 10\% = 2$$

业务量敏感系数为2,这表明在其他条件不变的前提下,业务量每增加或减少1%,医院结余就会相应增加或减少2%,结余变动幅度是业务量变动幅度的2倍,这是因为医院总成本中有一部分固定成本。对业务量进行敏感性分析,就是后面的经营杠杆分析。

(2)单价变动对结余的影响:

$$增长后的单价 = 50 × (1 + 10\%) = 55\ 元$$

$$增长后的结余 = 55 × 10\ 000 - 30 × 10\ 000 - 100\ 000 = 150\ 000\ 元$$

$$结余变动率 = (150\ 000 - 100\ 000) ÷ 100\ 000 = 50\%$$

$$单价的敏感系数 = 50\% ÷ 10\% = 5$$

单价的敏感系数为5,这表明在其他条件不变的前提下,医疗服务单价每增加或减少1%,医院结余就会相应增加或减少5%,该医院结余变化对单价的变化较为敏感,医院决策层应对单价的变动予以关注。

(3)固定成本变动对结余的影响:

$$增长后的固定成本 = 100\ 000 × (1 + 10\%) = 110\ 000\ 元$$

$$增长后的结余 = 50 × 10\ 000 - 30 × 10\ 000 - 110\ 000 = 90\ 000\ 元$$

笔记

$$结余变动率 = (90\ 000 - 100\ 000) \div 100\ 000 = -10\%$$
$$固定成本的敏感系数 = -10\% \div 10\% = -1$$

固定成本的敏感系数为 -1，这表明在其他条件不变的前提下，固定成本每增加或减少 1%，医院结余就会相应减少或增加 1%，结余变动的方向和固定成本变动的方向相反。

(4)单位变动成本变动对结余的影响：

$$增长后的单位变动成本 = 30 \times (1 + 10\%) = 33\ 元$$
$$增长后的结余 = 50 \times 10\ 000 - 33 \times 10\ 000 - 100\ 000 = 70\ 000$$
$$结余变动率 = (70\ 000 - 100\ 000) \div 100\ 000 = -30\%$$
$$单位变动成本的敏感系数 = -30\% \div 10\% = -3$$

单位变动成本的敏感系数为 -3，表明在其他条件不变的前提下，单位变动成本每增加或减少 1%，医院结余就会相应减少或增加 3%，结余变动的方向和单位变动成本变动的方向相反。

一般认为，敏感系数为正值的，表明它与结余为同向增减；敏感系数为负值的，表明它与结余为反向增减，但是反映敏感大小的是敏感系数绝对值，绝对值越大，表示该因素越敏感，如果绝对值大于 1，通常认为该因素是敏感因素，如果绝对值小于 1，通常认为不是敏感因素。就本例而言，影响结余的诸因素中最敏感的是单价（敏感系数 5），其次是单位变动成本（敏感系数 -3），再次是业务量（敏感系数 2），最后是固定成本（敏感系数 -1）。由于单价对该医院结余变化影响最大，因此控制价格波动是该医院结余实现的关键因素。

二、财务杠杆

财务管理中存在着类似于物理学中的杠杆效应，表现为由于特定固定支出或费用的存在，导致当某一财务变量以较小幅度变动时，另一相关变量会以较大幅度变动。财务管理中的杠杆效应，包括经营杠杆、财务杠杆和总杠杆三种效应形式。杠杆效应既可以产生杠杆利益，也可能带来杠杆风险。由于公立医院和基层卫生机构属非营利性医疗卫生机构，不需缴纳所得税，相比较而言，营利性医疗卫生机构的杠杆效应表现得更为明显。

（一）经营杠杆效应

1. 经营杠杆（operating leverage） 由于固定成本的存在而导致的息（税）前结余的变动率大于业务量变动率的经济现象。对于医疗卫生机构来讲，在一定的经营规模内，变动成本随着医疗服务量的增加而增加，固定成本则不因医疗服务量的增加而增加，而是保持固定不变，随着医疗服务量的增加，单位医疗服务量所负担的固定成本会相对减少，从而给医疗卫生机构带来额外的结余，这称为经营杠杆利益。当然，经营杠杆是一把双刃剑，当医疗服务量下降时，息（税）前结余下降得更快，从而给医疗卫生机构带来经营杠杆损失。

笔记

【例5】 某医院原来的门诊量为 100 人，现提高为 150 人，通过表 7-2 比较经营杠杆对医院息(税)前结余的影响。如表所示,业务量和营业总额增加幅度为50%,而息(税)前结余增长200%,息(税)前结余增长幅度高于业务量增长幅度,获得了较好的经营杠杆利益。

表7-2 经营杠杆对医院息(税)前结余的影响

指标	增加前	增加后	变动幅度
门诊量	100人	150人	50%
收费水平	10元/人	10元/人	
单位变动成本	6元/人	6元/人	
固定成本总额	300元	300元	
营业总额	1000元	1500元	50%
变动成本总额	600元	900元	
固定成本总额	300元	300元	
息(税)前结余	100元	300元	200%

2. 经营杠杆系数 经营杠杆作用的大小可用经营杠杆系数(DOL)来衡量。经营杠杆系数,又称经营杠杆率,是指息(税)前结余变动率相当于业务量变动率的倍数。一般而言,经营杠杆系数越大,经营风险越大。经营杠杆系数的计算公式为:

$$DOL = \frac{\Delta EBIT/EBIT}{\Delta Q/Q}$$ 公式7-18

式中:DOL —经营杠杆系数;

EBIT —变动前的息(税)前结余;

ΔEBIT—息(税)前结余的变动额;

Q —变动前的业务量;

ΔQ —业务量的变动数。

经营杠杆系数越大,表明医疗卫生机构的经营风险越大,但医疗卫生机构位于盈亏临界点的时候,经营杠杆系数趋于无穷大,此时的经营风险最大。由于固定成本是经营杠杆效应产生的根本原因,因此,上述公式通过推倒可简化为:

$$DOL = \frac{S - V}{S - V - F}$$ 公式7-19

式中:S—营业总额;

V—变动成本总额;

F—固定成本总额。

笔记

根据经营杠杆系数的计算公式,例7-5的经营杠杆系数为:

$$DOL = \frac{1000 - 600}{1000 - 600 - 300} = 4$$

因此业务量和营业额增加50%,而息(税)前结余增长200%。

3. 经营杠杆与经营风险 经营风险是指医疗卫生机构由于经营上的原因而导致的息(税)前结余变动的风险。引起医疗卫生机构经营风险的主要原因是市场需求和成本等因素的不确定性,经营杠杆本身并不是结余不确定的根源,只是结余波动的表现,但是经营杠杆放大了市场和经营等因素变化对结余波动的影响,经营杠杆系数越高,表明结余波动程度越大,经营风险也就越大。从经营杠杆公式可知,影响经营杠杆的因素包括:医疗卫生机构成本结构中的固定成本比重;息(税)前结余水平。其中,息(税)前结余水平又受服务量、价格、成本水平(单位变动成本和固定成本总额)高低的影响。固定成本比重越高、成本水平越高、业务量和价格水平越低,经营杠杆效应越大,反之亦然。

(二)财务杠杆效应

1. 财务杠杆(financial leverage) 由于医疗卫生机构负债的资本成本是固定不变的,当有固定利息费用等资本成本存在时,如果其他条件不变,息(税)前结余的增加虽然不改变固定利息费用总额,但会降低每一元息(税)后结余分摊的利息费用,使得息(税)后结余的增长率大于息(税)前结余的增长率,进而产生财务杠杆效应。在实际运用中,由于各种因素的影响,医疗卫生机构的财务杠杆效应相对于企业不太显著。

2. 财务杠杆系数 财务杠杆作用的大小用财务杠杆系数(DFL)来衡量。所谓财务杠杆系数,又称财务杠杆率,是指息(税)后结余的变动率相当于息(税)前结余变动率的倍数。一般而言,财务杠杆系数越大,财务风险就越高。财务杠杆系数的计算公式为:

$$DFL = \frac{息(税)后余变动率}{息(税)前余变动率} = \frac{\Delta EAT / EAT}{\Delta EBIT / EBIT} \qquad 公式7\text{-}20$$

式中:EBIT——变动前的息(税)前结余;

　　　EAT——变动前的息(税)后结余。

如果医疗卫生机构是股份制医疗卫生机构,则上述公式可等价为:

$$DFL = \frac{\Delta EPS / EPS}{\Delta EBIT / EBIT} \qquad EPS = \frac{(EBIT - I)(1 - T)}{N} \qquad 公式7\text{-}21$$

式中:DFL ——财务杠杆系数;

　　　EPS ——变动前的普通股每股收益;

　　　ΔEPS ——普通股每股收益变动额;

　　　I ——利息费用,N—流通股股数,T—所得税税率。

财务杠杆系数越大,表明财务风险越大,当医疗卫生机构没有负债资金时,医疗卫生机构没有利息费用,财务杠杆系数为1,没有财务风险。债务利息是财务杠杆存在的根本原因,所以医疗卫生机构的财务杠杆系数可以转化为:

$$DFL = \frac{EBIT}{EBIT - I}$$ 公式 7-22

【例 6】 某医院全部资本为 5000 万元,其中债务资本占 40%,利率为 12%,当息(税)前结余为 600 万元时,计算该医院的财务杠杆系数。

$$DFL = \frac{600}{600 - (5000 \times 40\% \times 12\%)} = 1.67$$

3. 财务杠杆与财务风险 财务风险是指医疗卫生机构由于筹资原因产生的资本成本负担而导致的息(税)后结余或者普通股收益波动的风险。引起医疗卫生机构财务风险的主要原因是报酬的不利变化和资本成本的固定负担。由于财务杠杆的作用,当医疗卫生机构的息(税)前结余下降时,医疗卫生机构仍然需要支付固定的资本成本,导致息(税)后结余或者普通股收益以更快的速度下降。财务杠杆放大了报酬变化对息(税)后结余或普通股收益的影响,财务杠杆系数越高,表明息(税)后结余或者普通股收益的波动程度越大,财务风险也就越大。只要有固定性资本成本存在,财务杠杆系数总是大于 1。

从公式可知,影响财务杠杆的因素包括:医疗卫生机构资本结构中债务资本比重;普通股收益水平;所得税税率水平。其中,普通股收益水平又受息(税)前结余、固定资本成本(利息)高低的影响。债务成本比重越高、固定的资本成本支付额越高、息(税)前结余水平越低,财务杠杆效应越大,反之亦然。

(三)总杠杆效应

1. 总杠杆(total leverage) 经营杠杆和财务杠杆可以独自发挥作用,也可以综合发挥作用,总杠杆是用来反映两者之间共同作用的结果,即息(税)后结余或者普通股收益与业务量之间的变动关系。由于固定性经营成本的存在,产生经营杠杆效应,导致医疗卫生机构服务量变动对息(税)前结余变动有放大作用;同样,由于固定性资本成本的存在,产生财务杠杆效应,导致息(税)前结余变动对息(税)后结余或者普通股收益有放大作用。两种杠杆共同作用,将导致医疗服务量的变动引起息(税)后结余或普通股每股收益更大的变动。

总杠杆,是指由于固定经营成本和固定资本成本的存在,导致普通股每股收益变动率或者息(税)后结余变动率大于业务量的变动率的现象。

2. 总杠杆系数 只要医疗卫生机构同时存在固定性经营成本和固定性资本成本,就存在总杠杆效应。业务量变动通过息(税)前结余的变动,传导至息(税)后结余或普通股收益,使得息(税)后结余或每股收益发生更大的变动。用总杠杆系数(DTL)表示总杠杆效应程度,可见,总杠杆系数是经营杠杆系数和财务杠杆系数的乘积,是息(税)后结余变动率或普通股每股收益变动率相当于业务量变动率的倍数,计算公式为:

$$DTL = DOL \cdot DFL = \frac{\Delta EPS/EPS}{\Delta Q/Q}$$

笔记

或者
$$DTL = DOL \cdot DFL = \frac{\Delta EAT/EAT}{\Delta Q/Q}$$
公式 7-23

上式经整理,总杠杆系数的计算也可以简化为:

$$DTL = \frac{S-V}{S-V-F-I}$$
公式 7-24

【例7】 某医院经营杠杆系数为2,财务杠杆系数为1.5。则该医院的联合杠杆系数测算为:

$$DTL = 2 \times 1.5 = 3$$

3. 总杠杆与医疗卫生机构风险 医疗卫生机构风险包括医疗卫生机构的经营风险和财务风险。总杠杆系数反映了经营杠杆和财务杠杆之间的关系,用以评价医疗卫生机构的整体风险水平。在总杠杆系数一定的情况下,经营杠杆系数与财务杠杆系数此消彼长。总杠杆效应的意义在于:第一,能够说明医疗服务量变动对息(税)后结余或者普通股收益的影响,据以预测未来的收益水平;第二,揭示了财务管理的风险管理策略,即要保持一定的风险状况水平,需要维持一定的总杠杆系数。

本 章 小 结

负债资金是医疗卫生机构资金的重要来源,负债经营可以使医疗卫生机构以较低的资金成本获得较多的资金投放。医疗卫生机构适度负债可以缓解医疗卫生机构资金紧张的矛盾,但是应该注意负债的规模、结构和成本,净资产也是医疗卫生机构资金的另一重要来源,和负债资金相比,医疗卫生机构净资产由于一般不用还本,形成了医疗卫生机构的永久性资本,因而财务风险小,但付出的资本成本相对较高。本章主要介绍了以下几方面内容:①负债筹资的方式,包括银行借款、商业信用、融资租赁和发行债券以及其管理手段;②医疗卫生机构的净资产的筹资方式、净资产的种类以及管理手段;③量本利分析方法,经营杠杆和财务杠杆效应。通过本章学习,读者能全面理解医疗卫生机构净资产的特点及其管理控制,学习利用量本利的分析方法进行分析,利用经营和财务杠杆效应,提高效益降低风险。

关键术语

负债(debt)   经营杠杆(operating leverage)
净资产(equity)   财务杠杆(financial leverage)
量本利(volume- cost- profit,VCP)   总杠杆(total leverage)

思考题

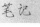

1. 什么是医疗卫生机构负债? 医疗卫生机构债务融资有哪些方式?

2. 什么是医疗卫生机构净资产？简述医疗卫生机构净资产来源的渠道和特征。

3. 什么是量本利分析？量本利分析有何作用？

4. 医疗卫生机构成本按照性态可以分为几类？

5. 什么是杠杆效应？如何计算确定杠杆系数？

（雒　敏）

第八章

收支、结余管理及控制

学习目标

通过本章的学习，你应该能够：

掌握 医疗卫生机构收入、支出、收支结余的概念及所包含的具体内容。

熟悉 医疗卫生机构收入及支出控制的内容及关键控制点，结余管理的内容。

了解 2010 版《医院会计制度》及《医院财务制度》对于医疗卫生机构收入、支出及结余管理的新要求及新变化。

章前案例

A 医院属区卫生局管理的一个县区级综合性医院。该医院实行"核定收入、定项补助、超支不补、结余留用"的预算管理方式。医院每年聘请会计师事务所对其财务及经营情况进行审计。通过审前调查，审计人员把审计的重点放在有无乱收费、药品有无乱加价等问题上。审计发现该单位存在虚列收支、票据管理不规范、乱收费等问题，同时还查处了一个小金库，相关责任人被追究责任。具体问题如下：

1. 票据丢失 审计人员为了查清 A 医院防疫部门的疫苗收费和价格情况，要求医院防疫部门提供防疫针剂的票据原始存根和电子票据记录，并要求与物价部门的收费文件依据进行校对。医院财务部门称："由于医院实行院科两级核算，票据原始存根和电子票据记录保留在医院防疫部门。"而医院防疫部门回答："仅仅提供票据的台账，无法提供票据原始存根。"这样，审计人员要求查清疫苗收费和价格的愿望落空。分析发现，医院发票管理有漏洞，收费票据有可能丢失。便要求盘存医院票据，经过盘存，查明该院防保站丢失医院门诊收费收据 6 本，计 300 份，其中含有开具该年度防保站医疗服务收入 754 253 元。

2. 端掉外单位"小金库" 审计人员通过对 A 医院体检费支出进行筛选，发现医院支付一些单位体检劳务费，最大的一笔是监督所职业病体检劳务费和 3~4 月职业病体检劳务费，审计人员怀疑有可能是商业贿赂，便对疑点原始凭证进行逐张审阅，发现人员、金额、笔迹都惊人的相似，而且是现金支付。审计人员马上请医院出纳谈话，问这两笔款项是谁领取的，并明确告诉医院出纳，如果不是别人领取，就是其本人私吞。医院出纳迫于强大的政策压力，告诉审计人员是某卫生监督所有关人员领取的。审计人员立即找到这些有

笔记

关人员,对他们进行调查,调查结果表明,该卫生监督所领取的款项除用于支付职业病培训老师授课费 8000 元外,其余 67 000 元用于全所职工旅游的补助。以上款项收取、管理、使用均没有在卫生监督所财务入账。

3. 查清医院乱收费。审计人员拷贝医院收费后台数据,对病床费收入进行筛选。发现医院床位供应混乱,同样类型的病房有的供应 3 张床位,有的供应 4 张床位,根据国家医院床位费定价依据和被审计单位提供的业务收费明细表进行对比,确认违规加价金额。结果查明该年度 1 月至 12 月,A 医院住院病人床位费每床每天超标准收取 9 元,共收取 3423 元。

针对财务管理存在的问题,审计报告提出审计建议,A 医院积极整改,先后修订了《A 医院财会人员岗位责任制度》、《A 医院收款票据管理制度》、《A 医院货币资金管理制度》、《A 医院药品管理制度》等 4 项制度,堵塞漏洞,规范管理。

第一节　收入管理及控制

一、收入管理及控制概述

(一) 收入的概念及构成

1. 收入的概念　医疗卫生机构的收入(revenue)是指其开展医疗服务及其他活动依法取得的非偿还性资金。2010 版《医院财务制度》规定医院的收入具体包括医疗收入、财政补助收入、科教项目收入和其他收入(图 8-1)。

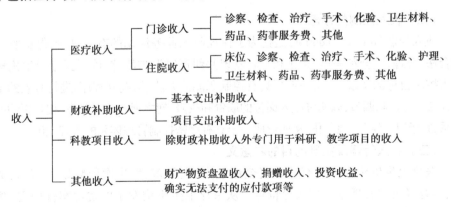

图 8-1　收入的构成

2. 收入的构成　医院收入构成主要包括:

(1)医疗收入:即医院开展医疗服务活动取得的收入,包括门诊收入和住院收入。

1)门诊收入:是指为门诊病人提供医疗服务所取得的收入,包括挂号收入、诊察收入、检查收入、化验收入、治疗收入、手术收入、卫生材料收入、药品收入、药事服务费收入、其他门诊收入等。

2）住院收入：是指为住院病人提供医疗服务所取得的收入，包括床位收入、诊察收入、检查收入、化验收入、治疗收入、手术收入、护理收入、卫生材料收入、药品收入、药事服务费收入、其他住院收入等。

（2）财政补助收入，即医院按部门预算隶属关系从同级财政部门取得的各类财政补助收入，包括基本支出补助收入和项目支出补助收入。基本支出补助收入是指由财政部门拨入的符合国家规定的离退休人员经费、政策性亏损补贴等经常性补助收入。项目支出补助收入是指由财政部门拨入的主要用于基本建设和设备购置、重点学科发展、承担政府指定公共卫生任务等的专项补助收入。

（3）科教项目收入，即医院取得的除财政补助收入外专门用于科研、教学项目的补助收入。

（4）其他收入，即医院开展医疗业务、科教项目之外的活动所取得的收入，包括培训收入、租金收入、食堂收入、投资收益、财产物资盘盈收入、捐赠收入、确实无法支付的应付款项等。

知识链接

2010 版《医院会计制度》对收支分类进行了科学界定，规范了收支核算管理。根据收入按来源、支出按用途划分的原则，合理调整医院收支分类，配合推进医药分开改革进程，改革公立医院补偿机制，弱化药品加成对医院的补偿作用，将药品收支纳入医疗收支统一核算，根据公立医院职能定位及业务活动需要，收支分类中单独核算科研、教学项目收支。这些规定既体现了医院的公益性质和业务特点，又规范了医院的各项收支核算与管理。

（二）收入控制的概念

收入控制（revenue control）是指为了保证收入业务活动的有效进行，保证收入的合法、合理、安全和完整，防止和及时发现并纠正错误与舞弊，确保医疗卫生机构收入控制目标的实现，采用一系列具有控制职能的方法、措施和程序，进行有效的组织、制约、考核和调节，以明确收入岗位的职责和权限，使之保持相互联系、相互制约的关系，并予以系统化、规范化，从而形成一个具有严密控制管理体系的管理制度。

（三）收入管理及控制的目的和意义

医疗卫生机构收入具有货币资金流量大、数额多、发生次数频繁、经办人员多、内容复杂和管理难度较大等特点。从医疗卫生机构发生的贪污案件中看，相当一部分与单位内部控制不健全有关。因此，建立健全医疗卫生机构收入内部管理控制制度，是医疗卫生机构财务会计内部控制的重要内容之一。加强医疗卫生机构收入管理，可以促使医疗卫生机构积极合理组织收入，可以有效防范收入环节中乱收费、贪污、私收费等行为的发生，保证收入的合法性、合规性和完整性，确保各项收入全面纳入单位预算，实行统一核算与管理，使各项收入得以全面的反映，对提高医疗卫生机构社会效益、经济效益以及生存与发展具有重要的

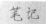
笔记

意义和作用。通过收入管理可以达到以下目的：

1. **合法性**　保证医疗卫生机构收入业务活动符合有关法律、政策及规章制度的规定。

2. **真实性**　保证登记入账的收入确已存在或者已经发生，所有收入的确认必须真实，不能提前和推迟确认收入以及任意虚列隐瞒收入。

3. **完整性**　保证收入及时足额收取和记录，且均登记入账。登记入账的收入确已办理相关手续，无隐匿收入或收入流失现象。

4. **正确性**　保证收入核算分类准确，正确地记入明细账和总账，并且在会计报表上正确地披露。

（四）收入管理及控制的范围

医疗卫生机构收入管理的范围包括收入的发生、收入的确认、收入从发生到确认实现、会计核算、核对、报告、分析等，这些基本环节都是收入管理的范围。

1. **收入的取得**　医疗卫生机构所有收入的发生，必须按国家政策规定取得并保证其合法性。

2. **票据的开具**　医疗卫生机构所有收入，必须开具正规的、统一编号的收费收据，保证收入的完整性。

3. **收入的确认和计量**　医疗卫生机构所有收入必须是已实现并且是可以计量的。医疗卫生机构收入应统一结账时间，保证收入的正确确认和计量。

知识拓展

《医院财务制度 基层医疗卫生机构财务制度讲解》中提到：

医院收入的确认：按照权责发生制核算要求，医院提供医疗服务时确认医院的医疗收入。对于实行总额预付制等付费方式的医院，应当根据国家有关规定，以及与医保经办机构达成的协议，合理规范收入确认的时点。财政补助收入、科教项目收入、其他收入一般在款项收到的时候确认收入。

基层医疗卫生机构收入的确认：基层医疗卫生机构原则上按照收付实现制确认收入，对于实行单病种付费、总额预付制等付费方式的基层医疗卫生机构，应当根据国家有关规定，以及与医保经办机构达成的协议确定的付费时限，作为收入确认的时点。

---

4. **收入的核算**　设置合理的收入会计核算账簿体系，各项收入应按规定设置总账、分类账、明细账，以保证收入核算的真实性和准确性。

5. **收入的核对**　收入的核对包括：总账与明细账核对、收入凭证与发票存根核对、汇总日报表与每个收费结算人员日报表核对、收入凭证与记账收入核对、科室核算收入与财务会计记账收入核对等，这些核对措施是保证收入安全、完整的重要手段。

6. **收入的报告**　挂号、门诊、住院结算处（室）每天定期编制个人日报表和汇总日报表，科室核算处（室）每天汇总科室收入日报表，财务部门每天汇总记账凭证汇总日报表，每月定期编制收入财务会计报表。

笔记

7. 收入的分析　定期或不定期分析收入变化情况,主要分析收入结构变化情况和收入增减变动情况,找出影响收入变动原因,认真进行因素分析,提出应对措施和建议。

8. 收入的授权　医疗卫生机构的收入全部由财会部门统一管理和核算,未经特殊授权,医疗卫生机构内部其他部门和任何个人,不得自行收取,更不得设立"小金库",所有收入必须纳入单位财务统一核算管理体系。

二、收入管理控制要点、控制方法及主要形式

(一)收入控制要点和控制方法

1. 收入控制要点　医疗卫生机构收入控制是对所有收入的全过程控制,贯穿于整个收入、收款、票据、货币资金及应收医疗款等控制的全过程之中。医疗卫生机构收入控制包括价格、预算、发生、退出、核算、报告、票据、检查、分析与考核等基本环节,这些基本环节都是收入控制的要点(图8-2)。

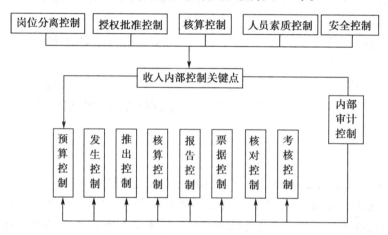

图8-2　收入控制的基本流程图

2. 收入控制方法　医疗卫生机构业务收入控制的方法多种多样,最主要的控制方法有以下几种:

(1)岗位的控制:建立收入业务的职责分工制度,使收入业务发生与收款业务职能、收入票据使用与审核保管职能、收入票据保管与出纳职能、收入退款与审批等不相容职能岗位相分离。

(2)授权批准控制:实行收入收款授权控制,医疗卫生机构的所有收入必须统一由财务部门管理,未经授权批准,任何单位和个人不得收取款项。

(3)会计核算控制:确定收入统一结账时间,正确确认收入。已确认发生的收入,必须及时记账核算。建立有关收入报告制度,门诊收费室、挂号处每日编制收入日报表,住院结算处每日编制在院病人医药费及预交住院金日报表,科室核算处每日编制科室收入日报表,财会部门每月每日编制汇总收入日报表、按月编制收入明细报表。

(4)预算控制:编制收入预算,确保医疗卫生机构一切收入统一纳入预算管理,不得擅自坐收坐支现金,不得私设"小金库"及设账外账。

246

(5)人员素质控制:医疗卫生机构的收款人员不同于一般的商场收银员,其业务性质不仅仅是收款,同时要开具正式收款收据,熟知收款项目、规定价格和计算机知识,要遵守《会计法》对现金管理的规定。因此,办理收入业务的人员应当持有计算机证和会计从业资格证上岗,具备良好的职业道德、忠于职守、廉洁奉公、遵纪守法、客观公正,同时对收入岗位的人员定期轮换,特别是门诊与住院结算人员定期内部轮岗。

(6)安全控制:门诊收费室和住院结算处限制非财务人员接触,印章要妥善保管,加强收入票据管理,建立收入票据登记簿,加强收入票据的审核,审核收入票据存根与收入报表是否相符,审核收入日报表与计算机数据库数据源是否相符,审核收入日报表与科室核算收入日报表是否相符,审计人员审核财务会计记账收入与收入日报表及科室核算收入是否相符,确保收入的安全、完整。

(二)收入控制的主要形式

1. 岗位控制　医疗卫生机构的岗位控制包括建立健全与收入相关的管理制度,按照不相容职务分离的原则合理设岗,建立收入岗位责任制,加强收入各岗位的相互制约和监督,保证收入的合法、安全和完整。

(1)控制内容和关键控制点

1)控制内容:收入控制的主要内容是明确建立健全收入的管理制度及按照不相容职务相互分离的原则建立收入岗位责任制。

2)关键控制点:包括提供服务、收入确认、收取费用、价格管理、价格执行、医疗预收款、票据管理、票据使用、办理退费、退费审批、收入稽核、收入经办等岗位,这些关键控制点要按照不相容职务相互分离的原则,合理设岗,确保相互制约和监督。

(2)控制的设计与实施

1)建立健全收入、价格、医疗预收款、票据、退费管理制度:医疗卫生机构收入主要是业务收入,包括门诊收费处收入、门诊挂号处收入、住院结算处收入。医院应建立健全相关收入管理制度,具体包括门诊收费管理制度、住院结算管理制度、价格管理制度、票据管理制度、医疗预收款管理制度、收入退费管理制度、收入分析管理制度等。

2)健全岗位责任制,明确收入岗位的职责、权限:健全医疗卫生机构收入岗位责任制度,实行职能分工控制,合理设置岗位,明确收入岗位的职责、权限。

与收入相关的岗位包括:收入核算会计岗位、出纳岗位、应收款核算岗位、价格管理岗位、票据管理岗位、票据复核岗位、科室收入核算岗位、收入核对岗位、门诊收费岗位、门诊收费处汇总复核岗位、住院结算岗位、住院结算处汇总复核岗位等。根据收入岗位的工作要求,明确各岗位应承担的责任,使其做到尽职尽责,加强责任心,努力学习业务知识,提高业务素质和工作能力。

建立严格的授权批准审批控制,明确审批人员对收入业务的批准审批方式、权限、程序、责任和相关控制措施,实行合理授权,明确收入人员职责范围和工作要求。未经授权,任何部门和人员不得办理收入业务;各项收入由财务部门统一核算,统一管理,其他任何部门、科室和个人不得收取款项。

3)建立岗位制约机制,明确不相容职务的相互分离:加强收入岗位人员的素质控制,医疗卫生机构应当配备合格的人员办理收入业务,办理收入业务的人员应当具备良好的业务素质和职业道德;建立定期培训、轮换、回避制度,特别是门诊收费与住院结算岗位人员应定期内部轮岗;实行合理分工,确保提供服务与收取费用、价格管理与价格执行、收入票据保管与使用、办理退费与退费审批、收入稽核与收入经办等不相容职务相互分离、制约和监督(图8-3)。

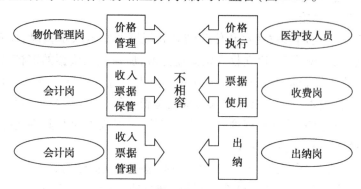

图 8-3 收入控制的不相容岗位控制图

2. **业务流程控制** 医疗卫生机构收入从提供服务到收入的确认和实现,经过许多环节,重点控制的对象是门诊收入、住院结算收入。加强收入业务管理流程控制,对于防范收入的流失,确保收入的全过程得到有效控制具有极其重要的意义和作用。

(1)控制内容和关键控制点

1)控制内容:医疗卫生机构收入的全过程,均属于收入管理流程控制的内容,收入流程控制的重点内容是门诊收入和住院结算收入的流程控制。

2)关键控制点:包括收入提供、收入确认、价格管理、票据管理、退费管理、报告管理、核对管理等。

(2)控制的设计与实施

1)实行价格管理流程控制:公立医疗卫生机构的医疗收入和药品价格由政府控制,收费价格必须执行政府定价,单位无权自行定价,应按照规定实行价格公示制度,病人一日清单制,防止乱收、多收、少收、漏收收入。具体措施包括熟知物价政策和法规、严格执行物价政策、实行物价公示制度、建立责任追究制。

2)门诊收入流程控制:具体包括挂号流程控制、挂号费用结算控制、挂号费审核控制、门诊收费流程控制、收费票据管理控制、收入印章控制、收入退费控制、收入日报表控制、收入审核控制。

3)住院结算流程控制:具体包括病人入院流程控制、在院病人费用结算控制、住院结算日报表控制、审核控制、会计核算控制、病人出院流程控制。

3. **合规性控制** 医疗卫生机构取得的各项收入应符合国家有关法律法规和政策规定。取得的各项收入必须开具统一规定的票据。严格按照医疗卫生机构财务会计制度规定确认、核算收入,做到应收尽收,应收不漏,控制不合规、不合法收入的发生。

(1)控制内容和关键控制点

1)控制内容:包括所有收入取得的合法性控制,收入确认和核算的合规性控

笔记

制,收入的集中统一管理控制,全面预算管理控制等。

2)关键控制点:包括收入取得必须符合物价政策;收入取得应开具统一票据;按照医疗卫生机构财务会计制度确认和核算收入;全部收入必须纳入医疗卫生机构财务部门统一核算管理,其他部门、科室和个人不得收取任何款项;实行收入全面预算管理,严禁设立"小金库"。

(2)控制的设计与实施

1)开具统一票据控制:取得的各项收入必须开具统一规定的票据。所有收入均应纳入财务部门统一核算,并且按规定开具统一票据,不得私自使用规定以外的不合规票据。各收款部门当日下班前必须将款项缴入银行或交单位财务部门,于次日上午连同原始收款凭证交财务部门复核,及时办理入账手续。

2)正确确认、核算收入控制:严格按照财务会计制度规定确认、核算收入。业务收入实现的原则,一是与收入有关的诊疗服务已提供;二是收入的获取过程实际上已完成,已经获得在将来取得收入的法定权利;三是收入的发生必须按照权责发生制的原则确认。正确确认收入是保证会计核算质量的重要基础,也是保证收入完整的重要手段。

3)统一核算与管理控制:医疗卫生机构各项收入由财务部门统一核算,统一管理,其他任何部门、科室和个人不得收取款项。实行收入统一核算和统一管理,这是保证提供服务与收取费用岗位分离、保证医疗卫生机构收入安全与完整的重要组织保证措施。

4)严禁设立"小金库":不得违反国家财经法规及其他有关规定,侵占、截留国家和单位收入,未列入本单位财务会计部门账内或未纳入预算管理,私存私放的各项资金均属"小金库"。

4. 收入票据控制　医疗卫生机构的收入票据包括定额票据和非定额票据,由财政部门、卫生主管部门统一监制和印制,单位统一购买。加强收入票据的管理和控制,对于保证收入的安全与完整、防止由于因票据管理不善而造成资产流失具有重要的意义和作用。

(1)控制内容和控制关键点

1)控制内容:收入票据控制的内容包括票据的购买、保管、领用、核销、遗失处理、清查、归档等。

2)控制关键点:收入票据控制的关键点是财务部门统一管理,建立健全票据管理的岗位责任制,明确票据管理流程,建立票据登记簿并详细记录有关票据购买、印制、批准、验收、领取、收回、核销、归档等内容。

(2)控制的设计与实施

1)收入票据统一管理控制:医疗卫生机构各类收入票据由财务部门统一管理,其他任何部门均无收入票据管理权,除财务人员外,其他科室任何人员都不得领用和开具收款收据;除财务部门、门诊收费和住院结算部门外,任何部门和个人都不得向病人和单位直接收取任何费用。

2)收入票据购买与印制控制:单位票据的购买、印制的权限按照有关规定执行,国家有统一规定的收入票据,单位不得自行印制,需经财政部门批准后方可

笔记

印制;国家没有统一规定的收入票据,单位要按职责权限严格审批手续。审批程序是:票据管理人员根据收入票据使用和结存情况,根据结存票据,提前一个月上报需印制购买的收入票据,由财会主管审批、分管领导批准后,购买印制有关收入票据。所有收入票据要连续编号,严格收入票据的购买印制全过程管理。

3)收入票据的入库验收控制:一切收入票据入库前必须履行验收手续,验收人员应由除票据管理人员以外的其他财会人员参加,验收内容包括票据连续编号情况、印刷质量、数量是否与批准的数量相符,签订合同的按照合同要求验收,验收无误后,所有参加验收的人员在验收登记记录上签名或盖章以示负责。

4)收入票据的登记记录控制:指定专人负责收入凭证票据的领、交、销、保管,健全各类收入票据领用、核销登记、遗失处理、清查、归档等环节记录制度,建立登记簿。定期盘点库存票据并与登记簿核对,防止错收、错发以及空白票据遗失或被盗用。收费人员向财务部门票据管理人员领取票据,要在票据发放登记本上签字,票据管理人员必须严格控制发放数量。

5)收入票据使用管理控制:收费结算人员必须按照领取的票据号码从小到大连续使用,现金收入必须当日上缴财务部门。实行计算机管理的单位,由票据管理员输入收费员所领取的票据号码后,收费员方能使用。

6)收入票据核对控制:执行科室应在科室核算联上加盖"已做检查"、"已做治疗"和"已发药"等戳记。指定专人复核收入凭证票据存根,并与记账收入核对。收费员使用后的票据存根连同收入报表要及时上缴财务部门,收费处负责人根据每日已结账的收费汇总表金额与个人日报表总额相核对后,在汇总表签名盖章以示已核对,并与日报表一同送交财务部门。

票据管理员主要审核票据是否连号使用、票据作废的手续是否齐全、缴款金额是否正确和及时,最后在登记本或在计算机上销号,对报送的资料予以复核,金额与票据号码核对无误后签章。对未用完的订本式收据,保管员收回时要剪角并对空页逐张加盖"作废"戳记。对交回的收款票据存根联,保管员必须及时办理注销印记登记,核销审核时以存根联及日报表为依据,对已开票据应进行抽查,并将抽查结果予以记录。

知识链接

　　广西壮族自治区南溪山医院收费员谭某在长达近6年的犯罪过程中,共计贪污公款人民币123.27万元,在社会上引起较大反响。

　　谭某从2006年初开始实施侵吞公款行为,他的作案方法并不复杂,就是利用自己作为南溪山医院门诊收费员的职务之便,在收费发票上做手脚,采取更改发票三联单的办法,给病人的发票为真实数据,另外两联则把金额缩小数十倍甚至上百倍,其中的差额被他自己侵吞。第一笔侵吞的公款是把2000元改为200元,病人的发票是2000元,财务联和存根联则少写一个零,变成200元,其中的1800元差价就被自己占有。第一次贪污之后没有被发现,他就实施更多的贪污行为,金额越来越大,一发不可收拾,6年之后的

笔记

2011 年 12 月 10 日,医院开展年终物价收费大检查,谭某的贪污行为暴露、案发。

象山区检察院对此案进行了进一步侦查,谭某利用自己单独上夜班的职务之便,采取虚构《住院预交款收据》存根联、《缴款单》、日报表的手段,将代收取的多笔住院预交款"多收少缴"、私自截留占为已有。2006 年至 2011 年期间,谭某经手的 351 笔住院预交款收据三联单,第一联、第二联金额总计 1 304 700 元,第三联金额总计 72 000 元,两者差额为 1 232 700 元,确定谭某贪污金额累计达 123.27 万元,案发后,谭某退出了全部赃款。桂林市象山区人民检察院于 2012 年 4 月 25 日,以贪污罪依法对谭某提起公诉。2012 年 10 月 25 日,桂林市象山区人民法院以贪污罪判处谭某有期徒刑 10 年,剥夺政治权利 1 年。

5. 收入结算时间控制　医疗卫生机构收入结算起止时间非常关键,医疗卫生机构收入每天 24 小时基本都有发生,只是发生的频率不同,门诊、住院收入每日、每月没有结算起止时间规定,门诊收费、住院结算和财务结账时间不统一,就不能及时正确反映当日收入的状况,影响当月的收支核算,造成核算不准确、收支不配比,财务记账与科室核算收入核对困难、不能及时发现收入流失隐患。

(1)控制内容和控制关键点

1)控制内容:收入结算时间控制的内容包括门诊收入结算时间、住院结算时间、科室核算结算时间、财务记账收入结算时间等。

2)控制关键点:收入结算时间控制的关键点是每日统一结算起止时间、每月统一结算起止时间,只有统一结算起止时间,才能有利于收入的核对,保证收入的安全。

(2)控制的设计与实施

1)月收入结算起止时间控制:医疗卫生机构每月收入结算起止时间,应按照《会计法》要求采取每月的自然天数作为结算起止时间,每月 1 号至每月最后一天根据每日收入结算起止时间,作为当月收入的结算起止时间。

2)收入核算控制:统一规定收入结算起止时间控制,使收入按照权责发生制原则进行确认,保证了财务记账收入核算及时准确。

3)收入核对控制:统一规定收入结算起止时间控制,有利于财务会计记账收入与科室核算收入、门诊住院收入核对工作的顺利进行,可以有效保证收入的安全与完整。

6. 退费控制　由于医疗卫生机构业务收入活动中收费频率高、项目多、内容复杂和受内外因素的影响,因此时有退费发生。因此,如果没有退费审批管理制度,很容易造成多退、虚退、冒领等收入流失黑洞。因此,医疗卫生机构应建立退费管理制度。各项退费必须提供交费凭据及相关证明,核对原始凭证和原始记录,严格审批权限,完备审批手续,做好相关凭证的保存和归档工作。

(1)控制内容和关键控制点

1)控制内容:退费控制的内容包括各项退费须提供交费凭据及相关证明,核对原始凭证相应的原始记录,严格审批权限,完备审批手续,做好相关凭证的保存和归档工作等。

2)关键控制点:退费控制的关键点是退费凭证手续控制、审批批准控制、审查核对控制、归档控制等。

(2)控制的设计与实施

1)当日退费控制:门诊收费和住院收费未经取药、治疗和检查而造成当日退费的,需由当事人及执行科室负责人在科室核算联上注明退费理由并签名,收费处负责人或住院处负责人审核签字,超过一定金额的须经财务负责人审批后,收费员方可办理退费,退费时需收回票据原有联次。因收费员操作不当或电脑故障、HIS系统等问题造成的退费,在一式三联齐全的前提下,由计算机管理员、收费室负责人在发票背面写明原因并签名,必要时由信息中心出具证明,方可办理作废手续。

2)隔日退费控制:隔日退费的,因缺少科室核算联只剩报销联和存根联时,故需由执行科室出具科室核算联,负责人在科室核算联注明退费理由并签名,门诊部负责人或住院处负责人审批签字,收费室负责人报请财务部门负责人批准后财务出纳员方可办理退费。

3)更换发票控制:凡发生更换发票视同退费,需按退费程序进行审批,收费经办人将重开发票的科室核算联与全额退费发票附在一起连同收款日报表交财务部门;退费或作废发票一式三联连同收款日报表交财务部门。

4)手续审核控制:财务部门应加强对退费票据审核力度。对退费票据要逐张进行审查、核对,检查三联的号码、金额是否齐全一致,退费理由、领导签字、相关科室的证明是否齐全等。对异常较大退费金额、退费频率高的收款员和执行科室应及时进行分析,查找原因,防范因退费而造成收入的流失。

5)归档控制:做好退费相关凭证的保存和归档工作,所有退费票据要单独保存和建档。

6)加强预交住院金退费的管理与控制:建立预交金明细核算制度。住院结算室应按照患者设立明细账,详细记录每个患者住院预交金的收取、退回及未结算病人预交金结余情况,复核预交金收据,审核结算凭证,严把病人预交金单据丢失结算的审批(有关更多收入管理控制的相关内容详见光盘)。

知识链接

中国协和医科大学肿瘤医院住院部主任石巧玲
贪污公款900余万元特大案件

2001年7月12日上午10时,北京市第二中级法院开庭审理原中国医学科学院肿瘤医院、中国协和医科大学肿瘤医院住院部主任石巧玲贪污近千万元巨款一案。这起隐藏4年之久、贪污公款900余万元、挪用公款370余万元的特大案件震动了京城卫生医疗系统。

石巧玲采用"勾结外人冒用病人姓名贪污公款"的手段,根据逻辑推理和常规思维,是最笨的方法,因为这需要她每贪污一笔都要做假单据,很容易被

笔记

人发觉,收集证据也比较简单。而在长达 4 年的过程中,石巧玲就是利用这种"最笨的方法"贪污了 900 余万元、挪用了 370 余万元。

据办案干警介绍,石巧玲之所以如此肆无忌惮与医院自身的监督管理体制有着相当大的关系。首先,住院部财务独立,各种病人费用明细账、原始票据和预交金账自行保管;财务处只掌握住院部病人预交金汇总数字,而不掌握明细;多年来,财务处仅负责核对住院部上报的账表、单据,没有意识到所报账表是伪造的假账。财务处从未得到授权审查住院部账目,对住院部的明细账和原始票据从未审查过。

其次,医院的财务管理软件也有漏洞,结账员在为病人办理出院手续时,对住院、出院日期可以改动而不会留下痕迹;使用同一病人姓名、病案号可以反复打印出《住院费结账单》,电脑中不会留下痕迹;住院部主任有权使用《住出院登记软件(程序)》,可调出已出院病人材料,对该病人姓名改动(不改病案号),打印出改动姓名后的《住院费结账单》后,再改回原病人姓名,如不存盘电脑中不会留下痕迹;结账员"编造"一个患者姓名,同时"编造"一个病案号(必须是肿瘤医院未曾使用过的病案号),电脑中能显示出空白《住院费结账单》,输入各种费用后可以打印。

肿瘤医院在石巧玲的案子发生后,马上采取了一系列措施,改革了人事、财务等管理制度。当前是我国医疗体制改革的特殊时期,收入管理及控制措施的不健全不合理为类似问题的发生提供了可乘之机,医疗机构要对此予以特别的关注和警惕。

第二节　支出管理及控制

一、支出管理及控制概述

(一) 支出的概念及构成

1. 支出的概念　支出(expenditure)是指医疗卫生机构在开展医疗服务及其他活动过程中发生的资产、资金耗费和损失。2010 版《医院财务制度》规定医院的支出具体包括医疗支出、财政项目补助支出、科教项目支出、管理费用和其他支出。

2. 支出的构成　医院的支出构成包括以下几项(图 8-4):

(1)医疗支出:即医院在开展医疗服务及其辅助活动过程中发生的支出,包括人员经费、耗用的药品及卫生材料支出、计提的固定资产折旧、无形资产摊销、提取医疗风险基金和其他费用,不包括财政补助收入和科教项目收入形成的固定资产折旧和无形资产摊销。

其中,人员经费包括基本工资、绩效工资(津贴补贴、奖金)、社会保障缴费、住房公积金等。其他费用包括办公费、印刷费、水费、电费、邮电费、取暖费、物业

笔记

管理费、差旅费、会议费、培训费等。

（2）财政项目补助支出：即医院利用财政补助收入安排的项目支出。实际发生额全部计入当期支出。其中，用于购建固定资产、无形资产等发生的支出，应同时计入净资产，按规定分期结转。

（3）科教项目支出：即医院利用科教项目收入开展科研、教学活动发生的支出。用于购建固定资产、无形资产等发生的支出，应同时计入净资产，按规定分期结转。

（4）管理费用：即医院行政及后勤管理部门为组织、管理医疗和科研、教学业务活动所发生的各项费用，包括医院行政及后勤管理部门发生的人员经费、耗用的材料成本、计提的固定资产折旧、无形资产费用，以及医院统一管理的离退休经费、坏账损失、印花税、房产税、车船使用税、利息支出和其他公用经费，不包括计入科教项目、基本建设项目支出的管理费用。

（5）其他支出：即医院上述项目以外的支出，包括出租固定资产的折旧及维修费、食堂支出、罚没支出、捐赠支出、财产物资盘亏和毁损损失等。

基本建设项目支出按国家有关规定执行。

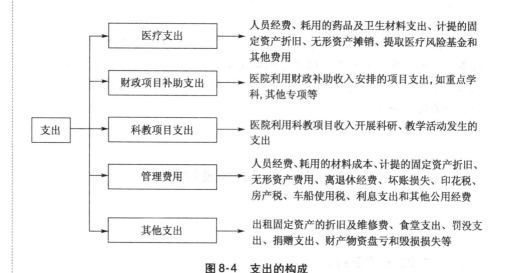

图8-4 支出的构成

（二）支出控制的概念

支出控制（expenditure control）是指为了保证支出业务活动的规范有序进行，提高利用效率，保护资产的安全、完整，防止、发现、纠正错误与舞弊，确保医疗卫生机构支出控制目标的实现，而对支出的各个工作岗位在授权批准、分工负责的前提下，采用一系列具有控制职能的方法、措施和程序，从行政领导到职能部门的有关人员在处理支出业务活动过程中的相互联系和相互制约的职责分工的控制活动，从而实现对支出业务活动进行有效的组织、制约、考核和调节，由此而组成的一个严密控制管理体系的管理制度。

（三）支出管理及控制的目的和意义

加强对医疗卫生机构支出的有效控制和监督，可防止支出管理失控，影响资金的使用效用。医疗卫生机构支出管理应实行统一领导,集中管理,主管院长或总会计师负责本院的财务支出控制工作。医疗卫生机构应建立健全完善的内部控制体系,并认真执行,不仅会对控制支出、防范风险起到较大的作用,还有利于降低医疗卫生机构资源耗费,节约卫生资源,提高经济效益。具体可以达到以下目的:

1. 合法性　严密的支出控制体系,可以保证医疗卫生机构支出业务活动符合有关法律、政策及规章制度。

2. 真实性　健全的支出控制,可以保证登记入账的支出确已存在或者已经发生,所有支出的确认正确,支出真实可靠。

3. 完整性　完善的支出控制,可以保证支出及时记录,且均已登记入账,登记入账的支出确已办理相关手续,无虚增支出或转移支出现象。

4. 正确性　科学合理的支出控制,可以保证支出核算分类正确,保证支出正确地记入明细账,并经正确地汇总,在会计报表上正确地披露。完善财务基础工作,为日后进行正确的分析、决策工作奠定了基础。

(四) 支出管理及控制的范围

医疗卫生机构支出是大支出概念,既包括成本费用支出,又包括不属于成本范畴的各项费用开支,凡是医疗卫生机构开展医疗业务活动和其他活动所发生的经济利益的流出和相关方面,均属医疗卫生机构支出内部控制的范围。

1. 支出的管理　支出的管理包括集中统一管理、划分责任中心、制定支出范围和标准等。

2. 支出的预算　支出预算是医疗卫生机构全面预算的重要组成部分,是计划期内努力实现的工作目标。编制支出预算,可以避免各项支出的盲目性和随机性,保证资金的合理分配和使用,提高资金的使用效益。因此编制支出计划预算时,要以发展规划为基础,以收定支,精打细算,收支平衡,统筹兼顾,保证重点。

3. 支出的原则　各项支出的发生,应严格执行国家有关政策法规和医疗卫生机构的有关规章制度,保证其合法、合规。

4. 支出的授权审批　医疗卫生机构各项支出,必须建立审批制度,明确授权及审批程序,规定支出审批人员、审批人员审批权限、审批金额额度、审批的级次和流程等,加强不相容职务分离控制。

5. 支出的标准　医疗卫生机构按照支出预算,制定各种定耗、定额指标和标准,努力降低消耗,提高资金利用效率。

6. 成本管理　建立成本核算制度,及时核算相关成本,根据不同的管理要求采取不同的成本计算方法,进行费用的归集和分配,计算相关对象的成本,实行全方位全过程的成本控制。在管理的过程中,实行统一领导,分级管理,使领导和员工都能重视成本的投入,提高全员成本意识和素质,使成本费用从投入开始就得到有效的控制(关于医院成本核算及管理的详细内容见第10章)。

7. 支出的报告　定期编制支出报告,为管理者决策提供参考信息。

8. 支出分析　分析支出变动情况,寻求降低支出的途径,定期对目标支出的执行情况实施全面的审核和评价,针对分析中发现的问题,采取措施及时纠正。

二、支出管理控制要点、控制方法及主要形式

(一)支出控制要点和控制方法

1. 支出控制要点 支出控制是对所有支出的整个活动过程的控制,既有相对独立性,但又贯穿于整个医疗卫生机构经济业务活动等控制的全过程之中,支出控制处于管理控制的重要地位。支出业务包括预算、支付、核算、检查、分析与考核等基本环节,这些基本环节都是支出控制的要点(图8-5)。

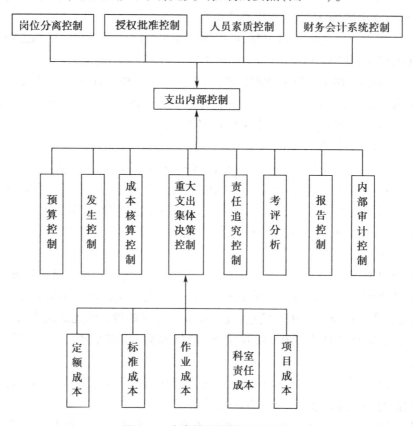

图8-5 支出控制的基本流程图

2. 支出控制方法 支出控制的方法多种多样,最主要的控制方法有以下几种:

(1)岗位控制:合理划分责任单位,确定责任中心,各责任中心在其权责范围内负责对支出的管理和控制;保证经办支出业务人员与审批人员岗位相分离、经办支出业务人员与付款业务人员岗位相分离、经办支出业务人员与审核人员岗位相分离、支出审核与办理结算业务岗位相分离。

(2)授权批准控制:明确支出审批授权,任何人不得办理支出业务的全过程,一切支出均须事先申请,建立支出审批流程,明确支出审批人员,规定审批权限。

(3)支出预算控制:医疗卫生机构一切支出应统一纳入预算管理,全面预测支出,编制支出预算计划,确定支出标准,经审核批准后严格执行。

笔记

(4)支出核算控制:建立科学的支出核算体系,健全支出业务凭证流转手续,按照会计制度正确地进行支出核算,按照会计制度进行费用提取和摊销,保证核算的真实性和准确性,准确及时编制支出报告,保证信息的正确披露。

(5)支出审核控制:建立医疗卫生机构支出审核制度,加强支出审核控制,一切支出必须经审核无误后,方可办理结算。

(6)支出分析控制:建立定期的支出分析制度,按照归口、分级管理的原则进行分析,分析、评价支出的执行情况、支出结构、使用效果差异原因等,及时掌握升降原因,寻求降低成本的途径。

(7)成本核算控制:医疗卫生机构大部分支出可以归集到相应的成本对象,采取定额成本、标准成本、作业成本、科室责任成本等方法加强核算与管理,对于控制支出具有重要的作用和意义。

(二) 支出控制的主要形式

1. 支出岗位控制　建立健全支出管理制度,按照不相容职务分离的原则,建立支出岗位责任制,这是支出控制的基本措施和方法,为支出控制的贯彻和落实提供基础制度保证,对于加强支出各岗位的相互制约和监督,保证支出的合法、合规、真实和完整,具有重要的意义和作用。

(1)控制内容和关键控制点

1)控制内容:控制的主要内容是明确建立健全支出的管理制度及按照不相容职务分离的原则建立支出岗位责任制。

2)关键控制点:关键控制点包括支出申请、支出预算、支出审批、支出执行、支出审核、支出结算等岗位,这些关键岗位要按照不相容职务分离的原则,合理设岗,确保相互制约和监督。

(2)控制的设计与实施

1)建立健全支出管理制度:具体包括建立支出预算管理制度、支出核算岗位责任制、支出定耗定额制度、支出申请制度、支出审批制度、支出审核制度、支出结算制度、支出考核分析制度等。

2)建立岗位责任制,明确相关部门和岗位的职责、权限:医疗卫生机构所有支出业务应建立岗位责任制,实行职能分工控制,合理设置岗位,明确与支出相关部门和岗位的职责、权限。与支出相关的岗位包括支出预算管理岗位、支出审批岗位、支出审核岗位、支出办理岗位、支出核算岗位、支出分析岗位等。支出审签流程为:经手人签字→部门负责人签审→分管领导签审→财务部门核审→院长签批同意→办理支付结算。所有审签人员根据岗位责任制对其签字支出的真实性、合法性、合规性、合理性负相应的责任(图8-6)。

3)不相容职务分离控制:医疗卫生机构在办理支出业务时所涉及的人员岗位有申请人、审批人、审核人、出纳员、记账员等,应当配备合格的人员办理支出业务。办理支出业务的人员应当具备良好的业务素质和职业道德,实行合理分工,确保支出岗位的不相容职务相互分离、制约和监督。具体分为申请与审批岗位分离、审批与执行岗位分离、执行与审核岗位分离、审核与付款结算岗位分离等。

2. 支出审批程序控制　医疗卫生机构要健全支出的申请、审批、审核、支付

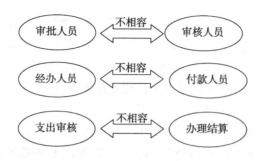

图8-6 支出控制的岗位控制图

等管理制度,明确支出审批人员的权限、责任和相关控制措施。审批人必须在授权范围内审批,严禁无审批支出。建立重大支出集体决策制度和责任追究制度。强化对审批流程的控制与监督,对于防止越权审批,防范无审批支出,使支出审批规范化、流程化、监督正常化具有重要的意义和作用。

(1)控制内容和关键控制点

1)控制内容:支出审批程序控制的内容包括支出的申请、支出的审批、支出的审核、支出支付结算等。

2)关键控制点:支出审批程序控制的关键点是健全支出管理制度、明确支出审批人员、支出审批人员的审批权限、支出审批人员的审批金额、支出审批的级次和顺序、重大支出集体决策和责任追究制等。

(2)控制的设计与实施

1)健全支出的申请、审批、审核、支付等管理制度,明确支出审批权限、责任和相关控制措施。具体包括健全支出申请管理制度、加强支出申请控制、支出申请人资格控制、支出申请时间控制、支出申请报告内容控制、支出申请批准控制、建立支出审批管理制度、建立支出审核制度、建立支出支付结算制度。

2)明确支出审批权限、责任及相关控制措施:支出审批权限既与承担的责任相联系,又与内部授权方式方法相关,有的采取"一支笔审批",有的采取"分级一支笔审批",有的采取"会审会签制",具体审批权如何划分各个医疗卫生机构也不同。不管采取何种审批方法,基本的一条就是,必须明确支出审批权限和承担的责任。同时,必须建立起对支出审批权的监督控制机制,防范管理越权以及贪污腐败行为。

医疗卫生机构具有支出审批权的岗位包括部门负责人、分管领导、财务部门负责人、总会计师、院长等。部门负责人具有本部门支出预算额度内的支出的审批权,对支出的真实性、完整性、合理性、合法性负责。分管领导具有对分管预算额度内的支出或授权额度以下支出的审批权,对支出的真实性、完整性、合理性、合法性负责。财务部门负责人具有对所有支出的审批权,对支出的真实性、完整性、合法性、合规性负责。院长具有对所有支出的审批权,对支出的真实性、完整性、合法性、合规性、合理性负责,对分级授权的审批权承担责任。

对支出审批权如何进行监督,保证审批权的合理运用,必须建立起相关的控制措施,特别是对"一支笔审批体"制下一把手的监督。一些地方实行的院务公

258

开,财务支出实行领导班子、财务、纪检监察、审计、工会等组成的会审会签、民主监督制度取得的成效值得借鉴。

3)审批人必须在授权范围内审批,严禁无审批支出:明确支出的审批人员,按照授权赋予审批人员一定的支出审批范围和支出额度,审批人员必须在授权的范围和额度内审批。具体包括确定授权范围、明确审批权限、明确审批责任、严格按有关规章制度办理经审批的支出,严禁办理未经审批的支出。一切支出不能由一人办理业务的全过程。

4)建立重大支出集体决策制度和责任追究制度:重大支出由各医疗卫生机构或卫生主管部门根据各医疗卫生机构的实际情况确定标准,超过规定标准的应集体决策,防止个人独断专行和违法乱纪行为的发生,对未经集体决策的重大支出,建立责任追究制度。具体包括建立集体决策制度、建立会审会签制度、严格预算控制、建立责任追究制。

3. 支出合规性控制　医疗卫生机构的支出关系到国家有关财经法规、方针政策以及财务规章制度的贯彻落实,关系到事业计划和工作目标的落实和完成。因此,各项支出都应符合国家有关财经法规制度。严格按照医疗卫生机构财务会计制度的规定确认、核算支出。加强支出合规性控制,对于保证支出的真实性、合法性、有效性,具有重要的作用和意义。

知识拓展

《审计法》第19条规定:"审计机关对国家的事业组织的财务收支,进行审计监督"。所谓国家事业组织是指由国家创办的,不直接从事物质资料生产,以改善社会生产和人民生活条件、增进人民物质文化生活而发展科学和文化教育、医药卫生和福利救济事业为目的的非盈利的组织。国家兴办的学校、科研机构、文艺团体、医院、医药卫生检疫机构、广播电视电影机构、图书馆及体育馆等,均属于国家事业组织。国家财政对国家事业组织分别采取全额预算拨款、差额预算拨款、由本单位自收自支的预算管理方式。但不论采取何种管理方式,这些单位均是审计机关监督的对象。值得提出的是,如果事业单位实行企业化管理,执行国家对企业的有关规定,就不再作为事业单位对待。

对事业单位的财务收支进行审计,一是对其收入进行审计,主要审查事业性收费的合规性,有无擅自设置项目、超范围、超标准收入,是否全部入账,有无先分后收、多分少收以及坐支的现象,是否正确计算税金,有无偷漏税款情况等。二是对其支出的审计,主要审查各种支出费用是否违反了国家有关规定,是否真实合法。三是对其成本、费用的审计,主要审查各种成本、费用开支有无超范围、超标准的现象,是否遵循了配比原则、权责发生制原则,计算是否正确,有无以计划成本、估算成本代替实际成本。此外,还要审查事业单位预算结余计算是否正确、真实,是否按规定提取和使用专用基金,有无扩大开支范围和提高开支标准的情况等。

笔记

（1）控制内容和关键控制点

1）控制内容：支出合规性控制的内容包括支出是否符合国家《会计法》、有关财经法规、方针政策、财务规章制度的要求。

2）关键控制点：支出合规性控制的关键控制点是支出的确认、支出的核算。

（2）控制的设计与实施

1）各项支出要符合国家有关财经法规制度：医疗卫生机构应严格执行国家有关财经法规、方针政策以及财务规章制度，做到各项支出符合国家规定的标准和范围，不得任意扩大开支范围和擅自提高开支标准。同时，应根据国家有关财经法规、方针政策以及财务规章制度，结合实际情况，建立健全支出管理制度和办法，使国家的财经法规、方针政策以及财务规章制度在医疗卫生机构得到具体的贯彻和落实。

2）严格按照医疗卫生机构财务会计制度的规定确认、核算支出：医疗卫生机构的各项支出的确认应严格按照医疗卫生机构财务会计制度规定的权责发生制和配比原则，正确确认和核算。具体包括完善支出凭证手续、规范支出业务凭证流转程序和签字手续，保证支出发生的真实性和完整性，使发生的所有支出及时得以确认。及时编制支出凭证，保证支出核算的及时性、真实性和完整性。按照制度规定核算支出。所有支出的发生，无论是否支付款项，必须按照权责发生制的原则及时予以确认。所有发生的支出，应按照与收入配比的原则进行确认和核算。

4. 支出审核控制 建立支出审核制度，加强医疗卫生机构支出的审核控制，对于保证支出核算的及时性、正确性、真实性、合法性、完整性，具有重要的意义和作用。医疗卫生机构应加强支出的核算控制。完善支出凭证控制手续和核算控制制度，及时编制支出凭证，保证核算的及时性、真实性和完整性。

（1）控制内容和关键控制点

1）控制内容：支出审核控制的内容包括支出原始凭证要素审核、支出记账凭证审核、支出账目审核、支出预算审核、支出所附合同协议审核等。

2）关键控制点：支出审核控制的关键点是支出凭证审批手续控制、支出核算审核控制、凭证传递审核控制、及时记账审核控制、支出报告审核控制等。

（2）控制的设计与实施

1）建立支出审核岗位责任制：明确支出审核人员的权限和职责，建立岗位责任制。对支出内容的合法性、真实性、完整性进行审核，审核无误签章以示负责。

2）完善支出凭证控制手续：明确支出经办人、审核人、批准人等应当履行的手续及承担的责任等。

3）加强支出凭证审核：审核支出项目填写是否完整、金额计算是否正确、大小写金额是否相符。

4）加强支出审批手续审核：审核支出审批手续是否齐全、是否存在超规定权限或超范围审批。

5）加强支出执行审核：审核支出是否超预算或计划外开支。审核支出是否超标准、超定耗定额指标。

6）加强支出核算审核：审核支出期限划分、归集和核算是否正确合理。审核支出报表与账簿、凭证是否相符。

7）完善审核签字制度：审核人员对审核的事项要签字盖章以示负责。

5. 成本费用控制　医疗卫生机构的成本核算主要是对已经发生的消耗进行归集，无论正确与否毕竟已经发生，只能被动地反映财务成果，所以是一种事后监督。而成本控制则是对尚未发生的耗费进行控制，在成本形成过程中与事先测定的计划成本进行对比分析，找出造成差距的原因，提出整改措施，把不必要的耗费控制在未发生之前，因此是一种事前监督。加强成本核算与管理，严格控制成本费用支出，有利于医疗卫生机构降低运行成本，提高效益，对医疗卫生机构的建设发展起到保障与促进的作用。

（1）控制的内容与关键控制点

1）控制内容：成本控制的内容包括建立健全成本管理组织、完善成本责任制、计划预算定额控制、会计核算控制、日常管理控制、分析考核控制等。

2）关键控制点：成本控制的关键点是组织控制、分级归口管理控制、责任成本控制、定额成本控制、院科两级核算控制、直接成本控制、间接成本分配控制等。

（2）控制的设计与实施

1）建立健全成本管理的组织控制：医疗卫生机构成本费用控制，按照统一领导、分级管理的原则，实行全员、全方位、全过程管理。具体包括建立成本管理组织体系；完善成本管理责任制；单位负责人具有成本核算与管理的最高权力；分管领导或总会计师协助单位负责人组织领导成本管理工作；财会部门具体制定医疗卫生机构的成本管理制度；各职能部门负责有关科室的成本核算、管理、分析和考核；各科室、班组负责制定与科室成本相关的定额指标及管理办法，组织本科室员工参加核算、管理工作。

2）加强成本费用控制：制定成本费用控制标准，定耗、定额、定量控制，加强成本费用审核，严格控制支出，降低运行成本，提高效益。医疗卫生机构支出内部控制系统分为成本费用管理控制系统和会计控制系统。

成本费用管理控制是对支出业务过程中进行计划、组织、控制和考核的内部控制系统，由以下控制环节组成：组织机构控制、目标或计划控制、预算控制、资源消耗控制、分级管理责任制、成本考核与评价。

成本费用支出会计控制系统是对支出业务进行反映和监督的内部控制系统，由以下控制环节组成：成本管理制度控制环节、成本费用审核制度环节、成本归集与分配控制环节、成本核算复核控制环节、成本分析控制环节。

3）成本费用日常控制：具体包括实行成本费用责任控制，根据成本费用预算内容，分解成本费用指标，落实成本费用责任主体，考核成本费用指标的完成情况，制定奖惩措施，实行成本费用责任追究制度；建立合理的成本费用核算制度；建立责任成本控制制度；强化成本程序控制；加强耗材成本控制；建立定期分析、考核控制制度,对于实际发生的成本费用与成本费用预算差异进行分析,及时查明原因,并作出相应处理,建立成本分析考核指标体系、成本分析评价体系和成本信息反馈体系,健全成本考核制度,正确评价成本管理绩效(有关更多支出管理控制的相关内容详见光盘)。

第三节 结余管理

一、结余的定义

结余即收支结余(surplus),是指医院收入与支出相抵后的余额,指本期结余而非累计结余,包括:业务收支结余、财政项目补助收支结转(余)、科教项目收支结转(余)。当期各类收支结余计算公式如下:

$$业务收支结余 = 医疗收支结余 + 其他收入 - 其他支出 \qquad 公式8-1$$

其中:医疗收支结余 = 医疗收入 + 财政基本支出补助收入 - 医疗支出 - 管理费用

$$公式8-2$$

$$财政项目补助收支结转(余) = 财政项目支出补助收入 - 财政项目补助支出$$

$$公式8-3$$

$$科教项目收支结转(余) = 科教项目收入 - 科教项目支出 \qquad 公式8-4$$

财政基本支出补助收入在医疗收支结余中反映,以体现收支配比的原则。将各项结余单列,能够反映各类支出的分渠道补偿情况。

二、收支结余的分配与管理

(一)收支结余分配

2010版《医院财务制度》明确规定了医院收支结余分配的顺序。结余为正时,按照国家有关规定提取专用基金,剩余部分转入事业基金;结余为负时,由事业基金弥补。专用基金是指医院按照规定设置、提取具有专门用途的净资产,主要包括职工福利基金、医疗风险基金等。当年结余为正数时,才能按规定提取专用基金。根据国家有关法律法规规定,专用基金具有专门用途,不得随意调整用途。医院出现亏损时,可以按规定将事业基金用于弥补亏损,不得进行其他分配。

对于业务收支结余,应在期末扣除按规定结转下年继续使用的资金后,结转至结余分配,为正数的,可以按照国家有关规定提取专用基金,转入事业基金;为负数的,应由事业基金弥补,不得进行其他分配,事业基金不足以弥补的,转入未弥补亏损。实行收入上缴的地区要根据本地实际,制定具体的业务收支结余率、次均费用等控制指标。超过规定控制指标的部分应上缴财政,由同级财政部门会同主管部门统筹专项用于卫生事业发展和绩效考核奖励。

财政项目补助收支结转(余)、科教项目收支结转(余)结转下年继续使用。国家另有规定的,从其规定。

可见,新制度对超收上缴管理方面做了原则性规定。一是超收上缴部分的

笔记

用途。即可以由政府有关部门统筹专项用于卫生事业发展和绩效考核奖励。二是相关控制指标。为了加强医院结余管理,提高服务效率,医疗卫生机构可结合实际制定具体的业务收支结余率、次均费用等控制指标,从结余情况、支出情况等各个方面强化对超收部分的管理。

超收上缴的有关要求,符合《医改意见》对医院加强财务监督和运行监督的精神,体现了医院公益性特征,有利于加强医院收支管理,促进形成正向的激励约束机制,遏制趋利倾向。

(二) 收支结余管理

医院应加强收支结余的管理(surplus management),按照国家规定正确计算与分配结余。医院结余资金应按规定纳入单位预算,在编制年度预算和执行中需追加预算时,按照财政部门的规定安排使用。医院动用财政项目补助收支结转(余),应严格执行财政部门有关规定和报批程序。

医院应当按照规定的计算方法和计算内容,对全年的收支活动进行全面的清查、核对、整理和结算。凡属本年的各项收入,都要及时入账;凡属本年的各项支出,都要按规定的支出渠道列报,正确计算、如实反映全年收支结余情况。需要强调的是,各项收入之和要与支出之和对应进行结算,以正确反映各项收支结余,互相间不能混淆。各项结余资金要严格按照有关规定办理使用手续。医院发生的业务收支结余、财政项目补助收支结转(余)和科教项目收支结转(余)均应按规定纳入单位预算,在编制年度预算和执行中需追加预算时,按照财政部门的规定统筹各项安排使用。

本 章 小 结

医疗卫生机构的收支具有货币资金流量大、数额多、发生次数频繁、经办人员多、内容复杂和管理难度较大等特点。建立健全医疗卫生机构收支内部管理控制制度,是医疗卫生机构财务会计内部控制的重要内容之一。加强医疗卫生机构收支、结余管理,对提高医疗卫生机构社会效益、经济效益以及生存与发展具有重要的意义和作用。本章主要介绍了以下几方面内容:①医疗卫生机构收入的概念、构成,收入管理控制的目的、意义、范围、要点、方法和主要形式等;医疗卫生机构在实施收入管理过程中,需要把握的关键控制点和选择合理的控制方法。②支出的概念、构成,熟悉支出管理及控制的目的和意义、范围、要点、方法及主要形式。③收支结余的分配与管理等相关知识点。通过本章学习,使读者了解医疗机构的收入、支出、结余的管理和控制是医疗卫生机构管理工作的重要组成部分,是为了保证机构的收支业务活动规范有序的进行,保证收支的合法、合理、安全和完整,防止和及时发现并纠正错误与舞弊,确保医疗卫生机构收支控制目标的实现,提高机构的经济管理水平和运行效率。

笔记

关键术语

收入(revenue)

收入控制(revenue control)

支出(expenditure)

支出控制(expenditure control)

收支结余(surplus)

结余管理(surplus management)

思考题

1. 医院收入控制的概念及收入控制的主要形式有哪些?

2. 医院支出控制的概念及支出控制的主要形式有哪些?

3. 医院收支结余的概念及其具体内容是什么?

(张丽丽)

笔记

第九章

预算管理

学习目标

通过本章的学习,你应该能够:

掌握 医疗卫生机构预算的基本理念。

熟悉 医疗卫生机构预算编制原则、内容、程序和方法。

了解 医疗卫生机构全面预算管理的意义和内容。

章前案例

某医院通过预算管理改善经济效益、提升管理水平

某医院一直以来缺乏预算管理,虽然年底财务部门会按基数加增长的方法编制预算报表向卫生局和财政局上报,但该预算仅作为对外的报表体现,医院实际收支并未按照预算执行。2001 年底财务部门根据本年水平及增长率预算该院 2002 年收入 5000 万,支出 4800 万,然而截至 2002 年底,医院收入达 5000 万元,支出却高达 5200 万元,医院收不抵支,亏损严重。

为了避免这一状况的再次发生,财务部门负责人向院长提出了预算管理的建议,获得支持后启动了医院的预算编制程序。财务部门召集职能管理部门负责人,要求各部门将下一年度的工作计划落实在资金上,编报 2003 年的收支预算。各部门负责人怨声载道,草草填报了预算申报表。财务部门汇总各部门预算,在确保人员支出、药品费、卫生材料费等基本消耗和水电气等医院基本运行保障费后,按 10% 的比例削减职能部门上报的其他预算,确保医院收支平衡,略有结余。

由于各职能部门首次编报预算经验不足且时间仓促,对来年的工作规划没有很好的落实在预算中,实际执行中预算外情况时有发生,且多为必做事项,均获得了分管院领导及院长的同意,财务部门无法拒绝,执行半年后发现预算管理的效果并不明显。

针对这一情况,财务部门适时出台了预算管理规定,规范了预算调整程序。同时,在 2003 年 10 月初便提前启动了 2004 年的预算编制工作,经过长达三个月的反复沟通,预算的编报较上一年度有了很大的进步,全面性得到了很大的提高,预算管理的理念也逐渐被职能部门所接受,预算管理对支出的控制初见成效。

随后,财务部门乘胜追击,进一步完善了预算管理规定,在引导各预算部

笔记

门按计划花钱的同时引入奖惩机制,鼓励各预算部门少花钱多办事。该制度调动了职能部门预算管理的积极性,各职能部门想方设法细化预算,使预算更加科学合理,如器材处编制设备购置预算时不再光凭经验,而是要求全院临床科室上报;后勤管理处编制办公物资预算时不再根据历史数据,而是按科室人数制订科室的领用定额……

经过几年的努力,该院预算管理的理念已经深入人心,上至院领导下至普通职工,无不了解想花钱必须要有预算、预算多少才能花多少的道理,养成了事事提前计划上报,严格在预算内开支的习惯。预算管理带动了医院的精细化管理,推动了医院的成本管理,使得医院的经济效益越来越好,管理水平越来越高,成为了业界的楷模。

预算管理是医疗卫生机构财务管理的重要内容,是以价值形式衔接医疗卫生机构各项计划,促进其资金运动与业务活动紧密结合的重要环节,是动员广大员工积极挖掘潜力,提高医疗卫生机构资金使用效益的重要手段,对提高医疗卫生机构财务管理水平具有十分重要的作用。

第一节 预算概述

一、预算的概念和作用

(一) 预算的概念

从微观上看,医疗卫生机构预算(budget)是指医疗卫生机构按照国家有关规定,根据事业发展计划和目标,经过综合计算和全面平衡而编制的年度财务收支计划。医疗卫生机构预算由收入预算和支出预算组成。医疗卫生机构的所有收支应全部纳入预算管理。

从宏观上看,医疗卫生机构预算是国家预算有关医疗卫生事业内容的具体化,反映医疗卫生机构与国家之间预算资金拨缴关系,是国家实施有关方针政策的重要手段。

从实质上看,医疗卫生机构预算是一项控制技术或方法,是指导医疗卫生机构业务活动、控制财务收支,进行财务监督的重要依据。

知识拓展

2010版《医院财务制度》第九条规定:国家对医院实行“核定收支、定项补助、超支不补、结余按规定使用”的预算管理办法。地方可结合本地实际,对有条件的医院开展“核定收支、以收抵支、超收上缴、差额补助、奖惩分明”等多种管理办法的试点。

笔记

　　"核定收支"是指卫生主管部门和财政部门对于医院编报的全年收入和支出预算进行核定的行为。这是医院财政预算的基础性环节。医院应将全部收入包括财政补助收入与各项支出统一编列预算，报卫生主管部门和财政部门核定，主管部门和财政部门根据医院特点、事业发展计划、医院财务收支状况、财政政策和财力可能，核定医院年度预算收支计划。

　　"定项补助"是指主管部门和财政部门根据群众的卫生服务需求、医院收支情况和财政保障能力等情况按照一定的标准，对医院的某些支出项目给予财政补助。当前的财政补助政策的补助主要用于医院基本建设和设备购置、扶持重点学科发展、符合国家规定的离退休人员费用、政策性亏损补贴、承担的公共卫生服务任务补助。定项补助的具体项目和标准，由同级财政部门会同主管部门（或举办单位），根据政府卫生投入政策的有关规定确定。

　　"超支不补"是指医院的收支预算在经主管部门和财政部门核定以后，由医院自求平衡，除特殊情况外，对于超支部分财政部门和卫生主管部门不再追加补助。

　　"结余按规定使用"是指因为增收节支形成的结余可按照规定的用途使用。目前，医院收支结余的使用主要分两种情况：业务收支结余可提取福利基金、事业基金；财政项目支出补助结余要结转下年继续使用，但不允许参加医院分配。

（二）预算的作用

　　1. 有利于国家有关方针政策的贯彻落实　医疗卫生机构预算，是各级财政预算的重要组成部分，是国家实施有关方针政策的有效手段，反映了医疗卫生机构的业务活动方向、范围以及医疗卫生机构的经费安排，是医疗卫生机构贯彻落实国家有关方针政策的资金反映和财力保证。

　　我国的医疗卫生机构，很大一部分属非营利机构，是承担一定政府福利职能的公益性事业单位。国家对公立医院实行"核定收支、定项补助、超支不补、结余按规定使用"的预算管理办法；对基层医疗卫生机构实行"核定任务、核定收支、绩效考核补助、超支不补、结余按规定使用"的预算管理办法。这些预算管理办法反映不同医疗卫生机构财务管理和预算管理的特点，也体现国家对不同医疗卫生机构的有关方针政策。医疗卫生机构要根据国家有关方针政策、事业发展计划及预算年度收入增减因素编制收入预算，根据业务活动需要和可能编制支出预算。医疗卫生机构通过预算活动，可以为国家财政部门核定收支，确定财政补助指标提供重要依据。

知识拓展

　　《基层财务制度》第八条规定：政府对基层医疗卫生机构实行"核定任务、核定收支、绩效考核补助、超支不补、结余按规定使用"的预算管理办法。

笔记

政府在对基层医疗卫生机构严格界定服务功能,明确使用适宜设备、适宜技术和国家基本药物,核定任务和收支的基础上,采取定项定额或绩效考核等方式核定补助,具体项目和标准由地方财政部门会同主管部门根据政府卫生投入政策的有关规定确定。有条件的地区可探索对基层医疗卫生机构实行收支两条线管理。

"核定任务"是指由县、区卫生行政部门核定基层医疗卫生机构的基本医疗服务和公共卫生服务任务。

"核定收支"是指按应完成的基本医疗服务和公共卫生服务任务的数量、收费和支付标准,核定全年收入计划;按编制人员、工资标准,公用经费定额和公共卫生工作经费需要核定全年支出计划。

"绩效考核补助"是指绩效考核按地方财政部门会同主管部门制定的相关考核办法施行。按绩效考核结果确定财政补助经费。

"超支不补"是指财政部门核定的财政补助资金预算及其他项目预算执行中一般不予调整。对不合理的超收或少支,应用于抵顶下一年预算中的财政补助收入。

"结余按规定使用"是指财政基本补助和财政项目补助结余可结转下年继续使用,基层医疗卫生机构业务收支结余可提取专用基金和事业基金。

2. 有利于医疗卫生机构工作目标的实现 医疗卫生机构预算是计划年度内医疗卫生机构事业发展计划和目标在财务收支上的反映。医疗卫生机构在制订出未来一段时间的事业计划和工作目标之后,通过预算,可以使卫生机构未来一段时间内工作目标具体化、系统化和定量化,为保证事业计划和工作目标的具体实施和顺利完成提供条件。

3. 有利于实现收支平衡 医疗卫生机构预算的核心内容是医疗卫生机构的收入支出预算。医疗卫生机构在编制预算时,坚持以收定支、收支平衡、统筹兼顾、保证重点、量力而行,精打细算,合理、有效、节约使用资金和实现收支平衡的原则。因此,医疗卫生机构预算的编制及执行活动,可以达到保证收入、控制支出的目的,有利于医疗卫生机构实现收支平衡。

4. 有利于提高医疗卫生机构财务管理水平 医疗卫生机构预算贯穿于医疗卫生机构财务活动的全过程,是医疗卫生机构财务管理的核心和基本依据。严格的预算管理对于提高医疗卫生机构财务管理水平,具有五个方面的作用:一是使医疗卫生机构总体发展战略和年度发展计划具体化、数字化,为医疗卫生机构财务管理提供了依据;二是可以使医疗卫生机构财务管理按照预算规定的内容,有计划、有步骤的进行,避免工作的盲目性;三是有利于加强各部门之间的沟通和了解,使每个部门都能清楚地认识到机构的总目标和各自的任务,便于分工协作,促进机构内部的合作与交流;四是通过核定收支预算,可以促进医疗卫生机构积极组织收入,合理安排支出,提高资金使用效益;五是科学的预算目标值可以成为医疗卫生机构内部各部门绩效考核指标的比较标杆,有助于管理者进行绩效评价。

我国 2010 年颁布的新《医院财务制度》和《基层财务制度》进一步强化了预算约束,对于医疗卫生机构加强预算的管控,维护预算的严肃性,发挥预算分析考核在整个医疗卫生机构内部业务综合考核评价中的作用,提出了更明确的要求。

二、预算原则

(一) 政策性原则

政策性原则是医疗卫生机构必须遵循的预算原则。因为医疗卫生机构预算是国家预算的组成部分,因此,作为医疗卫生机构财务管理重要内容之一的预算编制,要正确体现和贯彻国家有关方针政策和各项财务制度。

(二) 可靠性原则

医疗卫生机构编制预算要做到积极稳妥,坚持以收定支、量入为出、收支平衡,不能搞赤字预算。在编制收入预算时,要实事求是,留有余地,无把握的收入不列入预算;在编制支出预算时,要坚持勤俭办事业的方针,把效益和效率放在突出位置,对于无资金来源保障的支出不能安排预算。在每一项收支项目的数字指标确定上,应采用科学的方法,依据可靠的资料,考虑到可能变化的情况来加以预算和计算,力求数据的真实准确,不得任意编造。

(三) 合理性原则

预算要处理好整体与局部之间、事业需要与财力可能之间、消费与发展之间、重点与一般之间的关系,做到统筹兼顾,合理安排,区分轻重缓急、主次先后,尽可能合理使用有限的资金,发挥资金的最大作用。一般的规律是:优先安排人员经费之类的刚性支出,优先安排业务活动正常开展必不可少的支出,妥善安排其他支出项目。

(四) 完整性原则

医疗卫生机构全部收入(包括财政补助收入、医疗收入、科教项目收入和其他收入)和全部支出(包括医疗业务成本、管理费用、财政项目补助支出、科教项目支出和其他支出)都必须完整、全面地反映在预算中,不能在预算之外打埋伏和在预算之外另留收支项目。也就是说,医疗卫生机构的全部收支都要纳入预算管理。

(五) 统一性原则

医疗卫生机构必须按照国家统一设置的预算表格、统一口径和程序编制预算,采用统一的计算方法和有关收支数字指标确定相关的预算数据。

第二节 预算编制方法

采用什么方法编制预算,对预算的科学性和合理性以及预算的管理和控制有着至关重要的影响,直接影响预算目标的实现。目前,医疗卫生机构可采用的预算编制方法有很多,每一种方法在理论上都有其各自的特点和适用的范围。

笔记

一、固定预算和弹性预算

（一）固定预算

1. 固定预算定义　固定预算（fixed budget）也叫静态预算，这是一种传统的和基本的预算方法。这种预算是根据每年稳定的、可实现的业务量水平来确定相应预算指标的预算编制方法。

2. 固定预算的特点　固定预算法的优点是简便易行，因此是在实践中是最常采用的一种预算方法。固定预算法的缺点主要表现在如下两个方面：

一是没有考虑业务量的差异。固定预算的业务量基础是事先假定的某一个业务量，不论预算期内业务量水平可能发生哪些变动，都只按事先确定的某一个业务量水平作为编制预算的基础。一旦这种预算赖以生存的前提，即预计的预算业务量水平与实际水平相去甚远时（这种情况在当今复杂的市场环境中随时可能发生），有关预算指标的实际数与预算数就会因业务量基础不同而失去可比性，导致预算的无法控制，也无法依据预算数据对预算的执行情况进行考核和评价。

二是没有把成本中的固定成本和变动成本分开来考虑。采用固定预算进行成本预算时，是用上年平均成本乘以预算业务量，而不是把成本中的固定成本和变动成本分开来考虑，这是不科学的。事实上，业务量的变化只引起变动成本的变化，而固定成本则是不变的。

固定预算法适应性较差。一般情况下，对于不随业务量变化而增减的固定成本与费用（如折旧费、保险费等）项目预算，或者业务量水平较为稳定的卫生机构编制预算时，可以采用固定预算法编制预算。对于随着业务量变化而增减的变动成本（如材料消耗等）项目预算，就不宜采用固定成本预算法。随着卫生机构内外部环境的日益复杂，固定预算法的使用范围会越来越小。

3. 固定预算的编制　采用固定预算法具体编制预算的步骤是：根据稳定的、可实现的业务量水平，求得一年的预算总额。通常这个总额还要分为 12 个部分，每部分代表一个月。

【例1】　某医院化验室上年度业务量为 65 600 人次，总成本为 33 200 元。根据预测，下一年度业务量将增加 10%，要求编制下一年度成本预算。

采用固定预算法编制下一年成本预算如下：

上年平均成本 = 33 200/65 600 ≈ 0.51（元）

下一年业务量预算值 = 656 000 ×（1 + 10%）= 72 160（人次）

下一年成本预算值 = 72 160 × 0.51 ≈ 36 801.60（元）

下一年平均每月成本预算值 = 30 681.6/12 ≈ 3066.80（元）

（二）弹性预算

1. 弹性预算定义　弹性预算（flexible budget）是固定预算的对称，又称变动预算、动态预算或滑动预算，是在变动成本法的基础上，按一系列可以达到的预计业务量水平（如按一定百分比间隔）编制的、能适应不同业务量情况的预算的方法。弹性预算方法考虑到预算期内业务量可能发生的变动，使预算具有一定

笔记

的柔性,故称为弹性预算。

弹性预算是基于成本(费用)习性分类的基础上,根据量、本、利之间的依存关系编制的预算。其关键在于把所有的成本划分为变动成本与固定成本两大部分。其中,变动成本主要根据单位业务量的成本来控制,而固定成本则按总额控制。

2. 弹性预算的特点　与固定预算方法相比,弹性预算方法具有预算范围宽和可比性强的优点。首先,弹性预算能够适应不同经营活动情况的变化,避免了在实际情况发生变化时,对预算作频繁的修改,因此,扩大了预算的适用范围,可更好地发挥预算的控制作用;其次,弹性预算能够使预算对实际执行情况的评价与考核建立在更加客观可比的基础上。但弹性预算方法也有一定的局限性,这就是采用弹性预算方法相对比较麻烦。

理论上,弹性预算方法适用于编制全面预算中所有与业务量有关的预算,但实务中,主要用于编制弹性成本费用预算和弹性利润预算,尤其是编制费用预算。

3. 弹性预算的编制　采用弹性预算法具体编制预算的步骤是:

(1)预测和确定可能达到的各种经营活动的业务量。在确定经济活动业务量时,要与各业务部门共同协调,一般可按正常经营活动水平的70%～120%之间范围确定,也可按过去历史资料中的最低业务量和最高业务量为上下限,然后再在其中划分若干等级,这样编出的弹性预算较为实用。

(2)根据成本习性和业务量之间的依存关系,将成本划分为变动和固定两个类别,并逐项确定各项费用与业务量之间的关系。

(3)计算各种业务量水平下的预测数据,并用一定的方式表示,形成某一项的弹性预算。

【例2】　某医院根据统计资料以及其影响因素的分析确定了医院来年业务量的波动范围见表9-1。假设医院每一住院天数护理工时为4.2小时,工时平均费用为7.5元,还假设护理工资完全随护理工作量的变动而变动。要求根据医院来年业务量的波动范围,分别编制来年每月护理人员工资的弹性预算。

表9-1　医院业务量的波动范围

业务量选择	开放床位数	床位使用率(%)	年住院天数
1	36	60～75	7884～9855
2	36	75～90	9855～11 826
3	36	90～100	11 826～13 140

根据表9-1提供的资料分别编制不同业务量下护理人员工资弹性预算如下:

首先,计算年平均住院天数。

在床位使用率60%～75%的情况下:

年平均住院天数 = (7884 + 9855) ÷ 2 = 8869.5(天)

笔记

在床位使用率 75% ~ 90% 的情况下:

年平均住院天数 = (9855 + 11 826) ÷ 2 = 10 840.5(天)

在床位使用率 90% ~ 100% 的情况下:

年平均住院天数 = (11 826 + 13 140) ÷ 2 = 12 483(天)

其次,计算年平均护理工时。

在床位使用率 60% ~ 75% 的情况下:

年平均护理工时 = 8869.5 × 4.2 = 37 251.9(小时)

在床位使用率 75% ~ 90% 的情况下:

年平均护理工时 = 10 840.5 × 4.2 = 45 530.1(小时)

在床位使用率 90% ~ 100% 的情况下:

年平均护理工时 = 12 483 × 4.2 = 52 428.6(小时)

再次,确定年平均护理工资预算。

在床位使用率 60% ~ 75% 的情况下:

年平均护理工资预算 = 37 251.9 × 7.5 ≈ 279 389.3(元)

在床位使用率 75% ~ 90% 的情况下:

年平均护理工资预算 = 45 530.1 × 7.5 ≈ 341 475.8(元)

在床位使用率 90% ~ 100% 的情况下:

年平均护理工资预算 = 52 428.6 × 7.5 ≈ 393 214.5(元)

再次,确定月平均护理工资预算。

在床位使用率 60% ~ 75% 的情况下,月平均护理工资预算为:

279 389.3 ÷ 12 ≈ 23 282.4(元)

在床位使用率 75% ~ 90% 的情况下,月平均护理工资预算为:

341 475.8 ÷ 12 ≈ 28 456.3(元)

在床位使用率 90% ~ 100% 的情况下,月平均护理工资预算为:

393 214.5 ÷ 12 ≈ 32 767.9(元)

具体结果见表 9-2。

表9-2 医院护理工资弹性预算表

业务量选择	开放床位数	床位使用率(%)	年住院天数	年平均住院天数	年平均护理工时	年平均护理工资	月平均护理工资
1	36	60 ~ 75	7884 ~ 9855	8869.5	37 251.9	279 389.3	23 282.4
2	36	75 ~ 90	9855 ~ 11 826	10 840.5	45 530.1	341 475.8	28 456.3
3	36	90 ~ 100	11 826 ~ 13 140	12 483.0	52 428.6	393 214.5	32 767.9

笔记

在上述弹性预算的编制中,是假设护理工资完全随护理工作量的变动而变动,即都属于变动成本。若当成本费用由固定成本和变动成本两部分组成时,还需要将固定成本和变动成本分开来考虑。

二、增量预算和零基预算

(一) 增量预算

1. 增量预算定义　增量预算(incremental budge)法又称调整预算法,是在基期成本费用水平的基础上,充分考虑预算期内各种因素的变动,结合预算期业务量水平及有关降低成本的措施,通过调整有关原有成本费用项目而编制预算的方法。用增量预算法编制的预算叫增量预算。增量预算法是一种传统的预算方法。

2. 增量预算法的特点　增量预算法的显著特点是:基数加增长,即根据业务活动的增减对基期预算的实际发生额进行增减调整,进而确定预算期的收支预算指标。

增量预算法有三个假设前提:一是假设现有的业务活动是企业必需的;二是假设原有的各项开支都是合理的;三是假设增加预算是值得的。

此方法的优点是相对比较简单,缺点是承认既成事实,而不考虑影响收支的因素是否发生变动,也不考虑已经发生的收支是否合理,不加分析的保留和接受原有收支项目并按主观臆断削减或只增不减,容易造成浪费、保护落后,并容易使不必要开支合理化,滋生预算中的"平均主义"和"简单化",不利于加强财务管理。

正因为增量预算法存在明显的缺点,因此,仅适用于医疗卫生机构所必需的、各项开支均为合理的、增加预算是值得的业务活动的预算编制。另外,在财务收支规模不大,编制预算所需信息不足的情况下,也可选择采用这种方法。

3. 增量预算的编制　采用增量预算法具体编制预算的步骤是:

首先,确定基期(通常是上一年度)预算收支的基数;

然后,在基期执行数的基础上,加上计划期影响预算收支的各种增减因素,根据有关因素的发展变化情况,按照一定的增减比例或数额确定预算年度收支指标。增量预算法确定预算指标的计算公式如下:

某项预算指标 = 基期实际指标 × (1 + 业务量变动率) × 指标变动率

公式 9-1

【例3】　某部门 2010 年实际支出印刷费 50 000 元,考虑 2011 年业务量增加 20% 和节约 10% 的因素,则 2011 年印刷费费预算为:

$$50\ 000 \times (1 + 20\%) \times (1 - 10\%) = 54\ 000\ 元$$

(二) 零基预算

1. 零基预算定义　零基预算(zero-based budgeting)法是起源于美国的一种预算编制方法,在 20 世纪 80 年代被引入我国,其全称是以"零"为基数编制的预算,也称零期法。

零基预算是对增量预算的改进。因为传统的增量预算法是以上年的实际执行结果作为确定下一年计划或预算的基础,而事实上上年实际执行的结果并不一定合理,长期如此,循环往复,就会出现计划与实际相差甚远的情况。为了解决上述问题,出现了一种新的预算方法,这就是零基预算法。

零基预算法的特点是:在编制预算时,不考虑基期情况,一切从零开始。即采用零基预算法编制预算,不以以前年度预算收支范围、收支预算安排水平和实际执行结果为依据,而是从实际需要与可能出发,在对预算期内各项收支的必要性、合理性、可行性进行充分考虑的基础上,对预算数额的大小进行逐项审核,进而确定预算指标的一种预算方法。

2. 零基预算的优缺点 零基预算的优点是:因为从零开始,对每一笔可能发生的费用都要进行逐项审议,而不是仅仅修改上年度预算或检验新增部分,因此,零基预算方法可以排除基数中不合理的因素,使收支指标更加切合实际情况,有利于资金分配的科学性和合理性,提高资金使用效益,也有利于发挥预算的分析、监督和调控职能。零基预算方法的缺点是:编制要求比较高,编制时间相对较长,工作量也比较大,搞不好又会顾此失彼。

零基预算作为一种比较先进的预算方法,可以适用于一切预算的编制,但因为这种方法编制要求高,工作量大,所以在实践中,需要根据重点,量力而行。在条件受约束的情况下,可以定期采用此方法编制预算,比如:每隔 3 年或 4 年使用零基预算方法编制一次预算。

知识链接

零基预算起源于美国。理论上最早可追溯到 20 世纪 50 年代初。零基预算出现以后,赞成的人认为,从理论上讲,应用零基预算可以更合理、更有效地分配各项资金。比如:彼得·派尔预言,实行零基预算后,可有可无的计划将会缩减或干脆取消,而举足轻重的计划将会增加。而持反对态度的人则把零基预算视为"江湖骗术",认为零基预算不可能"消除"计划的赘瘤部分,实施全套零基预算体系太耗费时间,因此是行不通的。

在人们的争论声中,零基预算编制法在 20 世纪 70 年代初期异军突起,以出人意料的速度在美国传播、发展开来,随后又传播到其他国家。

1977 年美国卡特总统上任后,发布行政命令,要求政府各行政部门均要采取零基预算方式来编制 1979 年财政预算。到 1982 年,美国已经大约有 18 个州采用了零基预算编制法。

---

3. 零基预算的编制 采用零基预算法具体编制预算的步骤如下:

(1)掌握准确的信息资料:比如机构人员编制、人员结构、工资水平以及工作性质;再比如设备配备所需资金规模等。掌握准确的信息资料是编制零基预算的基础。

(2)确定各项定额:这是编制零基预算的基本数据标准。

(3)确定预算项目:预算项目要根据事业需要和客观实际情况加以确定。

(4)确定各个预算项目的预算值。

【例4】 某机构在编制费用预算时,涉及的预算项目包括办公费、租金、保

笔记

险费、宣传费、差旅费、培训费和零星购置费。上述各项费用上年度的实际情况是：办公费 3000 元，租金 5000 元，保险费 6000 元，宣传费 9000 元，差旅费 3000 元，培训费 6000 元，零星购置费 5500 元，合计 37 500 元。经分析，上述费用中办公费、租金和保险费是不可避免的支出，而宣传费、差旅费、培训费和零星购置费则可以有所增减。预计计划期内可用于上述费用支出的资金为 25 000 元。

首先，计算得出不可避免的办公费、租金、保险费支出等合计 14 000 元，计算如下：

$$3000 + 5000 + 6000 = 14\ 000(元)$$

其次，计算得出宣传费、差旅费、培训费和零星购置费等可用资金为 11 000 元，计算如下：

$$25\ 000 - 3000 - 5000 - 6000 = 11\ 000(元)$$

再次，根据实际需要分析和确定宣传费、差旅费、培训费和零星购置费的分配比例及预算指标，结果见表 9-3。

表 9-3　宣传费、差旅费、培训费和零星购置费预算情况

项目	上年数据	可用资金	分配比例	预算指标	与上年差异
宣传费	9000		0.38	4180	-4820
差旅费	3000		0.13	1430	-1570
培训费	6000		0.26	2860	-3140
零星购置费	5500		0.23	2530	-2970
合计	23 500	11 000	1.00	11 000	-12 500

三、滚动预算和概率预算

（一）滚动预算

1. 滚动预算定义　传统的预算一般以会计年度为单位定期编制，也叫做定期预算。这种定期编制预算的方法有两个明显的缺点：一是远期指导性差，且容易造成预算的间隔和中断；二是在预算执行过程中，因许多不测因素会妨碍预算的指导功能，甚至使之失去作用，成为"假预算"。所以，为了克服这些缺点，实践中可采用滚动预算方法。

滚动预算（budget rollover）是对定期预算的改进，又称连续预算或永续预算，就是随时间的推移和市场条件的变化而自行延伸并进行同步调整的预算。具体来说，滚动预算始终要保持一个固定的预算期间，通常为一年或者长于一年的一个经营周期。在预算执行过程中，每过去一个期间（年度或季度或月份），就要根据已经掌握的新情况对后一个期间的预算进行调整和修正，并在原来的预算期末及时补充一个期间的预算，使预算期始终保持一个固定的期间而连续进行预算编制。

2. 滚动预算的特点　滚动预算主要表现出如下三方面的优点：

首先，滚动预算符合人们的认识规律。人们对未来客观事物的认识有一个由粗到细，由简单到具体的过程，滚动预算实际上也是随着预算的实施，对事物

笔记

发展认识的加深而修正、调整预算,有助于克服预算的盲目性。

其次,滚动预算有助于提高预算的准确性。滚动预算是在预算实施过程中,不断地修正、调整和延续预算。随着时间的推移,原来较粗的预算就逐渐由粗变细,同时,又补充新的较粗的预算,如此往复,不断滚动,预算的准确性也就不断地得到了提高,使预算与实际情况更相适应,有利于充分发挥预算的指导和控制作用。

再次,滚动预算能使各级管理者对未来 12 个月甚至更长远的生产经营活动始终保持一个周详、全盘的考虑和规划,从而保证各项工作有条不紊地进行。

滚动预算方法也有缺点,主要是预算编制工作比较繁重。实际中,可采用按季度滚动,按月份编制预算的方式。这样既可以利用滚动预算的优点,又可以适当简化预算编制工作。

需要说明的是:无论是按月份滚动还是按季度滚动,应视实际需要而定。滚动预算方法一般适用于规模较大、时间较长的工程类或大型设备采购项目。

3. 滚动预算的编制　采用滚动预算法具体编制预算的步骤是:按照"近细远粗"的原则,根据上一期的预算指标完成情况,调整和具体编制下一期预算,并将编制预算的时期逐期连续滚动向前推移,使预算总是保持一定的时间幅度。

采用滚动预算法编制预算时,预算期与会计年度是脱节的。为了始终保持12 个月的预算,每过 1 个月就要在原预算期基础上增补下 1 个月的预算,这样逐期向后滚动,连续不断地以预算形式规划未来经营活动。

滚动预算的编制,也可按照长计划、短安排的方式进行,即在编制预算时,先按年度分季,并将其中第一季度按月划分,编制各月的详细预算。其他三个季度的预算可以粗一些,只列各季总数,到第一季度结束前,再将第二季度的预算按月细分,第三、第四季度及下年度第一季度只列各季总数,依此类推,使预算不断地滚动下去(图 9-1)。

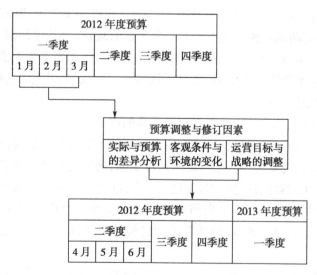

图 9-1　医院滚动预算编制的示意图

【例5】 某医院预算年度服务量预计见表9-4。

表9-4　某医院预算年度预计服务量　　　　单位:万人次

月份	门诊服务量	月份	门诊服务量	月份	门诊服务量
1	3.2	5	3.2	9	2.9
2	2.8	6	3.0	10	2.8
3	3.0	7	2.8	11	3.0
4	3.1	8	2.5	12	3.5

假设单位服务量收费130元,单位服务量变动成本为50元,每月固定成本为300元(假定预算年度固定资产等固定成本无增减变动),根据以上资料编制收支结余滚动预算,见表9-5。

表9-5　收支结余滚动预算　　　　单位:万元

项目	第一季度			第二季度	第三季度	第四季度	合计
	1月	2月	3月				
业务收入	416	364	390	1209	1066	1209	4654
减:变动成本	160	140	150	465	410	465	1790
减:固定成本	300	300	300	900	900	900	3600
收支结余	−44	−76	−60	−156	−244	−156	−736

(二) 概率预算

1. 概率预算定义　概率预算(probabilistic budgeting)就是利用概率理论的基本原理,将预算期内各项预算内容中的各种数值(无论是变动性的还是固定性的)出现的可能性事先作出概率估计,然后进行概率综合求出相应概率预算值的预算编制方法。

2. 概率预算的优缺点　概率预算方法的优点主要表现在两个方面:一是减少了预算的盲目性,提高了预算的准确性。因为概率预算法在预算时考虑了各种业务量水平出现的可能性及其概率的大小,可以使所得预算结果更符合客观实际情况。二是使管理者掌握各种业务量水平出现的范围和可能性大小,把管理的注意力放在最可能的状态上。因此,概率预算法被誉为科学的预算编制方法,有助于提高预算管理水平,防范预算管理风险。

概率预算法的缺点是:较大程度上增加了预算编制工作的难度,特别是对各种业务量水平的可能结果及其概率进行估计和判断时,更需要可靠的信息基础和过硬的专业技能。如果对各种业务量水平和可能结果及其概率的估计或判断存在偏差,就会导致整个预算的不准确,甚至可能使预算彻底失败,从而预算失去意义。因此,采用概率预算法有条件的约束。首先,要有完善的预算编制的基础工作;其次,要有强有力的预算编制团队,以保证对业务量水平可能结果及概

笔记

率的准确和可靠的估计。

概率预算属于不确定预算,一般适用于难以准确预测变动趋势的预算项目,如开拓新业务等。另外,因为采用概率预算方法需要可靠的信息基础和过硬的专业技能。因此,只有在具备相应条件的情况下,才能采用此种方法。反过来说,不具备条件的话,就无法采用此种方法。

3. 概率预算的编制 采用概率预算方法,首先需要对预算期内不确定的各预算构成变量的预期概率进行具体分析,根据变化的规律和趋势,对可能出现的结果及其概率进行近似的估计。然后,根据这种近似的估计计算出预算指标的期望值及其差异系数,再根据期望值编制相关的各预算项目的预算数。其预算的编制程序如下:

(1)在预测分析的基础上,确定有关变量预计发生的水平,并为每一个变量可能出现的结果估计一个概率 Pi,取值范围是 $0 \leqslant Pi \leqslant 1$,$\sum Pi = 1$。它可以根据历史资料或经验进行判断。

(2)根据有关预算指标的概率计算期望值(表9-6)。

期望值的计算公式:

期望值 = $\sum$(某种状态下的预算指标水平 × 该种状态的概率(Pi))

公式9-2

(3)根据各变量期望值确定预算指标。

表9-6 业务收入水平发生的概率和期望值

业务量水平	业务收入	概率	期望值
最好	8000	0.1	800
较好	6000	0.5	3000
一般	4000	0.3	1200
较差	2500	0.1	250
合计		1.0	5250

第三节 全面预算管理

一、全面预算管理概述

(一)全面预算管理的含义

全面预算(comprehensive budget)管理是一种全方位、全过程和全员的整合性管理系统,也是一套系统、精细的管理机制,具有全面控制和约束力。

全面预算体系包括业务预算、财务预算和专门决策预算等。

业务预算包括收入预算、服务量预算、直接材料预算、药品预算、直接人工预算、服务费用预算、成本预算、管理费用预算等。

财务预算包括现金流预算、预计资产负债、预计收入支出等。

专门决策预算包括投资决策预算、经营决策预算等。

全面预算管理包括预算编制、审批、执行与控制、调整、决算、分析与考核等多个环节。医疗卫生机构要实行全面预算管理,应建立健全预算管理制度,包括预算编制、审批、执行、调整、决算、分析和考核等制度。

(二)全面预算管理的特点

1. 全面性　全面性包括两层含义,一是全员发动。预算目标要层层分解,责任到人,让医疗卫生机构每个成员学会算账,树立成本效益意识。二是实现资源在医疗卫生机构各部门、科室之间的协调和科学的配置。

2. 全额性　全额性是指预算金额的总体性,不仅包括财务预算,还包括业务预算和资本预算。不仅要关注日常医疗卫生机构的运营活动,也要关注资本运营结果;不仅要关注资金的供给、成本的控制,还要考虑病人的经济承受能力以及医疗卫生资源的合理配置问题等。

3. 全程性　全程性是指全面预算管理流程不能仅停留在预算指标下达、预算编制和汇总上,更重要的是要实现预算执行和控制、预算分析和考评的全程化,真正体现预算的权威性,真正发挥预算对机构运营活动的指导作用。

(三)全面预算管理的功能

1. 计划功能　通过全面预算管理,使医疗卫生机构的目标及政策数量化、系统化,促使合理、合法地组织收入,科学合理地安排支出,及时预测可能发生的变动趋势,把困难和问题尽可能事先加以考虑,防患于未然,对资源配置预先作出规划,避免关键环节资源短缺而影响整体运营效果。

2. 控制功能　全面预算管理使医疗卫生机构既定的发展目标在实际工作中得到贯彻执行,具有全面控制的能力。在全面预算执行过程中,一方面,管理人员要密切注意经济运行过程是否偏离目标,偏离程度是否在允许的范围内。如超过允许范围,就要采取措施加以整改,做到事中控制。另一方面,管理人员要从反馈的信息中了解预算与实际执行结果之间的差异原因,根据问题所在,对症下药,以利于目标的完成,做到事后控制。

3. 协调功能　全面预算管理,可使机构内部各责任中心不仅考虑本中心的工作目标,还考虑与其他各责任中心及医疗卫生机构之间的关系,促使各责任中心相互协调与沟通,从而提高工作效率。

4. 激励功能　全面预算管理要在划分责任中心的基础上,通过建立健全预算指标的责任制度,明确考核和激励指标,并与部门或个人的工作业绩考核挂钩,这有利于完善医疗卫生机构的内部约束和激励机制。

总之,实行全面预算管理,对增强医疗卫生机构宏观调控能力,优化资源配置,加强财务监督,提升整体管理水平和经济效益发挥重要作用。从目前我国医疗卫生机构的情况看,全面预算管理意识不强,影响了预算作用的充分发挥。2010版《医院财务制度》中强调了医院要实行全面预算管理,建立健全预算管理制度,充分发挥预算在医院财务管理中的作用(表9-7)。

表9-7 全面预算管理与传统预算管理对比

项目	传统预算管理	全面预算管理
编制方法	主要固定预算、增量预算方法	弹性预算、滚动预算、零基预算等多种方法
参与范围	主要财务科室或部门	机构内部所有科室或部门
控制力	控制力弱	控制力强
预算内容	主要收入、支出计划	包括全面预算管理内容
技术支持	Excle 表格	相应软件程序

二、全面预算的组织机构和基础工作

（一）全面预算管理的组织机构

为了保障全面预算管理的有效性,医疗卫生机构必须建立健全高效的全面预算管理的组织机构。全面预算管理组织机构的设置一般包括预算管理委员会和预算管理办公室。这两个机构具体负责全面预算管理工作。另外,还要根据医疗卫生机构内部各职能科室的设置划分预算责任中心,各职能科室的负责人参与预算管理工作,并对本科室的预算执行情况进行管理。

1. 预算管理委员会 预算管理委员会一般由医疗卫生机构主要负责人、总会计师以及各职能科室负责人组成。预算管理委员会的职能是:承担医疗卫生机构全面预算管理的领导、组织和协调的责任;全面负责医疗卫生机构预算的审查、预算初步方案的平衡、预算的下达、预算调整及预算考评工作。具体工作包括:根据医疗卫生机构愿景规划、发展战略,决定本年度预算控制指标;制定与预算管理相关的政策与制度;制定预算管理的具体措施和办法;组织编制、审议、平衡年度预算草案;组织下达经批准的年度预算;协调、解决预算编制和执行中的具体问题;预算执行情况检查控制、分析报告、改进意见;考核预算执行情况,督促完成预算目标。

2. 预算管理办公室 预算管理办公室是预算管理委员会的常设办事机构,负责全面预算的具体管理工作,一般由财务部门负责人为主要负责人,各职能科室负责人为成员。具体管理工作主要包括:执行预算管理的制度、规定和政策,启动预算程序,指导各部门编制预算草案,对各部门预算草案进行审查、评价、协调和平衡,并提出修改意见,对经批准的各部门预算方案进行汇总,编制本单位总预算并上报预算管理委员会,对预算的执行情况进行事中和事后的监督检查,审查追加预算的合理性并报预算管理委员会审批,协调各部门预算冲突,对预算执行结果进行分析评价并形成预算分析报告,报预算管理委员会。

3. 预算责任中心 医疗卫生机构可划分为若干责任中心,责任中心是承载责任的主体,也是考核的客体。设置责任中心的目的是为了更多地以责任为机制,调动员工对于过程管理的主观能动性。

各责任中心的职责主要包括:负责本部门预算的编制、执行、控制、分析、考核等工作,并配合财务部门做好医疗卫生机构总预算工作。在其相关的业务活

笔记

动中,要把预算作为预算期内组织、协调各项经济活动的基本依据,严格按照预算办事,围绕实现预算开展经济活动。责任中心可将年度预算细分为月度和季度预算,分期执行和控制,确保年度预算目标的实现。

(二)全面预算管理的基础工作

为了加强全面预算编制的科学性、准确性,确保全面预算管理的顺利实施,医疗卫生机构还必须做好如下基础工作:

1. 合理科学的预算规划 由于未来有太多的不确定因素,医疗卫生机构应从长计议、合理规划,才能保证预算的科学合理,确保预算作用的充分发挥。在进行整体规划时,应考虑医疗卫生机构的运营环境(包括社会、政治、经济、技术)、经济目的、道德观念、管理风格等多方面因素。

2. 完备的预算管理制度 完备的预算管理制度是实施全面预算管理的软件环境和必要保障。从预算编制开始,直到下达预算目标、预算执行过程控制、分析、考核等全过程,自始至终都需要通过制度来规范和约束。没有一套行之有效的管理制度,就不可能实施全面预算管理。

3. 完善的信息系统 全面预算管理涉及的数据资料庞大、繁杂,因此,要科学的编制预算和有效地实施预算控制,必须依靠计算机和网络技术的辅助,建立全方位的信息系统。通过完善的信息系统,可以获得预算编制的相关数据,并随时了解预算执行情况和预算指标的差异,及时反馈预算执行情况,实现预算的实时监控和修正。

4. 明确的预算工作流程 要实施全面预算管理,还应明确预算工作业务流程,即要明确预算编制、执行、调整、分析与考核等环节的工作流程和要求,确保预算工作全过程得到有效的控制。

三、全面预算管理的流程

(一)预算编制

预算编制(budget planning)是全面预算管理的基础和起点,也是全面预算管理的关键环节。在预算编制前,应做好一系列准备工作,主要有:确定基本数据、核实预算标准、影响因素分析、熟悉预算要求等,见图9-2。

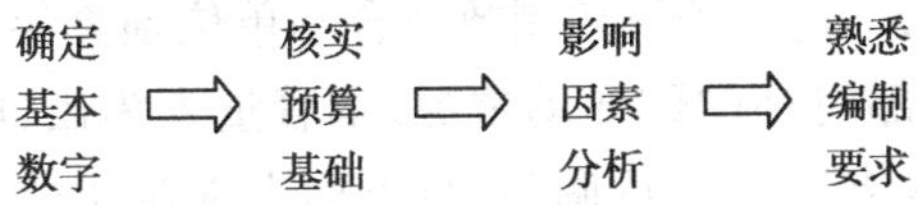

确定基本数字 ⇒ 核实预算基础 ⇒ 影响因素分析 ⇒ 熟悉编制要求

图9-2 预算编制准备工作内容

医疗卫生机构应按照国家有关预算编制的规定,对以前年度预算执行情况进行全面分析,根据年度事业发展计划以及预算年度收入的增减因素,测算编制收入预算;根据业务活动需要和可能,编制支出预算,包括基本支出预算和项目支出预算。

医疗卫生机构编制收支预算必须坚持以收定支、收支平衡、统筹兼顾、保证重点的原则。

以收定支,收支平衡:是指在编制预算时,根据收入情况,确定支出,量入为出,尽量避免出现收支偏离情况。

统筹兼顾,保证重点:是指预算编制要考虑到各部门与本单位方方面面的综合平衡,要对各类资金统筹调度、合理安排,要保证重点、兼顾一般,先急后缓、先重后轻,优先保证刚性支出、保证业务正常运转的经常性公用支出,然后,视财力情况妥善安排各项支出项目。

医疗卫生机构预算主要由收入预算和支出预算组成。其中,收入预算的编制内容主要包括:财政补助收入、医疗收入、科教项目收入、其他收入等。支出预算的编制内容主要包括:医疗业务成本、管理费用、财政项目补助支出、科教项目支出、其他支出等。

收入预算的编制中,财政补助收入根据财政部门核定的基本经费补助定额和项目补助数额编列;医疗收入根据具体收入项目的不同内容和有关业务计划分别采取不同的计算方法,逐项计算后汇总编列;科教项目收入根据科教项目开展情况及财政部门外的其他部门或单位预计补助情况编列;其他收入可参考上年度实际收入情况,考虑计划年度可能发生的相关因素预计填列。

支出预算的编制中,医疗业务成本中的人员经费、药品及卫生材料支出、计提的固定资产折旧等按计划编列,其他部分在上年度实际开支的基础上,根据计划年度业务工作量计划合理计算编列;管理费用可参照支出相应部分计算编列;财政项目补助支出按照具体项目实事求是编列;科教项目支出按照科研课题申报的具体项目编列;其他支出可参考上年度实际开支情况,考虑计划年度内可能发生的相关因素预计编列。

(二)预算审批

预算从编制到审批,一般按照两上两下的程序进行。首先,卫生机构在充分做好预算编制准备工作的基础上,根据上级有关编制预算的要求以及年度事业计划、工作任务及财务收支状况,分别轻重缓急,自下而上编制年度预算建议数;年度预算建议数在本机构的决策部门审议通过后,上报上级主管部门和财政部门;主管部门和财政部门从政策性、可靠性、合理性、完整性和统一性等方面对其进行审核,并自上而下下达预算控制数,作为卫生机构编制年度正式预算的依据;卫生机构根据上级下达的预算控制数结合本单位预算年度的收支情况,特别是财政补助数和主管部门补助数变动情况,本着量入为出,收支平衡的原则,分别轻重缓急,对相关收支项目进行调整,自下而上编制正式年度预算,并按照规定时间将正式预算报送本机构的主管部门审核汇总,并上报上级主管部门和财政部门审批;上级主管部门和财政部门自上而下按照规定程序审核批复卫生机构的年度预算;年度预算经财政部门审核批复后,即成为卫生机构预算执行的依据。

上级主管部门和财政部门对医疗卫生机构预算建议数审核的主要内容有:

1. 预算收支的安排是否体现和贯彻国家有关方针、政策和财务规章制度,是否合法、合理。

2. 收支项目是否全部纳入单位预算,有无在预算外另留收入项目。

3. 预算所列各项收支数字是否稳妥可靠,预算的编制是否坚持量入为出、收支平衡的原则。

4. 预算编制的内容是否完整,口径是否与预算要求相一致,资料是否准确,预算编制的说明是否符合要求。

(三) 预算的调整

预算在执行过程中,一般不予调整,但因特殊情况需要,可以按照规定的程序报经原预算审批机构批准后,进行预算调整。

预算发生变化一般有两方面原因:一方面是人为因素。比如,医疗卫生机构预算意识淡薄,对预算项目任意扩大范围、提高标准和改变用途,不能有效、合理和合法地执行预算。另一方面是综合因素,包括外部环境、国家政策调整、不可抗力的自然灾害、公共突发事件等的影响,比如发生重大疫情期间,各级医疗机构承担了政府下达的突发公共卫生事件医疗救治任务后,急需紧急采购药物、呼吸机等物资,而年初没有专项预算;再比如根据国家政策,在年度中间较大幅度地提高了职工工资。

对于前一种情况应该在提高预算意识和医疗卫生机构管理水平的基础上加以避免;对于后一种情况则需要对预算作出必要的调整。预算调整一般需要经过申请、审议、批准三个主要程序:

1. 申请　对于必须进行的预算调整,首先卫生机构应当按照规定程序,在认真审核的基础上,及时提出调整预算申请,说明调整的理由、调整的初步建议、调整后预算指标的对比等。

2. 审议　提出预算调整申请后,进入预算调整审议程序。在审议人对申请预算调整事项进行深入的调查和论证的基础上提出审议意见。审议意见主要说明审议参与人、审议过程、反对或补充修改内容等。

3. 批准　经审议同意的预算调整申请,报送上级审批机关批准。预算调整申请经审议批准后,下发申请人遵照执行。

知识拓展

2010 版《医院财务制度》第十四条规定:医院应按照规定调整预算。财政部门核定的财政补助等资金预算及其他项目预算执行中一般不予调整。当事业发展计划有较大调整,或者根据国家有关政策需要增加或减少支出、对预算执行影响较大时,医院应当按照规定程序提出调整预算建议,经主管部门(或举办单位)审核后报财政部门按规定程序调整预算。

收入预算调整后,相应调增或调减支出预算。

《基层财务制度》第十一条规定:经批复后的基层医疗卫生机构预算是保障其履行基本医疗卫生服务职能、衡量有关部门核定工作任务完成情况的重要依据。基层医疗卫生机构要严格执行预算。

笔记

　　财政部门核定的财政补助等资金预算及其他项目预算执行中一般不予调整;如果国家有关政策或事业计划有较大调整,对预算执行影响较大,确需调整时,要按照规定程序提出调整预算建议,经主管部门审核后报财政部门按规定程序予以调整。

(四)预算执行

　　预算执行(budget execution)就是将总体预算目标落实到各个部门,并按照要求开展活动。因为预算执行的好坏,对医疗卫生机构全面实现预算目标有着决定性的影响,因此,预算执行是全面预算管理的核心。

　　预算执行的过程,也是医疗卫生机构内部责权利的有机结合过程,主要包括如下几个工作环节:

　　1. 合理分解预算指标　为了预算的顺利执行,应将预算中的各项指标按照与各部门(责任中心)的关系分解成具体的指标,落实到各个部门(责任中心)。预算指标的分解过程,实际上医疗是卫生机构内部落实责任的过程。通过对预算指标的合理分解,能够充分调动医疗卫生机构内部各部门、科室和个人当家理财的主动性和责任感,有助于预算的最终实现。

　　2. 分级授权　所谓分级授权,就是对照已确定的各个部门(责任中心)的预算指标,让各个部门(责任中心)分担工作、承担责任,并规定相应的职责权限和奖惩规定。有效的分级授权,既可以使医疗卫生机构管理层从繁琐的日常事务中解放出来,将精力投入到机构战略管理层面,又可以让各责任中心分担工作、承担责任,有效地激励责任中心的积极性和成就感。

　　3. 检查和监督　预算执行的检查和监督是预算执行的必要延伸。预算指标分解落实后,要保证预算能有效执行,关键的一项工作是切实开展及时而有效的检查和监督工作。因此,必须建立和完善机构内部检查监督机制,以实现对预算执行的全过程跟踪和有效控制。

(五)预算分析

　　1. 预算分析的内涵　预算分析是指对预算管理全过程的分析,包括预算的事前分析、事中分析和事后分析。

　　事前分析是一种预测性分析,是指在实施预算活动之前所做出的研究或可行性分析。

　　事中分析是一种控制性分析,是指在预算执行过程中,对预算执行状况及控制成效所进行的日常性分析。

　　事后分析是一种总结性分析,是指对一定期间内预算执行结果的分析。事后分析结果常常作为对各预算执行部门进行考核的依据。

　　2. 预算分析的作用　预算分析是全面预算管理的一个重要组成部分,在全面预算管理中起着承前启后的作用。

　　首先,预算分析是过去一段时期预算完成情况及预算差异的总结。通过预算分析,可以及时研究预算执行中的问题,对预算差异的情况及产生差异的原因

笔记

作出解释;通过差异分析可以落实责任,并提出改进措施,及时调整预算,保证预算整体目标的顺利完成。

其次,预算分析可以检验预算编制、审批、执行、调整等各个预算环节工作的好坏,帮助管理者重新审视年度预算的可行性和合理性,为下一年预算编制积累经验教训,成为采取相应控制措施、调整计划和业绩考核的依据。

3. 预算分析的内容　　预算分析的核心内容是对预算差异的情况及产生原因做出解释、落实责任并提出改进措施。

预算分析一般以月为分析期间,以预算指标分解时所对应的指标为对象。在分析差异情况时,可进行多方面比较,比如:以实际执行情况和预算数相比较;以当年数与历史数比较;以本单位数与外单位数相比较等。通过比较找出差异,对不利差异要分析其产生原因,查清责任归属,提出改进措施或建议;对有利差异也要分析产生的原因,以便巩固和推广。

从不同角度,预算差异有不同的分类,比如:按照差异产生的原因分类,预算差异可分为价格差异、数量差异和结构差异;按差异对预算执行及结果的影响分类,预算差异可分为有利差异、不利差异;按差异产生的性质分类,预算差异可分为主观差异和客观差异等。

预算差异分析包括定量分析和定性分析。定量分析就是在对差异进行测量、分解;定性分析是在定量分析的基础上,对差异原因做出解释,提出改进意见。

预算差异分析的步骤:在对差异进行分解的基础上,填写差异分析表(表9-8),对差异原因做出解释,并对其可控性及在后续月度可能产生的影响作出判断,提出消除不利差异措施的改进方案。

差异计算公式:

$$差异额 = 实际额 - 预算额 \qquad 公式9-3$$
$$差异率 = (实际额 - 预算额)/预算额 \times 100\% \qquad 公式9-4$$

另外,还有必要分析和了解差异变动趋势。

表9-8　×××年度预算执行情况分析　　　　单位:万元

项目	预算数	实际数	差异额	差异率(%)
业务收入				
其中:医疗收入				
……				
业务支出				
其中:工资福利支出				
……				
业务收支结余				

笔记

医院通过预算分析改进医院管理

2012 年 7 月初,某医院对上半年的预算执行情况进行了分析,发现住院收入达 63 000 万元,较预算数 50 000 万元增加了 13 000 万元,增长率达 26%,其中医疗收入 45 000 万元,较预算数 35 000 万元增加了 10 000 万元,增长了 29%,药品收入 18 000 万元,较预算数 15 000 万元增加了 3000 万元,增长 20%。

进一步分析后发现,医疗收入中的床位收入、手术收入、护理收入、卫生材料收入等均有所增长,其中手术收入和卫生材料收入的增长幅度最大,高达 35%;药品收入中西药收入增长最快,达 22%。

2012 年上半年预算执行情况分析   单位:万元

项目	预算数	实际数	差异额	差异率(%)
住院收入	50 000	63 000	13 000	26
其中:医疗收入	35 000	45 000	10 000	29
药品收入	15 000	18 000	3000	20

财务部门深入了解发现,自年初开始,医务处加大了对住院床位和手术室的管理力度,医院的床位使用率由 95% 提升至了 98%,平均住院日由 12 天降至 10 天,手术量增长了 36%,尤其是骨科,手术量增长更是高达 40%。然而,在手术大幅度增加的情况下,部分手术大夫有所疏忽,术后感染率也有所增加,抗菌类药物的使用有抬头的趋势。

财务部门及时向院长办公会反映这一问题,提醒有关部门加强术后感染监控,促进了医疗质量的持续改进。

4. 预算分析流程　预算分析流程包括确定分析对象及差异标准、收集数据、计算差异、差异分析、分析报告等环节。

预算分析最后形成的预算分析报告要上报预算管理委员会。在撰写预算分析报告时应注意以下要求:

第一,预算分析框架清晰、明了,内容精炼,突出重点,图文并茂。

第二,文字与数字有机结合,深入分析原因,避免大量堆砌数字。

第三,采用多种财务分析方法,比如比较分析法、结构分析法、比率分析法等。

第四,有建议、有措施。预算分析报告不仅要有差异数据,产生差异原因分析,更重要的是对预算执行中出现或可能出现的偏差,提出切实可行的改进措施或建议。

经预算管理委员会审查确认的预算分析报告是各级管理者采取相应控制措施、调整经营计划和业绩考核的依据。

笔记

（六）年终决算

年度终时,医疗卫生机构应按照财政部门决算编制要求编制决算。年度决算的编报要求是:数字真实、内容完整、计算准确、报批及时、手续完备、经过合理的审批程序。

年度决算编报程序:医疗卫生机构及时上报上级主管部门;上级主管部门审核无误之后,及时汇总,报财政部门审核批复;对于财政部门关于决算的调整事项,医疗卫生机构应及时调整相关年度数据,为以后年度预决算提供数据支持和依据。

（七）预算考评

1. 预算考评的含义　预算考评就是对医疗卫生机构全面预算管理实施过程和实施结果的考核和评价,具体讲,就是以正式下达的预算指标为标准,以年度财务报告(月度、季度、半年)为依据,将实际完成情况与预算指标相比较,考评取得的成效及预算符合率是否达到上级管理部门的要求,并根据考核结果进行经济和其他方式的奖惩,促使医疗卫生机构及各责任中心及时纠正行为偏差,完成预算目标。

2. 预算考评的意义　预算考评的意义在于:是全面预算顺利实施的保障,是增强预算"刚性"的有效措施,是医疗卫生机构建立预算激励与约束机制的重要内容。通过预算考评可以增加广大医务工作者的责任感和成就感,调动各责任中心的积极性,使员工的目标和医疗卫生机构的目标达到一致,促使全体员工主动参与全面预算管理。

> **知识拓展**
>
> 2010 版《医院财务制度》关于医疗机构预算分析考核的有关规定
>
> 《医院财务制度》第十六条规定:医院要加强预算执行结果的分析和考核,并将预算执行结果、成本控制目标实现情况和业务工作效率等一并作为内部业务综合考核的重要内容。逐步建立与年终评比、内部收入分配挂钩机制。
>
> 主管部门(或举办单位)应会同财政部门制定绩效考核办法,对医院预算执行、成本控制以及业务工作等情况进行综合考核评价,并将结果作为对医院决策和管理层进行综合考核、实行奖惩的重要依据。
>
> 《基层财务制度》关于基层医疗卫生机构预算分析考核的有关规定
>
> 《基层医疗卫生机构财务制度》第十三条规定:基层医疗卫生机构应当按照财政部门和主管部门的规定实施绩效考核,并按要求报送绩效考核报告。
>
> 主管部门每年都要结合核定工作任务完成情况,对基层医疗卫生机构的预算收支执行情况进行绩效考核,分析和评价预算执行效果,并将绩效考核结果作为年终评比考核、实行奖惩的重要依据,财政部门将绩效考核结果作为财政补助预算安排和结算的重要依据。

笔记

> 主管部门和财政部门应及时分析基层医疗卫生机构实际收支与财政核定的收支预算之间的差额及其变动原因,对不合理的超收或少支,应用于抵顶下一年度预算中的财政补助收入;对不合理的欠收或超支,应按本制度的有关规定处理,并追究相关责任人的责任。

3. 预算考评原则

(1)可控性原则:预算考评既是预算执行结果的责任归属过程,又是卫生机构内部各责任中心主体间利益分配的过程,这就要求各责任中心的考评内容应该是该层次责任主体所能控制的业务或因素,也因此可控因素带来的预算差异应该由该责任主体负责,利益分配也应以此为前提。

(2)总体优化原则:全面预算管理客观要求通过调动各责任中心的积极性、主动性来实现预算目标。但责任中心是具有一定权力并承担相应责任的利益关系人,他们有可能以自身利益最大化为目标。一般而言,医疗卫生机构和各责任中心的利益目标具有统一性,但也不排除出现局部利益最大而损害整体利益的情况。为此,预算考评要支持医疗卫生机构总目标,符合总体优化原则。

(3)分级考评原则:要求预算考评应与预算目标的确定及其分解相适应,针对每一责任中心所拥有的权力和承担的责任进行考评,这是实现责、权、利相结合的基本要求,也是激励与约束机制作用得以发挥的重要保证。

(4)公平、公开原则:客观、公正、合理是预算考评环节的基本要求。公平的考评,除了要有科学的考评标准和奖惩制度外,还要求主持考评的人以身作则,大公无私,不徇私情,敢于抵制各种不正之风,坚持按考评制度秉公办事。考评标准公开是考评公正的前提,公开标准便于群众监督,不公开标准就失去了自我考评的作用。

4. 预算考评体系和方式 预算考评是要求建立简单而有效的考评体系。预算考评体系包括建立预算考评机构、制定预算考评制度、确定预算考评指标体系、制定预算奖惩方案、预算考评的组织实施等环节。

预算考评方式主要有:

(1)动态考评:动态考评是指在预算执行过程中,对预算执行情况进行动态的、跟踪的考评,及时发现预算执行中出现的问题,以便进行及时的处理与调整。通过动态考评,能更及时地对全面预算管理进行控制,保证其有效实施。

(2)综合考评:综合考评是对各责任中心的预算完成情况进行的整体分析、评价,其考评内容以收入、成本、结余、投资报酬率等财务指标为主。

(八)预算控制

1. 预算控制的含义 预算控制(budget control)分为广义控制和狭义控制。广义的预算控制是通过对预算的编制、审批、执行、调整、分析、考核等环节实施事前、事中、事后全过程的控制,进而确保卫生机构及各预算执行部门全面落实和实现全面预算的过程。狭义的预算控制则是指利用预算对经济活动过程进行的控制,也可以称事中控制。本章中的预算控制指的是广义的预算控制

笔记

（图9-3）。

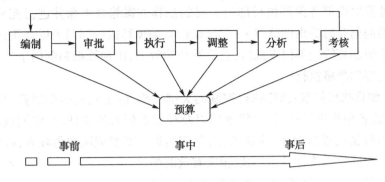

图9-3 预算控制

2. 预算控制的作用 预算控制的作用体现为：规范预算编制及调整，严格预算执行与考核，加强医疗卫生机构经济管理宏观调控能力，提高医疗卫生机构预算管理水平和经济运行质量。

3. 预算控制方式

（1）预算管理组织控制：建立完善的预算管理组织机构是预算控制的基础和保证。因此，应当根据本单位的具体情况，成立相应的预算管理领导组织机构，比如：成立预算委员会或预算领导小组，由单位的负责人担任领导，主管领导及相关职能部门的负责人为成员，建立集体决策制度。

（2）预算工作岗位控制：应明确相关部门预算工作岗位的职责，做到预算编制（或调整）与预算审批、预算审批与预算执行、预算执行与预算考核等预算业务不相容职务相互分离、相互制约和相互监督。

（3）授权批准控制：审批权限是预算控制的一个重要环节。要分别明确单位负责人、主管领导、部门负责人及其经办人员的审批权限。

（4）内部报告控制：各个预算编制和控制组织每年都要负责对各自编制的预算进行审核汇总，并编制出财务总预算。同时，还要定期向预算管理决策机构和职工代表大会报告预算执行情况。

（5）内部审计监督控制：医疗卫生机构内部审计部门要对单位预算的编制及执行情况进行经常性审计监督，并将审计结果书面报告预算管理决策机构。

4. 预算控制的基本内容

（1）预算编制控制：预算编制控制的关键控制点包括：①改变过去单纯的"基数＋增长"的预算编制方法，以零基础预算为基础，采用综合的方法编制年度预算；②在编制预算时，应按照国家有关预算编制的规定；③在对以前年度的预算执行情进行全面分析的基础上，根据年度事业发展计划以及预算年度收入的增减因素，测算编制收入预算；④根据业务活动需要和可能，编制支出预算，包括基本支出预算和项目支出预算，而不是简单地审核修改上年预算或审定新增部分；⑤编制收支预算必须坚持以收定支、收支平衡、统筹兼顾、保证重点的原则，不得编制赤字预算。

（2）预算审批控制：预算审批控制的关键控制点包括：①在明确预算目标，确定预算编制政策的基础上,严格按程序编报和审批预算方案;②在预算方案审批过程中注意对内部各预算执行部门上报的预算方案综合平衡并进行充分协调,对发现的问题及时提出调整意见,并反馈给有关预算执行部门予以修正;③预算方案经上级预算管理部门审批后,就具有法律效力,由预算编制部门下达各内部预算执行部门严格执行。

(3)预算执行控制:预算执行控制的关键控制点:①建立健全预算执行责任制度,明确各预算执行部门、监督部门以及相关责任人的责任,并定期或不定期对预算执行情况进行检查,实施考核,落实奖惩。②要依法取得收入,各职能管理部门应按照收入预算目标,采取积极有效的措施,依据国家价格和收费管理政策,合理组织收入。③按照国家规定的开支标准、严格审批程序办理,要严格控制无预算、超预算、不符合审批程序的各项开支,努力降低成本费用,合理调节资金收付平衡,严格控制资金支付风险。④建立健全预算执行报告制度,及时向预算管理决策机构、各预算执行部门报告或反馈预算执行进度、执行差异以及对单位预算目标的影响,使管理者随时掌握预算执行的动态和结果,督促各部门按时完成预算目标。⑤有条件的卫生机构,应建立预算控制信息平台,并利用信息网络建立预算执行报警机制,便于及时、方便地获得需要的预算执行信息。

(4)预算调整控制:预算调整控制的关键控制点:①预算调整的理由必须充分;②调整范围必须严格控制;③预算调整的程序必须合法。④建立健全预算调整的组织机构和预算调整报告制度,以确保预算调整的严肃性与规范性。

预算调整的提案,一旦经过预算管理决策机构决定,应立即交由预算编制(或调整)部门按报批程序批准后实施,并定期或不定期对调整后的预算执行情况进行综合分析,及时向预算管理决策机构报告调整后对本机构业务活动开展、职工切身利益、事业发展等各方面的影响。

(5)预算分析、考核控制:预算分析、考核控制的关键点:①要建立预算执行分析制度,定期召开预算执行分析会议,全面掌握预算的执行情况,研究、落实、解决预算执行中存在的问题,提出相应的解决措施或建议,纠正预算执行中的偏差;②定期组织预算执行情况审计;③将预算执行考核结果作为绩效评价的主要内容,与各部门负责人的奖惩挂钩。

案例2:

医院全面预算管理

某医院坚信"凡事预则立,不预则废",非常重视该院的预算管理工作,制定了完善的预算管理制度,建立了健全的组织机构,设置了由全体院领导(含总会计师)、职能部门负责人组成的预算管理委员会,由财务部门和职能部门组成的预算管理办公室。

　　10月初,预算管理委员会根据医院的战略目标提出了下一年度的工作目标,要求各部门围绕医院的中心工作,规划下一年度的部门工作并启动预算编制程序。预算管理办公室随即下发了预算编报通知书,要求各职能部门本着量力而行、保证重点、归口管理、勤俭办事的原则编报各职能部门的预算,逐项填报项目名称、金额、测算依据,并按照轻重缓急填列项目序号,确定上报后职能部门负责人在申报表上签章确认,以示负责。

部门名称(盖章)　　部门预算申报表　　　　单位:元

序号	项目名称	金额	测算依据

注:预算项目按由重至轻,由急至缓填列

负责人:

日期:

　　接到通知后,各归口管理部门开始责任范围内的预算编制工作。

部门名称	责任范围
门诊部 医务处	负责根据门急诊量、实际占用床日等工作量指标和每诊次收费水平、每床日收费水平等次均收入,编报收入预算。负责根据工作计划编报相应支出预算
护理部	负责根据工作计划编报相应支出预算
人事处	负责根据在职职工的情况,编报在职人员支出预算
离退休服务处	负责根据离退休职工的情况,编报离退休人员支出预算
药学部	负责编报药品费预算
器材处	负责编报医疗设备的采购、维修保养预算;卫生材料的采购预算
后勤管理处	负责编报办公家具的采购、维修保养预算;办公日杂的采购预算
动力基建处	负责编报基本建设、房屋修缮预算;水、电、气等基本运行费用预算
物业中心	负责编报保安、保洁、绿化等支出预算
院办党办	负责编报医院建设、宣传等相关支出预算

　　11月中旬,各部门向预算管理办公室上报预算。由财务部门负责的预算管理办公室汇总各部门预算,与各预算部门逐项沟通,在双方认可的前提下削减不必要的支出项目,降低不合理的测算标准,尽可能的压缩支出预算,确保以收定支,不编赤字预算,最终形成了一份较科学合理的预算,上报预算

管理委员会审批。预算管理委员会紧紧围绕医院下一年度工作目标及重点，再次审核预算的科学合理性，最终审批通过。预算管理办公室再将审批通过的预算下达给各预算部门，要求严格按预算执行，不得随意突破。

预算年度开始后，财务部门严格审核每一项支出，通过预算管理软件严格控制。执行过程中严格落实医院预算管理规定，对于无预算或超预算项目，确保通过相应的授权方可追加。按季度汇总分析各部门的预算执行情况，及时向预算管理委员会汇报。特殊情况要求相关职能部门负责人向预算管理委员会解释说明。

预算年度结束后，财务部门汇总各部门的预算执行情况，按照医院预算管理规定，对预算较上年增长少且执行结余多的部门给予奖励，通过奖励引导医院预算管理实现良性循环，从而提升了医院的管理水平。

本章小结

预算管理是医疗卫生机构财务管理的重要内容，是以价值形式衔接医疗卫生机构各项计划，促进其资金运动与业务活动紧密结合的重要环节，是动员广大员工积极挖掘潜力，提高医疗卫生机构资金使用效益的重要手段，对提高医疗卫生机构财务管理水平具有十分重要的作用。本章主要介绍了以下几方面内容：①预算的概念、作用和原则；②医疗卫生机构常用的预算编制方法，包括固定预算、弹性预算、增量预算、零基预算、滚动预算、概率预算等几种预算的编制方法；③全面预算管理的含义、特点、功能、组织机构和基础工作等知识点。通过本章学习，使读者了解预算是医疗卫生机构财务管理的重要内容，是指导医疗卫生机构业务活动、控制财务收支，进行财务监督的重要依据，是动员广大员工积极挖掘潜力，增收节支，在保证社会效益不断提高的前提下，努力提高经济效益的重要手段。全面预算管理是一种全方位、全过程和全员的整合性管理系统，也是一套系统、精细的管理机制，具有全面控制和约束力。

关键术语

预算（budget）

全面预算（comprehensive budget）

预算编制（budget planning）

预算执行（budget execution）

预算控制（budget control）

讨论题

1. 目前我国医疗卫生机构在预算管理方面主要存在哪些问题？

2. 如何提高我国医疗卫生机构预算管理水平？

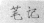
笔记

思考题

1. 医疗卫生机构预算编制方法主要有哪些？简述各种方法的优缺点和适用范。

2. 全面预算管理的含义、特点和功能是什么？医疗卫生机构实施全面预算管理有何现实意义？

（高丽敏　杨方其）

笔记

第十章

成本管理

学习目标

通过本章的学习,你应该能够:

掌握 医院科室成本核算和成本分析的方法、医院成本的构成、成本核算的对象等。

熟悉 科室成本核算的方法体系,项目核算、病种成本核算的方法。

了解 医院成本的概念体系,成本管理的目的,成本控制与管理体系以及成本的应用。

章前案例

某三级甲等综合医院,地处最繁华的闹市区步行街,病人进出就诊非常不便。医院在职职工 1300 多人,编制床位 450 张左右,医院财务状况不佳,年业务收入仅为 9000 余万元,且长期处于严重亏损的状态;日门诊量仅为 500 多人次、住院病人也仅有 300 余人;专业医疗设备陈旧;职工个人福利待遇较低,医院人才大量流失。在这样困难的情形下,医院得到上级行政命令,将医院整体搬迁至远离市中心的郊区,迁址后的新医院,占地面积 138 亩,建筑面积 6 万余平方米,绿化面积大,楼内共设电梯 25 部,配备中央空调、大型高压氧舱及多种专业医疗设备,导致医院整体运营成本及折旧成本激增。

医院面临着巨大的困境,对内:新医院运营成本及折旧成本激增,需要负担高额的成本费用;对外:面临新环境,离市中心较远,周边社区不成熟,病人来院就诊交通不便,因此医院业务服务量无法得到保证,在这种内忧外患的情况下,医院应该如何走出困境,开辟出一条新的发展道路呢?

医院领导班子经过调研,作出决策,在医院进行全成本核算,实施成本管理,开展成本控制,降低成本和消耗,提高服务质量,开源节流,帮助医院走出困境。其具体措施如下:

(1)组织机构的建立:医院成立了由院领导牵头负责,相关职能部门参与的成本核算领导小组;同时,成立医院成本核算办公室,选拔责任心强、服务意识强、有奉献精神的人员担任成本核算办公室成员。

(2)制度的建立:结合实际制定了《医院成本核算领导小组职责》、《医院成本核算办公室职责》等制度,并建立了成本核算管理工作流程及细则。

笔记

（3）增强全院职工成本意识：利用院周例会等各级会议开展宣传动员工作，引起全院职工高度重视；并组织院领导、各临床科室主任、行政科室领导参加全成本核算理论和应用培训。

医院通过成本核算、成本管理与控制，降低成本、提高效率，增加服务量，减轻患者负担，使医院切实做到了"三满意"（政府满意、患者满意、职工满意）。

医院通过全成本核算，实现了对各项成本消耗的详细控制以及医疗资源的配置和投入产出效益的详细分析，同时也实现了对医院各科室的真实经营状况的了解，为科学编制医院预算计划、跟踪预算执行情况提供现实数据，为医院的绩效考评体系提供考评依据，从而构成了一个贯穿成本核算、分析、控制、预测、决策、计划及成本考核全过程的管理手段。通过成本管理，帮助医院走出了内忧外患的困境，步入优质、高效、低耗的良性循环发展轨道。

医院成本管理是在医院成本核算基础上进行的成本控制方面的管理，主要集中在成本控制层面，为医院预算、绩效管理提供数据基础和管理措施。实施医院成本管理，首先应该进行医院成本核算，全面获取医院成本信息，然后利用成本信息进行医院的成本管理与控制。

成本管理的目的是全面、真实、准确反映医院成本信息，强化成本意识，降低医疗成本，提高医院绩效，增强医院在医疗市场中的竞争力。

第一节　成本核算概述

一、成本概念体系

医疗卫生机构实施成本管理，需要经过"成本核算"阶段、"成本控制"阶段、"管理决策"阶段。医疗卫生机构首先经过"成本核算"阶段，对机构各类成本进行核算；在成本核算的基础上，针对医院成本数据的特点和相关情况，寻找成本控制点，实施"成本控制"；最终将成本数据运用到医疗卫生机构的成本管理中，实施"管理决策"。医疗卫生机构成本管理的这三个不同的阶段，涉及不同的成本概念，形成三个阶段的概念体系。

（一）"成本核算"阶段的成本概念

医院成本核算是指医院将其业务活动中所发生的各种耗费按照核算对象进行归集和分配，计算出总成本和单位成本的过程。

"成本核算"阶段主要是为医院的成本管理提供数据基础，在本阶段主要侧重于医院成本信息的核算，主要涉及成本核算中的部分概念。

1. 成本对象与成本归集、成本分摊　成本核算的对象也称成本计算对象，是指在成本计算过程中分配和归集费用的承担者，成本对象是需要对成本进行单独测定的单元。

成本归集（cost accumulation）是通过一定的会计制度、会计账户，以有组织的方式进行成本数据的收集。

成本分摊（cost apportionments）是将汇集的成本按合理而简便的方法，追溯和分配给成本对象，以确定一项活动的成本。

2. 直接成本与间接成本　直接成本（direct cost）是指科室为开展医疗服务活动而发生的能够直接计入或采用一定方法计算后直接计入的各种支出。直接成本与某个特定成本对象相联系，并能以经济归属的方式追溯到该成本对象。

直接成本又分为直计成本和计算计入成本，直计成本是指能直接计量确认到成本对象的成本支出，而计算计入成本则是指各成本对象消耗但又不能直接计入的成本费用，需要选择合理的成本分配系数，采用一定的方法进行计算计入。

间接成本（indirect cost）是指为开展医疗服务活动而发生的不能直接计入、需要按照一定原则和标准分配计入的各项支出。间接成本与某个特定成本对象相联系，但不能以经济归属的方式追溯到该成本对象，如管理费用、辅助材料费、间接人工费和管理人员工资等。间接成本需要通过成本分配的方法分配给成本对象。

3. 全成本与单位成本　全成本（complete cost）是成本对象的直接成本加上相应间接成本的合理份额形成的成本。全成本是一项产品或服务的实际成本，是计算盈亏的依据之一。

单位成本（unit cost）也叫平均成本（average cost），是用总成本除以单位数量计算的，是指某个服务单元的成本，也称作单位产品的平均成本。

（二）"成本控制"阶段的成本概念

成本控制是指医院根据一定时期预先建立的成本管理目标，由成本控制主体在其职权范围内，在生产耗费发生以前和成本控制过程中，对各种影响成本的因素和条件采取的一系列预防和调节措施，以保证成本管理目标实现的管理行为。在此阶段主要涉及的成本为：

1. 可控成本与不可控成本

（1）可控成本（controllable cost）：是指人们可以通过一定的方法、手段，使其按人们所希望的状态发展的成本。即能为某个责任单位或个人的行为所制约的成本。

（2）不可控成本（uncontrollable cost）：与可控成本对称，是指不能为某个责任单位或个人的行为所制约的成本。即某一特定部门无法直接掌握，或不受某一特定部门的服务量直接影响的成本。

2. 标准成本（standard cost）　是指为达成某一目标预计应耗用的资源的成本，是指在一定的技术条件下进行有效的经营管理，在提高效率和消除浪费下执行某一目标应当实现的成本，它是可作为控制成本开支、评价实际成本、衡量工作效率的依据和尺度的一种目标成本。

医疗服务标准成本是指医院在充分调查、分析和技术测定的基础上，根据现已达到的技术水平所确定的在有效经营条件下提供某种服务应当发生的成本。广义上的标准成本指某项医疗服务项目的社会平均成本，它是用某区域内的医疗机构同类医疗服务业务量，同该医疗机构同类医疗项目单位成本的乘积与所

笔记

有医疗机构同类医疗服务业务量总和的比值来确定的,为政府制定和调整医疗服务指导价提供决策依据。

狭义的标准成本是医院内科室为提供医疗服务而消耗的一般成本价值量,它决定于所耗费的物资转移的价值、活劳动耗费创造的价值以及耗费的平均必要劳动时间价值的总和。这种标准成本有医疗服务项目标准成本、病种标准成本等。

3. 责任成本(responsibility cost) 是以具体的责任单位(部门、单位或个人)为对象,以其承担的责任为范围所归集的成本,也就是指责任单位(科室、班组等)当期发生的可控成本之和。

医院责任成本是以医院各个责任中心为对象汇集的,为各责任中心的权力所控制,并负有相应的经济责任的成本。

4. 质量成本(cost of quality) 是指为进行以控制质量为目的作业活动而发生的费用以及由于质量不合格而给企业增加的额外开支。医院质量成本是与医疗服务质量活动有关的劳动耗费,是为了保证和提高医疗服务质量的目的而支出的一切有效费用以及未达目的而造成的一切损失。

(三)"管理决策"阶段的成本概念

"管理决策"阶段主要是为医院管理者提供决策时的成本依据,为控制医院成本提供基础依据,在此阶段主要涉及的成本概念为:

1. 固定成本与变动成本 依据管理会计理论,按成本习性将成本项目划分为两大类:固定成本和变动成本。

(1)固定成本(fixed cost):又称固定费用,是指成本总额在一定时期和一定业务量范围内,成本相对固定,不受业务量增减变动影响而能保持不变的成本。固定成本的特征在于它在一定时间和业务量范围内其总额维持不变,但是,相对于单位业务量而言,单位业务量所分摊(负担)的固定成本与业务量的增减成反向变动。固定成本总额只有在一定时期和一定业务量范围内才是固定的,这就是说固定成本的固定性是有条件的(图10-1、图10-2)。

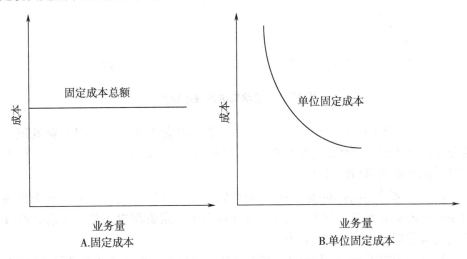

图 10-1 固定成本的性态模型

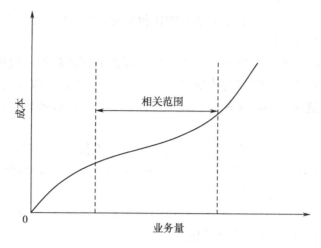

图 10-2　成本的相关范围

（2）变动成本（variable cost）：是指成本总额随着业务量的变动而成正比例变动的成本。若从单位业务量的变动成本来看，它是固定的，即它不受业务量增减变动的影响。

变动成本与固定成本一样，变动成本与业务量之间的线性依存关系也是有条件的，即有一定的适用期间。也就是说，超出相关范围时，变动成本发生额可能呈非线性变动（图 10-3）。

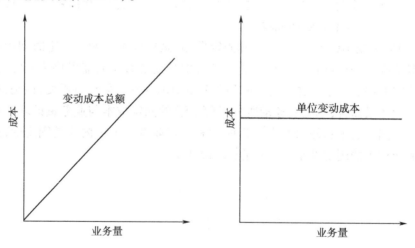

图 10-3　变动成本的性态模型

（3）混合成本（mixed cost）：是介于固定成本和变动成本之间，其总额既随业务量变动又不成正比例的那部分成本。即同时兼有变动成本和固定成本两种不同性质的成本项目（图 10-4）。

2. 机会成本（opportunity cost）　是指做一个选择后所丧失的不做该选择而可能获得的最大利益。简而言之，可以理解为把一定资源投入某一用途后所放弃的在其他用途中所能获得的利益。

3. 边际成本（marginal cost）　指的是每一单位新增生产的产品或服务（或者

298

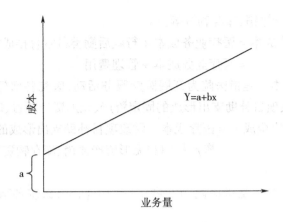

图 10-4　混合成本的性态模型

购买的产品或服务）带来的总成本的增量。

4. 沉没成本（sunk cost）　是指过去已经发生的、不能由现在或未来的决策改变的成本。

5. 增量成本与差量成本

（1）增量成本（incremental cost）：是指某一作业所引起的总成本的增加。

（2）差量成本（differential cost）：也称差别成本、差等成本，是指两个方案的预计成本差异。

二、医院成本的构成

医院成本开支的范围应遵循原卫生部和财政部颁布的 2010 版《医院会计制度》和《医院财务制度》的规定。根据成本核算目的不同，医院成本核算分为医疗业务成本、医疗成本、医疗全成本和医院全成本。2010 版《医院财务制度》第二十九条中规定：开展医疗全成本核算的地方或医院，应将财政项目补助支出所形成的固定资产折旧、无形资产摊销纳入成本核算范围；开展医院全成本核算的地方或医院，还应在医疗成本核算的基础上，将科教项目支出形成的固定资产折旧、无形资产摊销、库存物资等纳入成本核算范围。

具体表述如下：

1. 医疗业务成本　核算医院开展医疗服务及其辅助活动发生的各项费用，包括人员经费、耗用的药品及卫生材料费、固定资产折旧费、无形资产摊销费、提取医疗风险基金和其他费用，不包括财政补助收入和科教项目收入形成的固定资产折旧和无形资产摊销、库存物资等。

医疗业务成本 = 临床服务类科室直接成本 + 医疗技术类科室直接成本 + 医疗辅
　　　　　　助类科室直接成本

　　　　　 = 临床、医技、医辅类科室（人员经费 + 卫生材料费 + 药品费 + 固
　　　　　　　定资产折旧费 + 无形资产摊销费 + 提取医疗风险基金 + 其他费
　　　　　　　用）　　　　　　　　　　　　　　　　　　　　公式 10-1

2. 医疗成本　是指医院为开展医疗服务活动，各业务科室和行政后勤各部门自身发生的各种耗费。不含财政项目补助支出和科教项目支出形成的固定资

产折旧和无形资产摊销、库存物资等。

$$医疗成本 = 医疗业务成本 + 行政后勤类科室直接成本 \quad 公式10\text{-}2$$
$$= 医疗业务成本 + 管理费用$$

3. 医疗全成本　是指医院为开展医疗服务活动,医院各部门自身发生的各种耗费,以及财政项目补助支出形成的固定资产、无形资产耗费、库存物资等。

$$医疗全成本 = 医疗成本 + 财政项目补助支出形成的固定$$
$$资产折旧和无形资产摊销、库存物资等$$

$$公式10\text{-}3$$

4. 医院全成本　是指医院为开展医疗服务活动,医院各部门发生的所有耗费。

$$医院全成本 = 医疗全成本 + 科教项目支出形成的固定资产$$
$$折旧和无形资产摊销、库存物资等。$$

$$公式10\text{-}4$$

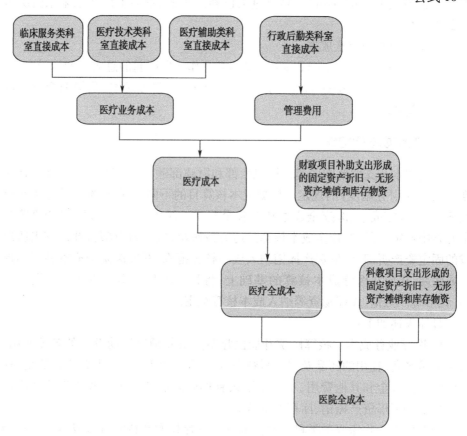

图 10-5　医院成本构成体系

医院全成本开支范围主要包括以下各项:

(1)人员经费:为从事医疗活动及其辅助活动计提的薪酬、福利费等,包括基本工资、绩效工资(津贴补贴、奖金)、社会保障缴费、住房公积金等。

(2)耗用的卫生材料及药品费:开展医疗活动及其辅助活动中,内部领用或出售发出的药品、卫生材料等。

（3）固定资产折旧费、无形资产摊销费：开展医疗活动及其辅助活动所使用的固定资产、无形资产计提的折旧、摊销（包括财政、科教项目支出形成的固定资产折旧和无形资产摊销）。

（4）提取医疗风险基金：用于支付医院购买医疗风险保险发生的支出或实际发生的医疗事故赔偿的资金。

（5）其他费用：开展医疗活动及其辅助活动中发生的其他各项费用，包括办公费、印刷费、水费、电费、邮电费、取暖费、物业管理费、差旅费、会议费、培训费等（图10-5）。

以上内容是医院全成本开支范围，涵盖了《医院会计制度》支出的所有内容。

为了更确切地反映医疗成本，属于资本性支出的不列入医疗成本，如办公设备购置费、专用设备购置费、交通工具购置费、图书资料购置费等。

知识拓展

2010版《医院财务制度》第三十四条中明确将下列支出列为不计入成本范围的支出：

（一）不属于医院成本核算范围的其他核算主体及其经济活动所发生的支出。

（二）为购置和建造固定资产、购入无形资产和其他资产的资本性支出。

（三）对外投资的支出。

（四）各种罚款、赞助和捐赠支出。

（五）有经费来源的科研、教学等项目支出。

（六）在各类基金中列支的费用。

（七）国家规定的不得列入成本的其他支出。

综上所述，医疗成本开支范围是以医疗成本经济实质为基础的，医疗成本的现实内容是以国家有关制度为依据的。

三、医院成本核算的对象

1. 医疗总成本　是指医院在医疗经营过程中耗费资金的总和。它可总括反映医疗成本状况，评价和考核医院的经营水平，也可用于对外和向上级报告的财务成本。如财务会计报表反映的医疗总成本。在总成本中可划分为门诊总成本、住院总成本。

2. 科室成本　是按责任会计理论方法对责任单位的成本核算，是责任单位在医疗经营过程中所耗费的资金。科室成本主要是对责任单位并对科室的经营作出预测和决策，在医院的管理中有着重要作用。

3. 医疗项目成本　是针对每个医疗项目所核算的成本，反映了医疗项目所耗费的资金。项目成本主要作用在于考核医疗项目的盈亏，为财政补偿和政府定价提供依据。

4. 病种成本　是反映治疗某病种所耗费的资金总和。可以作为对治疗过程的综合评价,为病种收费提供依据,为医保结算开辟新的途径。

5. 床日和诊次成本核算 是反映医院每住院床日和门急诊诊次成本状况。为医院提供单位成本的数据,与单位收入数据进行对比,医院可以据此提出管控措施。

知识拓展

2010版《医院财务制度》第二十九条中明确指出:根据核算对象的不同,成本核算可分为科室成本核算、医疗服务项目成本核算、病种成本核算、床日和诊次成本核算。成本核算一般应以科室、诊次和床日为核算对象,三级医院及其他有条件的医院还应以医疗服务项目、病种等为核算对象进行成本核算。

第二节 成本核算方法体系

一、科室成本核算方法

(一)科室分类

在实际工作中要根据医院的具体情况进行科室的分类,需要注意的有两点:①临床服务类科室的分类一定要按照要求将科室的门诊和病房分开核算,这不仅是计算诊次成本和床日成本的基础,也为开展项目成本及病种成本核算提供了基础条件。②科室分类时一定要保证该科室是独立的核算单元,其相关的成本均可以独立地计入到该科室的成本中,成本数据相对独立、完整。同时,该科室相关的数据也可以获取得到,例如,汽车班的服务量数据可以通过相关的当量换算得到相应的数据,可以将其列为独立核算的科室。

知识拓展

2010版《医院财务制度》第三十条规定:科室成本核算是指将医院业务活动中所发生的各种耗费以科室为核算对象进行归集和分配,计算出科室成本的过程。科室区分为以下类别:临床服务类、医疗技术类、医疗辅助类和行政后勤类等。

临床服务类科室:指直接为病人提供医疗服务,并能体现最终医疗结果、完整反映医疗成本的科室,在医院主要是各门诊科室和住院科室。

医疗技术类科室:指为临床服务类科室及病人提供医疗技术服务的科室。

医疗辅助类科室:指服务于临床服务类科室和医疗技术类科室,为其提供动力、生产、加工及辅助服务、业务的科室。

行政后勤类科室:指除临床服务、医疗技术和医疗辅助科室之外的从事院内外行政后勤业务工作的科室。

笔记

案例：

某医院科室分类情况示例

临床服务类科室：五官科门诊、五官科病房、外科门诊、外科病房、内科门诊、内科病房、妇产科门诊、妇产科病房、心血管门诊、心血管病房、儿科、中医科等。

医疗技术类科室：医学影像中心、临检中心、手术室、病理科、物理治疗科、输血科、窥镜中心、药剂科等。

医疗辅助类科室：病案科、医学工程处、信息中心、供应室、电工班、汽车班等。

行政后勤类科室：医疗质量控制部、财务处、护理部、院长办公室、党委办公室、客户服务部、医保办、离退休办公室、科学教育处、保卫处、总务处、人事处等。

（二）科室成本的直接归集

知识拓展

2010 版《医院财务制度》第三十条规定：成本按照计入方法分为直接成本和间接成本。直接成本是指科室为开展医疗服务活动而发生的能够直接计入或采用一定方法计算后直接计入的各种支出。间接成本是指为开展医疗服务活动而发生的不能直接计入、需要按照一定原则和标准分配计入的各项支出，即科室成本核算通常采用完全成本法。

完全成本法，将医院各科室直接发生的成本费用直接计入到该科室；将不能直接归集的费用计算计入到科室。成本费用的归集相对复杂，有的可以通过 HIS（Hospital Information System）系统和会计核算系统自动采集，有的则需要相关职能部门统计报送，成本核算部门把统计数据按预先确定的原则直接计入或合理分配到各个核算科室

1. 直接归集的成本　对于各核算科室的直接成本，因有价格和数量信息，能直接计量确认的成本支出，按照当期实际发生额全额直接计入（图 10-6）。

可直接归集的成本包括：

（1）人员经费。

（2）耗用的药品及卫生材料费。

（3）固定资产折旧费用、无形资产摊销：这里主要指科室自用的房屋、设备折旧以及医院无形资产的摊销，但是医院的无形资产摊销不能直接计入责任科室的（如医院的 HIS 系统等），应纳入管理费用核算。

（4）医疗风险基金和能够直接计入的其他费用：科室计提的医疗风险基金和其所支出的能够直接计入科室的其他公用经费等。

2. 计算计入成本　对于各核算科室消耗但又不能直接计入的成本费用，可

笔记

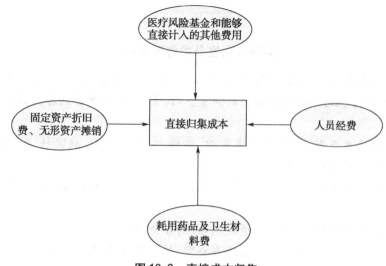

图 10-6 直接成本归集

以先按一定成本费用项目,在某一特定核算科室归集。然后选择合理的成本费用分配系数,采用一定的方法进行计算计入(图 10-7)。

成本分配原则:①因果原则,即使用医院资源而导致成本费用发生,以使用医院资源的数量作为分配基础进行成本费用的分摊;②受益原则,即"谁受益,谁承担",按受益的比例承担相应的成本费用;③公平原则,即成本费用的分配要公平对待所涉及的各核算科室。

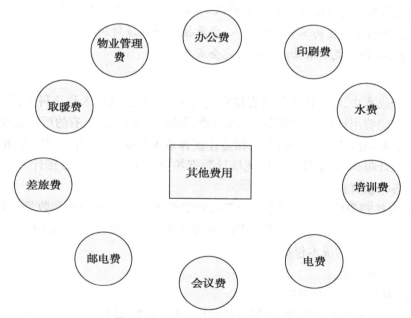

图 10-7 需要计算计入的其他费用

目前,根据 2010 版《医院财务制度》医院需要进行分配的项目主要为其他费用,其所包括的项目主要为:办公费、印刷费、水费、电费、邮电费、取暖费、物业管理费、差旅费、会议费、培训费等。其他费用中差旅费、会议费和培训费一般都能直接归集到科室,而其余不能直接归集的费用可以根据其性质不同采取不同的分配方法,常用的分配方法为按人员系数分配、按服务量分配和按面积分配(图10-8)。

$$\boxed{\text{计算计入科室的成本}} = \boxed{\text{分配标准值(成本值)}} \times \boxed{\text{分配系数}}$$

图 10-8 计算计入科室成本

分配系数示例如下:

(1)按人员系数分配:按照人员系数进行分配的其他费用有办公费、邮电费、未单独安装水表的科室水费等。

【例1】 某医院普外科门诊8人,全院职工670人,医院其他费用——办公费4200元,则普外科门诊分配的办公费为:

$$普外科门诊办公费 = \frac{8}{670} \times 4200 = 50.15(元)$$

(2)按服务量分配:按照服务量进行分配的其他费用为交通费等。

【例2】 某医院普外科门诊使用车辆的公里数为36km,全院使用车辆的公里数为1500km,医院全院交通费1200元,则普外科门诊分配的使用车辆的成本为:

$$普外科门诊交通费 = \frac{36}{1500} \times 1200 = 28.80(元)$$

(3)按面积分配:按照面积进行分配的费用为未单独安装电表的科室电费、取暖费、物业管理费、固定资产折旧费、无形资产摊销等。

【例3】 某医院普外科门诊面积1000m²,全院面积总计45 000 m²,医院其他费用——取暖费900 000元,则普外科门诊分配的取暖费成本为:

$$普外科门诊取暖费 = \frac{1000}{45\,000} \times 900\,000 = 20\,000(元)$$

3. **科室直接成本** 分配后的各科室成本与直接计入科室的成本合计即构成科室直接成本。

$$科室直接成本 = 科室直接计入成本 + 科室计算计入成本 \quad 公式 10-5$$

(三)科室成本分摊

> **知识拓展**
>
> 2010版《医院财务制度》第三十条规定:各类科室成本应本着相关性、成本效益关系及重要性等原则,按照分项逐级分步结转的方法(即阶梯分摊法)进行分摊,最终将所有成本转移到临床服务类科室。
>
> 先将行政后勤类科室的管理费用向临床服务类、医疗技术类和医疗辅助类科室分摊,分摊参数可采用人员比例、内部服务量、工作量等。
>
> 再将医疗辅助类科室成本向临床服务类和医疗技术类科室分摊,分摊参数可采用人员比例、内部服务量、工作量等。
>
> 最后将医疗技术类科室成本向临床服务类科室分摊,分摊参数可采用工作量、业务收入、收入、占用资产、面积等,分摊后形成门诊、住院临床服务类科室的全成本。

1. **三级分摊流程** 科室成本的分摊通常按照受益原则进行,即"同级科室不相互分摊、不逆向分摊,谁受益、谁分摊"。分摊流程可以用图10-9来表示。

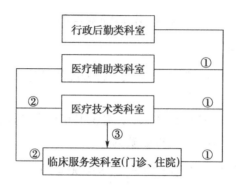

图10-9 科室成本分摊流程

如图所示,我们称"三级分摊"流程:

(1)表示第一级分摊:分摊行政后勤类科室成本,形成"一级成本";

一级成本 = 科室直接成本 + 行政后勤类科室分摊成本 　公式10-6

(2)表示第二级分摊:分摊医疗辅助类科室成本,形成"二级成本";

二级成本 = 科室一级成本 + 医疗辅助类科室分摊成本 　公式10-7

(3)表示第三级分摊:分摊医疗技术类科室成本,形成"三级成本";

三级成本 = 科室二级成本 + 医疗技术类科室分摊成本 　公式10-8

2. **三级分摊具体流程**

(1)第一级分摊:分摊行政后勤类科室成本。

1)描述:将全院行政后勤类科室直接成本向医疗辅助类科室、医疗技术类科室、临床服务类科室进行分摊。

2)分摊系数:按人员比例、内部服务量、工作量分摊。

3)计算公式:

$$各科室分摊相关明细成本 = 全院行政后勤类科室相关明细成本 \times$$

$$\frac{该科室的人员数}{各科室人员数之和(不含行政后勤类科室)} \quad 公式10-9$$

科室分摊成本 = ∑科室分摊各行政后勤类科室明细成本 公式10-10

【例4】 某医院普外门诊科室8人,全院职工670人,其中院办职工6人,院办职工的基本工资总额为120 000元,普外门诊科室应分摊的院办基本工资为:

$$普外门诊科室分摊基本工资 = 120\,000 \times \frac{8}{670-6} = 1445.78(元)$$

按照此方法对每项明细成本逐一进行分摊,再将所有明细成本分摊值合计即可得出普外门诊科室应分摊的院办成本合计。

各科室的一级成本 = 该科室直接成本 + ∑所有行政后勤类科室分摊至该科室成本

公式10-11

（2）第二级分摊：分摊医疗辅助类科室成本。

1）描述：将此类科室一级成本（包括医疗辅助类科室直接成本＋行政后勤类科室分摊成本）向医疗技术类科室、临床服务类科室进行分摊。

2）分摊原则：谁受益谁承担。

3）分摊系数：按人员比例、内部服务量、工作量分摊。

4）计算公式：

A. 有服务量的医疗辅助类科室的成本分摊：分摊公式（A科室代表任何一个有服务量的医疗辅助类科室）

$$各接受成本分摊科室的每项明细成本 =$$
$$A 科室每项明细成本 \times \frac{接受成本分摊科室提供的服务量}{接受成本分摊科室提供服务量之和}$$

公式 10-12

【例5】　某医院消毒室为普外门诊科室提供的服务量为 2135 次，消毒室为临床服务类科室提供的所有服务量为 59 876 次，消毒室一级成本中基本工资总额为 103 654.82 元，普外门诊科室应分摊消毒室一级成本中的基本工资情况：

$$普外门诊科室分摊基本工资 = 103\ 654.82 \times \frac{2\ 135}{59\ 876} = 3\ 696.02（元）$$

按照此方法对每项明细成本逐一进行分摊，再将所有明细成本分摊值合计即可得出普外门诊科室应分摊的消毒室成本合计。

B. 无服务量的医疗辅助科室的成本分摊：分摊公式（A科室代表任何一个无服务量的医疗辅助类科室）

$$各接受成本分摊科室的每项明细成本 =$$
$$A 科室的每项明细成本 \times \frac{接受成本分摊科室的人员数}{各接受成本分摊科室人员数之和}$$

公式 10-13

【例6】　某医院普外门诊科室8人，临床服务类科室和医疗技术类科室人员合计685人，信息中心一级成本中基本工资为 56 412.56 元，则普外科门诊科室应分摊的信息中心基本工资情况：

$$普外门诊科室分摊基本工资 = 56\ 412.56 \times \frac{8}{685} = 658.83（元）$$

按照此方法对每项明细成本逐一进行分摊，再将所有明细成本分摊值合计即可得出普外门诊科室应分摊的信息中心成本合计。

C. 门诊医辅成本分摊：接受分摊科室—直接医疗科室中的门诊科室，分摊公式（A科室代表任何一个门诊医辅类科室）

$$各接受成本分摊科室的每项明细成本 =$$
$$A 科室的每项明细成本 \times \frac{接受成本分摊门诊科室的门急诊人次数}{各接受成本分摊门诊科室的门急诊人次数之和}$$

公式 10-14

【例7】　某医院普外门诊科室门急诊人次 12 000 人次，医院所有门急诊人

次为 240 000 人次,挂号处一级成本中的基本工资为 40 000 元,则普外科门诊分摊成本情况:

$$普外门诊科室分摊基本工资 = 40\ 000 \times \frac{12\ 000}{240\ 000} = 2000(元)$$

按照此方法对每项明细成本逐一进行分摊,再将所有明细成本分摊值合计即可得出普外门诊科室应分摊的挂号处成本合计。

D. 住院医辅成本分摊:接受分摊科室—直接医疗科室中的住院科室,分摊公式(A 科室代表任何一个住院医辅科室)

各接受成本分摊科室的每项明细成本 =

$$A\ 科室的每项明细成本 \times \frac{接受成本分摊住院科室的住院人次数}{各接受成本分摊住院科室的住院人次数之和}$$

公式 10-15

【例 8】 某医院普外科病房住院 1000 人次,病房所有住院人次为 10 000 人次,接诊室一级成本中基本工资为 20 000 元,则普外科病房分摊成本情况:

$$普外科病房分摊基本工资 = 20\ 000 \times \frac{1000}{10\ 000} = 2000(元)$$

按照此方法对每项明细成本逐一进行分摊,再将所有明细成本分摊值合计即可得出外科住院病房应分摊的接诊室成本合计。

各科室的二级成本 = 该科室一级成本 + ∑所有医疗辅助类科室分摊至该科室成本
公式 10-16

(3)第三级分摊:分摊医疗技术类科室成本

1)描述:将医疗技术类科室二级成本(包括医疗技术类科室直接成本 + 行政后勤类科室分摊成本 + 医疗辅助类科室分摊成本)向临床服务类科室进行分摊。

2)分摊系数:工作量、业务收入等。

3)收入的计入方法有多种,主要方法有完全收入计入法、比例分摊法、内部转移价格法。

A. 完全收入计入法:完全收入计入法就是将医技类科室作为检查检验类收入的直接执行者,忽略临床开单科室在此类收入中的作用,将这笔收入完全计入各医技科室进行成本核算。此方法需要医院 HIS 系统的支持,即在检查检验收费项目中设定执行科室,将执行科室作为收入统计依据。

优点:较易实现,有计算机支持可直接导出收入数据。

缺点:收入完全计入医技类科室,否定了临床科室对此项收入的贡献;若某一项目存在多个执行科室,就需手动选取,对收费人员工作要求增高。

B. 比例分摊法:比例分摊法就是在完全收入计入法基础上将检查检验类收入按照一定的比例分别计入临床与医技科室进行成本核算,比例确定的因素可以是项目操作难易程度、操作时间、项目成本高低等。此方法需要医院 HIS 系统每月产生检查检验类项目明细表,在此基础上产生核算表,将各项目按一定比例划分收入。

优点:收入划分较为合理,较为公平地反映了临床医技科室对此项收入的贡献。

笔记

缺点:划分比例较难确定,需要根据各类因素对不同性质的检查检验项目设定不同的分摊系数,需要耗费一定的人力物力。

C. 内部转移价格法:内部转移价格法就是对各检查检验项目进行成本测算,选用合适的定价方法制定合理内部价格,将此内部价格作为医技科室的直接收入进行成本核算,同时将项目收费价减去内部转移价格后的差额收入计入临床类科室。此方法需要医院 HIS 系统每月产生各检查检验类项目明细数量表,从而产生核算表。

优点:收入计算较为精确,收支配比性较高;为医院内部定价模式的研究提供支持。

缺点:工作量大,难以在短时间内完成,对实施人员专业素质要求较高。

在实际工作中,医院要根据各自的实际情况选择不同的收入计入方法,应便于收集数据并且相对固定,以使各核算期间的数据具有可比性。

计算公式:

A. 有收入的医疗技术科室成本分摊:分摊公式(A 科室代表任何一个有执行收入的医疗技术类科室)

各接受成本分摊临床服务类科室的每项明细成本 =

$$A 科室的每项明细成本 \times \frac{接受成本分摊科室向 A 科室开单收入}{各接受成本分摊科室向 A 科室开单收入之和}$$

公式 10-17

【例 9】 某医院普外门诊科室开单的化验收入 20 000 元,所有临床服务类科室开单的化验收入 100 000 元,检验科二级成本中基本工资为 200 000 元,则:

$$普外门诊科室分摊基本工资 = 200\,000 \times \frac{20\,000}{100\,000} = 40\,000(元)$$

按照此方法对每项明细成本逐一进行分摊,再将所有明细成本分摊值合计即可得出普外门诊科室应分摊的检验科成本合计。

B. 无收入的医疗技术科室成本分摊:分摊公式(A 科室代表任何一个无收入的医疗技术类科室)

各接受成本分摊临床服务类科室的每项明细成本

$$= A 科室的每项明细成本 \times$$

$$\frac{接受成本分摊科室的工作量(门急诊人次或住院床日数 \times 参数)}{各接受成本分摊科室的工作量之和(门急诊人次或住院床日数 \times 参数)}$$

公式 10-18

通常,采用 1 住院床日 = 3 门诊人次进行换算。

【例 10】 某医院门诊注射室为普外门诊科室提供的服务量为 60 人次,为全院提供的服务量 1200 人次,门诊注射室二级成本中基本工资为 10 000 元,则:

$$普外门诊科室分摊基本工资 = 10\,000 \times \frac{60}{1200} = 500(元)$$

按照此方法对每项明细成本逐一进行分摊,再将所有明细成本分摊值合计即可得出普外门诊科室应分摊的门诊注射室成本合计。

C. 药库:药库作为特殊的药品服务部门,由于没有直接为临床服务类科室服务,但可以通过药房为临床服务类科室服务,因此处理药库成本时需要用科室的药品收入作为参数分摊其成本。

分摊公式:

各接受药库分摊的临床服务类科室的每项明细成本 =

$$药库的每项明细成本 \times \frac{该科室药品收入}{临床服务类科室药品收入之和} \qquad 公式 10\text{-}19$$

【例11】 A 医院普外门诊科室药品收入 587 612.34 元,医院总药品收入 198 642 340.72 元,药库二级成本中基本工资为 312 657.08 元,则:

普外门诊科室分摊药库成本 - 基本工资 =

$$312\ 657.08 \times \frac{587\ 612.34}{198\ 642\ 340.72} = 924.88(元)$$

各科室的三级成本 = 该科室二级成本 + $\sum$ 所有医疗技术类科室分摊至该科室成本

公式 10-20

3. 诊次和床日成本 诊次和床日成本核算是以诊次、床日为核算对象,将科室成本进一步分摊到门急诊人次、住院床日中,计算出诊次成本、床日成本。

> **知识拓展**
>
> 2010 版《医院财务制度》第三十三条:诊次和床日成本核算是以诊次、床日为核算对象,将科室成本进一步分摊到门急诊人次、住院床日中,计算出诊次成本、床日成本。

(1)诊次成本

$$某门诊科室诊次成本 = \frac{某门诊科室成本总额}{该科室门急诊人次} \qquad 公式 10\text{-}21$$

$$院级诊次成本 = \frac{\sum 门诊科室成本总额}{\sum 科室门急诊人次} \qquad 公式 10\text{-}22$$

(2)床日成本

$$某住院科室床日成本 = \frac{某住院科室成本总额}{该科室住院床日} \qquad 公式 10\text{-}23$$

$$院级床日成本 = \frac{\sum 住院科室成本总额}{\sum 科室住院床日} \qquad 公式 10\text{-}24$$

医院成本报表示例见表 10-1 到表 10-6。

笔记

表10-1 医院各科室直接成本表1

单位:元

成本项目科室名称	人员经费 (1)	卫生材料费 (2)	药品费 (3)	固定资产折旧 (4)	无形资产摊销 (5)	提取医疗风险基金 (6)	其他费用 (7)	合计 (8) = (1) + (2) + (3) + (4) + (5) + (6) + (7)
临床服务类科室								
五官科门诊	36 948	67 774	100 316	16 061	–	794	353	222 246
外科门诊	21 116	38 733	57 332	9 179	–	454	752	127 566
内科门诊	7 864	14 425	21 351	3 418	–	169	269	47 496
…	…	…	…	…	…	…	…	…
小计	416 076	763 219	1 129 687	180 866	–	8 986	11 851	2 510 685
医疗技术类科室								
医学影像中心	54 363	108 302	34 783	33 912	400	–	872	232 632
临检中心	42 007	83 688	26 878	26 205	190	–	2 154	181 122
手术室	46 950	93 534	30 040	29 288	100	–	1 381	201 293
…	…	…	…	…	…	…	…	…
小计	273 137	496 097	158 107	170 085	690	–	8 208	1 106 324
医疗辅助类科室								
病案科	20 083	–	–	2 296	200	–	1 019	23 598
医学工程处	24 546	97	–	5 028	–	–	8 125	37 796
信息中心	20 827	–	–	52 864	800	–	1 482	75 973
…	…	…	…	…	…	…	…	…

笔记

311

续表

单位:元

成本项目科室名称	人员经费 (1)	卫生材料费 (2)	药品费 (3)	固定资产折旧(4)	无形资产摊销(5)	提取医疗风险基金(6)	其他费用 (7)	合计(8) =(1)+(2)+(3)+(4)+(5)+(6)+(7)
小计	122 730	7 986	–	75 141	1 000	–	14 597	221 454
医疗业务成本合计	811 943	1 267 302	1 287 794	426 092	1 690	8 986	34 656	3 838 463
管理费用								
医疗质量控制部	12 944	–	–	2 278	100	–	31 560	46 882
财务处	20 909	–	–	3 680	190	–	49 788	74 567
护理部	21 905	–	–	3 856	–	–	52 354	78 115
...	...	...	...	...	...	...	...	...
小计	199 134	–	–	35 052	382	–	449 726	684 294
本月总计	1 011 077	1 267 302	1 287 794	461 144	2 072	8 986	484 382	4 522 757

表 10-2 医院各科室直接成本表 1-01

单位:元

成本项目科室名称	科室直接成本(一)(8)	财政补助固定资产折旧(9)	财政补助无形资产摊销(10)	科室直接成本(含财政)(11)=(8)+(9)+(10)	科教项目固定资产折旧(12)	科教项目无形资产摊销(13)	科室直接成本(三)(含财政和科教)(11)=(8)+(9)+(10)
临床服务类科室							
五官科门诊	222 245	–	–	222 245	–	–	222 245
外科门诊	127 566	–	–	127 566	–	–	127 566

续表

成本项目科室名称	科室直接成本（一）(8)	财政补助固定资产折旧(9)	财政补助无形资产摊销(10)	科室直接成本（二）（含财政）[(11)=(8)+(9)+(10)]	科教项目固定资产折旧(12)	科教项目无形资产摊销(13)	科室直接成本（三）（含财政和科教）(11)=(8)+(9)+(10)
内科门诊	47 496	-	-	47 496	-	-	47 496
…	…	…	…	…	…	…	…
小计	2 510 686	-	-	2 510 686	3 618	37	2 514 341
医疗技术类科室							
医学影像中心	232 632	12 054	-	244 686	-	-	244 686
临检中心	181 123	-	-	181 123	126	-	181 249
…	…	…	…	…	…	…	…
小计	1 106 323	17 950	-	1 124 273	126	-	1 124 399
医疗辅助类科室							
病案科	23 598	-	-	23 598	-	-	23 598
医学工程处	37 796	-	-	37 796	-	-	37 796
信息中心	75 973	-	36	76 009	-	-	76 009
…	…	…	…	…	…	…	…
小计	221 454	-	36	221 490	-	-	221 490
医疗业务成本合计	3 838 463	17 950	36	3 856 449	3 744	37	3 860 230
管理费用	684 294	-	-	684 294	-	-	684 294
本月总计	4 522 757	17 950	36	4 540 743	3 744	37	4 544 524

笔记

表 10-3 医院临床服务类科室全成本表 2

单位:元

成本项目	人员经费(1)			卫生材料费(2)			药品费(3)			固定资产折旧(4)		
科室名称	直接成本	间接成本	全成本	直接成本	间接成本	全成本	直接成本	间接成本	全成本	直接成本	间接成本	全成本
五官科门诊	36 948	92 179	129 126	67 774	93 387	161 161	100 316	29 296	129 612	16 061	46 467	62 528
外科门诊	21 116	21 604	42 720	38 733	14 746	53 480	57 332	4 557	61 888	9 179	9 774	18 953
内科门诊	7 864	11 720	19 584	14 425	8 437	22 862	21 351	2 621	23 972	3 418	5 168	8 586
…	…	…	…	…	…	…	…	…	…	…	…	…
科室全成本合计	416 076	595 001	1 011 077	763 219	504 083	1 267 302	1 129 687	158 107	1 287 794	180 866	280 278	461 144

表 10-3 医院临床服务类科室全成本表 2(续)

单位:元

成本项目	无形资产摊销(5)			提取医疗风险基金(6)			其他费用(7)			合计(8) =(1)+(2)+(3)+ (4)+(5)+(6)+(7)		
科室名称	直接成本	间接成本	全成本	直接成本	间接成本	全成本	直接成本	间接成本	全成本	直接成本	间接成本	全成本
五官科门诊	–	355	355	794	–	794	353	59 017	59 370	222 246	320 701	542 946
外科门诊	–	96	96	454	–	454	752	20 061	20 814	127 566	70 838	198 405
内科门诊	–	48	48	169	–	169	269	9 522	9 791	47 496	37 516	85 012
…	…	…	…	…	…	…	…	…	…	…	…	…
科室全成本合计	–	2 072	2 072	8 986	–	8 986	11 851	472 531	484 382	2 510 685	2 012 072	4 522 757

笔记

314

单位:元

表 10-4 医院临床服务类科室全成本表 2-02

成本项目	医疗成本合计(8)			财政补助固定资产折旧(9)			财政补助无形资产摊销(10)			医疗全成本合计(11)=(8)+(9)+(10)		
科室名称	直接成本	间接成本	合计	直接成本	间接成本	小计	直接成本	间接成本	小计	直接成本	间接成本	合计
五官科门诊	222 245	320 702	542 946	-	614	614	-	1	1	222 245	321 317	543 562
外科门诊	127 566	70 839	198 404	-	888	888	-	2	2	127 566	71 728	199 294
内科门诊	47 496	37 515	85 011	-	894	894	-	2	2	47 496	38 411	85 907
...	...	...	...	...	...	...	...	...	...	...	...	...
科室全成本合计	2 510 686	2 012 071	4 522 757	-	17 950	17 950	-	36	36	2 510 686	2 030 057	4 540 743

单位:元

表 10-4 医院临床服务类科室全成本表 2-02（续）

成本项目	科教项目固定资产折旧(12)			科教项目无形资产摊销(13)			医院全成本合计(14)=(11)+(12)+(13)		
科室名称	直接成本	间接成本	小计	直接成本	间接成本	小计	直接成本	间接成本	合计
五官科门诊	-	4	4	-	-	-	222 245	321 322	543 566
外科门诊	-	6	6	-	-	-	127 566	71 735	199 300
内科门诊	-	6	6	-	-	-	47 496	38 417	85 913
...	...	...	...	...	...	...	...	...	...
科室全成本合计	3 618	126	3 744	37	-	37	2 514 340	2 030 183	4 544 523

笔记

表 10-5　医院临床服务类科室全成本构成分析表 3

单位:元

科室名称	五官科科门诊		外科门诊		内科门诊		…		各临床服务类科室合计	
成本项目	金额	%	金额	%	金额	%	…	…	金额	%
人员经费	129 126	23.78	42 720	21.53	19 584	23.04	…	…	1 011 077	22.36
卫生材料费	161 161	29.68	53 480	26.95	22 862	26.89	…	…	1 267 302	28.02
药品费	129 612	23.87	61 888	31.19	23 972	28.2	…	…	1 287 794	28.47
固定资产折旧	62 528	11.52	18 953	9.55	8 586	10.1	…	…	461 144	10.2
无形资产摊销	355	0.07	96	0.05	48	0.06	…	…	2 072	0.05
提取医疗风险基金	794	0.15	454	0.23	169	0.2	…	…	8 986	0.2
其他费用	59 370	10.93	20 814	10.49	9 791	11.52	…	…	484 382	10.71
科室全成本合计	542 946	100	198 404	100	85 011	100	…	…	4 522 757	100
科室收入	591 553	–	192 456	–	85 756	–	…	…	4 468 247	–
收入-成本	48 607	–	−5 948	–	745	–	…	…	−54 510	–
床日成本	–	–	–	–	–	–	…	…	3 567	–
诊次成本	580	–	140	–	80	–	…	…	465	–

单位:元

表10-6 医院临床服务类科室全成本构成分析表 3-03

科室名称	五官科门诊		外科门诊		内科门诊		...	各临床服务类科室合计	
成本项目	金额	%	金额	%	金额	%	...	金额	%
人员经费	129 126	23.78	42 720	21.53	19 584	23.04	...	1 011 077	22.36
卫生材料费	161 161	29.68	53 480	26.95	22 862	26.89	...	1 267 302	28.02
药品费	129 612	23.87	61 888	31.19	23 972	28.2	...	1 287 794	28.47
固定资产折旧	62 528	11.52	18 953	9.55	8 586	10.1	...	461 144	10.2
无形资产摊销	355	0.07	96	0.05	48	0.06	...	2 072	0.05
提取医疗风险基金	794	0.15	454	0.23	169	0.2	...	8 986	0.2
其他费用	59 370	10.93	20 814	10.49	9 791	11.52	...	484 382	10.71
科室全成本合计	542 946	100	198 404	100	85 011	100	...	4 522 757	100
财政补助固定资产折旧	614	–	888	–	894	–	...	17 950	–
财政补助无形资产摊销	1	–	2	–	2	–	...	36	–
科室医疗全成本合计	543 562	–	199 294	–	85 907	–	...	4 540 743	–
科室收入	591 553	–	192 456	–	85 756	–	...	4 468 247	–
收入－成本	47 991	–	–6 838	–	–150	–	...	–72 496	–
床日成本	–	–	–	–	–	–	...	36	–

317

续表

科室名称 成本项目	五官科门诊 金额	%	外科门诊 金额	%	内科门诊 金额	%	…	…	各临床服务类科室合计 金额	%
诊次成本	6	—	1	—	1	—	…	…	5	—
科教项目固定资产折旧	4	—	6	—	6	—	…	…	3 744	—
科教项目无形资产摊销	—	—	—	—	—	—	…	…	37	—
科室医院全成本合计	543 566	—	199 300	—	85 913	—	…	…	4 544 523	—
科室收入	591 553	—	192 456	—	85 756	—	…	…	4 468 247	—
收入-成本	47 987	—	-6 844	—	-157	—	…	…	-76 277	—
床日成本	—	—	—	—	—	—	…	…	3 584	—
诊次成本	581	—	141	—	81	—	…	…	467	—

二、项目成本核算

知识拓展

　　2010 版《医院财务制度》第三十一条规定：医疗服务项目成本核算是以各科室开展的医疗服务项目为对象，归集和分配各项支出，计算出各项目单位成本的过程。核算办法是将临床服务类、医疗技术类和医疗辅助类科室的医疗成本向其提供的医疗服务项目进行归集和分摊，分摊参数可采用各项目收入比、工作量等。

　　目前，医疗项目成本核算主要包括成本当量法、成本比例系数法和作业成本法三种方法。

（一）成本当量法

　　成本当量法是指首先核算代表项目成本，用代表项目成本和其他项目成本的相对值，即服务当量来推测未核算项目成本，从而进行成本核算的一种方法。

　　根据医疗服务项目成本测算的需要，将医院医疗部门分为直接成本科室和间接成本科室，并把间接成本科室的成本按照一定的分摊系数分摊到直接成本科室中去。直接成本科室为医疗技术和临床科室，间接成本科室为医疗辅助科室（图 10-10）。

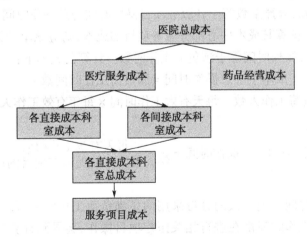

图 10-10　医院项目成本核算的流程

　　该项目成本核算方法是在涵盖医疗服务项目的直接成本科室总成本的基础上，扣除另收材料成本后，采用成本当量（点数）法将科室成本分摊到医疗服务项目上。直接成本科室医疗服务项目成本当量指各服务项目的成本点数，即同科室各医疗服务项目之间的比价关系。该点数通过"成本测算项目调查表"，由专家根据项目技术难易及物资消耗等情况进行判断获得。通过计算某服务项目点数占该科室所有服务项目点数合计的比值，将直接成本科室总成本分摊到该服务项目上。计算公式如下：

笔记

某服务项目单位成本 =

$$该项目所在科室成本 \times \frac{某服务项目成本当量(点数)}{\sum(该科室各服务项目成本当量(点数) \times 服务例数)}$$

公式 10-25

总之,成本当量法简单易行,可以一次性核算出科室所有项目的成本,既可满足医疗服务项目价格制定和调整的需要,又避免了对全部项目进行实际成本核算的繁琐。但是项目成本当量(系数)确定主观性很强,有可能造成个别项目计算结果不够准确,有偏低和偏高现象。

(二)成本比例系数法

成本比例系数法的核算步骤:先将各种成本归集到各成本中心,然后将间接成本中心的成本分摊到直接成本中心,最后将直接成本中心的成本分摊到各服务项目。

直接成本中心的成本分摊到各服务项目包括两种情况:一是可以直接计入各医疗项目的成本。二是不能直接计入到各医疗项目的成本,此时需要一定的成本分摊系数来进行分摊。一般来说,成本分摊系数包括操作时间分配系数、工作量分配系数和收入分配系数。

1. **操作时间分配系数** 操作时间分配系数是指某项目的操作时间占该项目所在成本中心总操作时间的百分比。操作时间分配系数的计算又可分为两种情况:

(1)如果同时核算某成本中心所有服务项目的成本,总操作时间等于所有项目操作时间之和,分摊系数等于各服务项目操作时间与总操作时间之比。

(2)如果只核算某成本中心部分服务项目的成本,则应该单独计算每一项目的操作时间。总操作时间等于满负荷工作时数。计算公式如下:

成本中心总操作时间 = 满负荷工作时间数 =

满负荷工作人数 × 每天有效工作时间 × 每年有效工作天数

公式 10-26

$$某项目平均一次操作时间 = \frac{每天有效工作时间}{每天最大可能提供该项目的例数}$$

公式 10-27

但是操作时间分配系数的分母采用的是满负荷工作时间,即假设科室所有医务人员所有工作时间都在进行相关医疗项目操作,会导致计算出的结果存在一定的偏差。

2. **工作量分配系数** 工作量分配系数是指某服务项目工作量占该项目所在成本中心总工作量的百分比。可直接询问对该成本中心所有服务项目情况较了解的工作人员,就一年的工作量来说,某服务项目工作量占成本中心提供所有项目的总工作量的百分比,以此作为分摊直接成本中心成本的依据。核算某成本中心的所有服务项目或部分服务项目均可使用这种方法。虽然从表面来看这种方法并不精确,但被询问人员回答这一问题时,需要综合考虑各种服务项目的操作时间、人员数量、难易程度等多种因素,也许它更符合实际情况,较操作时间分配系数更适用于非全部项目核算中成本的分摊。

笔记

3. 收入分配系数 收入分配系数指项目收入占科室收入的比例,以此作为分摊科室成本到医疗服务项目的分摊系数。采用这一分摊方法的主要假设是收入与资源消耗存在正向比例关系。

总之,成本比例系数法可以单独计算出某个项目的单位成本,而不需要涉及科室其他项目,计算较为简单、方便。该方法适用于提供服务项目多,但只需要对少数几个项目进行核算的科室。

(三)作业成本法

作业成本法兼有责任成本核算和产品成本核算的双重功能,是一种以作业为中间媒介进行产品成本计算的成本核算方法。

主要步骤是:用某一时期的数据,以作业法为模型计算每一医疗项目的单位成本,以单位成本为基础得出"分摊系数",进而核算出项目当月的实际成本。作业成本法的主要原则是作业消耗资源,产品消耗作业。因此,此方法采用作业动因和资源动因来分摊间接成本,将医疗项目分解为各个作业流程,建立标准作业库,根据确立的作业成本库、成本动因和所得到的作业量,计算出应分配到各项作业的医疗服务成本。

采取项目作业法模型计算单位成本,能清楚地知道某医疗项目是由哪些作业流程构成的,便于看出项目成本的构成情况。因为每个月的项目实际单位成本都是变化的,项目作业法可以及时反映项目单位成本的变化,便于及时调整。但是该项目分摊系数的获取需要计算本科室所有项目的单位成本,对提供服务项目较多的科室存在工作量大、计算繁琐且容易不准确的问题。这种方法适用于所提供服务项目少、需要对所有项目都进行成本核算的科室以及单位成本或者服务量变化大的项目的计算。

三、病种成本核算

知识拓展

2010 版《医院财务制度》第三十二条规定:病种成本核算是以病种为核算对象,按一定流程和方法归集相关费用计算病种成本的过程。核算办法是将为治疗某一病种所耗费的医疗项目成本、药品成本及单独收费材料成本进行叠加。

核算方法

病种成本是以病种作为成本核算对象,核算病种在治疗过程中的全成本。病种成本核算的方法较多,主要有回顾性调查研究方法、临床路径核算、基于临床路径与事例推理(cased-based reasoning,CBR)的单病种成本预测、医疗项目叠加法、病种成本相对值法等,目前运用较多的是医疗项目叠加法(图 10-11)。

项目成本 ——①——▶ 病人治疗成本 ——②——▶ 病种成本

图 10-11 医疗项目成本叠加法

笔记

医疗项目叠加法是在医院项目成本核算的基础上开展的,通过将病种成本分解为不同的收费项目,将项目叠加后得出病种成本。医疗项目成本到病种成本的路径。

病种成本核算主要是指对出院病人在院期间为治疗某单病种所耗费的医疗项目成本、药品成本及单收费材料成本进行叠加,进而形成的单病种成本(图10-12)。

单病种成本 = ∑ 医疗项目成本 + ∑ 单收费材料成本 + ∑ 药品成本

公式10-28

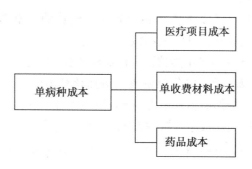

图 10-12　病种成本包含项目构成图

第三节　成 本 管 理

一、成本分析

知识拓展

《医院财务制度》第三十五条规定:医院应根据成本核算结果,对照目标成本或标准成本,采取趋势分析、结构分析、量本利分析等方法及时分析实际成本变动情况及原因,把握成本变动规律,提高成本效率。

(一) 概述

医院成本分析是以微观经济学原理为理论基础,根据医院内外部经济信息,运用经济分析方法,对医院的成本及效益情况进行深入剖析,达到节约医院成本提高医院收益的目的。医院通过成本分析,可以了解各项财务计划的成本情况,评价财务状况,研究和掌握财务活动规律,发现深层次管理问题,纠正错误,挖掘医院营运潜力,改进财务预测、决策、预算和控制,提高医院管理水平和经济效益。

成本分析的目的是为卫生主管部门和医院管理者了解成本状况,作出相关决策,提高医院管理水平服务的。成本分析的意义是通过分析成本揭示成本消耗现状,认识成本变动规律,寻求成本控制的途径,努力降低医疗服务成本,提高医院的社会效益和经济效益,促使医院走优质、高效、低耗的可持续发展之路。

笔记

（二）成本分析方法

1. 医院成本分析资料来源

（1）医院成本报表：医院成本报表是医院进行成本分析的主要资料来源，《医院会计制度》规定报送的报表分为三类，这些报表不仅涵盖了医院总体的成本信息，而且还包含了各科室的信息，以及按照不同分类方法划分的成本信息情况。

（2）医院会计报表：医院会计报表作为医院财务信息的主要载体，反映医院一定时期经营成果和财务状况的变动情况，为领导提供各种重要的财务信息，作为决策的依据，是医院进行成本分析的主要数据来源之一，一套完整的会计报表至少应当包括"四表一注"，即资产负债表、收入费用总表、现金流量表、财政补助收支情况表以及附注。

（3）医院其他相关资料：医院物资材料领用资料单和统计报表，人员工资情况等资料，医院成本分析不仅要对医院的总体状况分析，而且要对各临床科室的收入成本情况进行分析，同时，还要进行专题分析。因此，进行成本分析时需要将科室工作量与相应的消耗量的数据进行分析。

各医院可根据主管部门的要求和自身管理的需要选择所需的分析资料，采用相应的成本分析方法，分析成本计划完成情况，产生差异的原因，并制定降低成本的措施，编制分析报告。

2. 成本分析方法

（1）按照分析的目的和要求不同，可以分为全面分析、局部分析、专题分析、全面分析与专题分析相结合。

1）全面分析：全面分析也叫做综合分析，它是对医院总体的收入、成本及收益情况进行综合、全面、系统的分析。通过分析，借以考核成本控制管理过程中所取得的主要经验和成绩以及存在的主要问题，以利于评价工作和改进工作。全面分析一般适用于对季度、年度报表的分析（表10-7）。

【例12】

表10-7　20×2年医院收入成本收益总表　　　　单位：万元

项目	收入	比重（%）	成本	比重（%）	收益
医疗	5904.33		5865.01		39.32
内含：药品	3195.99	54.13	2553.70	43.54	642.29
其中：门诊	2246.16	38.04	2035.77	34.71	210.39
内含：药品	1290.65	57.46	1084.15	53.26	206.50
住院	3658.17	61.96	3829.24	65.29	-171.07
内含：药品	1905.34	52.08	1469.55	38.38	435.79

由上表可以看出医院的医疗收入中药品收入占54.13%，而其成本占比为43.54%，收入与成本不相配比；住院收入在医疗收入中所占比例较高，达到61.96%，其成本在医疗成本中所占比例为65.29%。说明医疗服务成本占医院总成本比重较大，却与医疗收入不配比。由此可知，要提高医院总体收益水平一

笔记

要增加医院的医疗收入,二要加强成本的管理,控制成本。

2)局部分析:即对几个主要问题或主要指标进行扼要的剖析,与往期比较,或与预算比较,借以考核管理水平的提高程度,体现近期经济管理情况或某指标发展的基本趋势,局部分析一般适用于单个科室的分析(表10-8)。

【例13】

表10-8 心脏导管室1～4月的成本数据　　　　　单位:万元

月份	金额	差额
1月	1520	
2月	620	−900
3月	1020	400
4月	890	−130

通过以上数据可以看出科室成本数据不稳定,呈现忽高忽低的情况,具体分析原因心脏导管室的主要成本为高值耗材消耗的成本,为减少浪费,节约成本,医院应实施高值医用耗材实名制管理,产品必须有详细的记录内容,具体包括:患者姓名、病历号、手术时间、产品名称、品牌、产地、产品批号、单价、数量、价格等项目,这些项目必须全部填写,并有科主任、护士长、使用者三者签字,通过此项管理,不仅可节约成本而且能做到实耗实销,避免了以领代销的情况。

3)专题分析:是对某些重大的管理措施或重大项目进行分析。它的特点是分析范围单一,研究透彻深入。

【例14】 某医院放射科室的CT机与磁共振成像仪的更新与升级就采取了不同的措施,单层螺旋CT已经使用7年,设备陈旧,故障率增加,很难满足临床工作需要,并且其维修费用较高,通过成本分析,更新设备比继续使用的现金价值低,因此应当更新设备,更新后每天病人数为160～180人次,20X2年3月的病人数为4187例,收入246万元,比去年同期病例检查数增加26.65%,收入增加29.52%。而磁共振成像仪设备特殊,速度较慢,完全更新经济压力较大,而通过升级技术,不仅可以提高仪器的性能,而且可以节约60%的成本,因此,采用了升级设备的措施。

4)全面分析与专题分析相结合:在单项指标分析的基础上,将各指标形成一套完整体系,强化对医院经济运行的整体性分析,以掌握医院整体成本状况和效益。同时要针对医院管理中存在的薄弱环节开展专题分析。如对医院绩效的分析、专项成本效益分析(包括新开展项目成本效益分析、单台大型设备成本效益分析等)、收入增长点分析、设备购置可行性分析、内控制度成本效益分析等。在分析中应注意把握点和面的关系,找出差距、揭示矛盾,避免分析的片面性。

(2)按照指标的比较方法不同,可以分为比较分析法、趋势分析法、比率分析法、因素分析法、收支平衡分析法。

1)比较分析法:将可比较的指标在时间上和空间上进行对比,以分析事物矛盾的一种最基本、最常用的分析方法。比较分析,按指标性质可分为绝对数比较

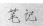
笔记

和相对数比较;按比较形式可分为与预算比较,与前期比较,与同类型科室数据比较。①比预算:是以实际指标与预算指标相比较,借以考核预算完成程度,找出差异,以便进一步研究措施,保证预算的实现。此方法在控制科室成本中有广泛的应用。②比前期:是以本期实际指标与上年同期或上期以及历史上某年同期、历史先进水平期的实际数比较,借以观察考核有关指标在不同时期的增减升降,这种比较,主要是分析其变动趋势或发展速度,以逐渐探索其发展的规律性。在实际工作中常用的是以本期与上年同期的比较,这些对比,都可以列表观察。③比同类型先进科室:是本单位与同类型的先进科室之间进行同类型指标的比较。这种分析有利于取长补短,共同提高,更好地完成各项任务。

运用比较分析法应注意两个问题:第一是对比指标的可比性,只有对比指标具有共同的基础,才能使比较结果有实际意义。第二是比较分析法所获得的结果,只能说明数量的差异,而不能说明差异的原因,为了查明差异形成的原因,还要进行深入的分析研究。

2)趋势分析法:它是通过连续若干期相同指标的对比,来揭示各期之间的增减变化,据以预测经济发展趋势的一种分析方法。该方法可以通过列表来表示,也可以作图直观展现(图10-13)。

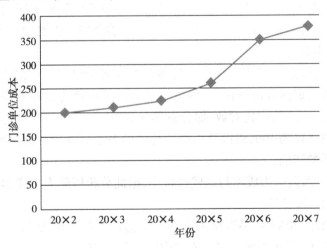

图10-13　某医院20×2—20×7年门诊单位成本趋势图

【例15】

上图中的趋势线,展示了某医院近6年门诊单位成本的增长趋势。从该趋势线上就可以直观地看出,该医院近6年门诊单位成本均比上年度有所增长,但前3年的增长速度较慢,后3年的增长速度较快。通过进一步分析,可以明确单位成本中具体是医疗服务成本还是药品成本增长速度快,也可分析成本构成中人员成本、材料成本的增长情况,从而便于采取控制费用、降低成本的措施。

3)比率分析法:它是指在同一成本报表的不同项目之间,或在不同成本报表有关项目之间进行对比,以计算出的成本分析比率,反映各个项目之间的相互关系,据此评价医院的经营状况。

A. 相关比率分析:它是以某个指标和其他指标进行对比,求出比率。通过相关比率的分析,以便更深入地了解医院的经营状况。如将医院总成本和总收入相比,反映医院收入和成本的关系,从而分析医院单位收入所要付出的成本情况。

$$成本收入率 = \frac{成本费用}{业务收入} \times 100\% \qquad 公式10-29$$

$$成本收益率 = \frac{收支结余}{成本费用} \times 100\% \qquad 公式10-30$$

【例16】

20X2年普外科与肝胆外科成本收入率和成本收益率比较分析:

普外科:

$$成本收入率 = 95.2/156.3 \times 100\% = 60.91\%$$

$$成本收益率 = 61.1/95.2 \times 100\% = 64.18\%$$

肝胆外科:

$$成本收入率 = 103.8/197.6 \times 100\% = 52.53\%$$

$$成本收益率 = 93.8/103.8 \times 100\% = 90.37\%$$

根据以上分析,普外科比肝胆外科每百元收入所消耗的成本稍高,而相同成本所产生的收益肝胆外科比普外科高,其原因一方面可能是不同业务的附加值不同,另一方面可能是肝胆外科成本控制较好。普外科可以尝试新的治疗方式,同时,加强成本的管理。

B. 构成比率分析:它是以某一个经济指标的各个组成部分在总体中所占的比重来分析其构成内容的变化,以便进一步掌握该项经济活动的特点和变化趋势。其计算公式为:结构相对数/部分总体×100%。构成分析法的特点就是把分析对象的总体作为100,借以分析构成总体的各个部分所占的比重,以认识局部与总体关系的影响。

【例17】 医院人力成本与总成本相比,据此分析医院人力成本在总成本中所占的比例(图10-14)。

如上图所示,20X3年某医院人力成本占总成本的比例为21.36%,20X2年为19.12%,20X3年人力成本在总成本中的比重较20X2年高,一方面体现了职工的劳动价值,另一方面也要分析增长的具体项目,分析其增长的合理性,最终达到激励职工的目的。

4)因素分析法:它是在多种因素共同作用于某项指标的情况下,分别确定各个因素的变动对该项指标变动的影响及其影响程度的分析方法。收入、成本增减总是多种因素综合作用的结果,各种因素的影响不同,各种因素之间又存在着某种联系。要揭示出各个因素的影响方向和程度时,就要运用因素分析法。其具体作用是:以指标体系为基础,逐次替换每个因素,当某个因素替换时,所有的其他因素不变,由此所产生的差异,就是被替换的因素影响的结果。分析的结果,可用绝对值表示,也可以用相对数表示。

【例18】

$$门诊成本(P) = 就诊人次总数(A) \times 每人次成本费用(B) \qquad 公式10-31$$

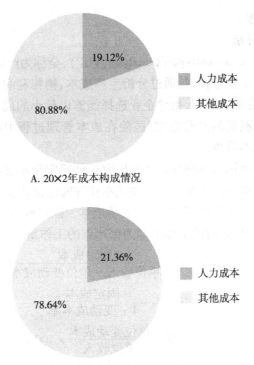

A. 20×2年成本构成情况

人力成本
其他成本

21.36%

78.64%

人力成本
其他成本

B. 20×3年成本构成情况

图 10-14 某医院人力成本比重图

门诊成本主要受 AB 两个因素的影响。

本期指标为：

$$本期门诊成本(P_1) = 本期就诊人次总数(A_1) \times 本期每人次成本费用(B_1)$$
$$= 200 \times 301 = 60200(元)$$

上期指标为：

$$上期门诊成本(P_0) = 上期就诊人次总数(A_0) \times 上期每人次成本费用(B_0)$$
$$= 180 \times 295 = 53100(元)$$

则它们各自的影响程度可分别由以下式子计算求得：由于就诊人次 A 因素变动而对门诊成本的影响：$(A_1 - A_0) \times B_1 = (200 - 180) \times 301 = 6020(元)$

由于每人次成本费用 B 因素变动而对门诊成本的影响：

$$(B_1 - B_0) \times A_0 = (301 - 295) \times 180 = 1080(元)$$

最后将以上两大因素各自的影响数相加就等于总差异。

$$(A_1 - A_0) \times B_1 + (B_1 - B_0) \times A_0 = 6020 + 1080 = 7100(元)$$

利用因素分析法，不仅可以全面分析各个因素对某一个经济指标的影响，而且可以单独寻求某一个因素对该经济指标的影响。

5）收支平衡分析法：通过分析收入与支出配比情况，找出配比不协调的项目，深入分析其中原因，寻找解决方案的一种分析方法。医院的投入与产出是否配比，可以通过收支平衡分析法解决，尤其是使用高值耗材的科室，分析收入与支出配比情况，最后要根据分析指标，发现问题，提出问题，并深入浅出地剖析问

笔记

题,提出建议和措施。

（三）量本利分析

量本利分析(volume- cost- profit analysis,VCP),全称为产量成本利润分析,也叫保本分析或盈亏平衡分析,是通过分析生产成本、销售利润和产品数量这三者的关系,掌握盈亏变化的规律,指导企业选择能够以最小的成本生产最多产品并可使企业获得最大利润的经营方案,医院在成本管理过程中可借鉴企业的量本利分析方法进行成本分析。

医院成本管理运用量本利分析主要研究如何确定保本点和有关因素变动对保本点的影响。保本点是指医院收入和成本相等的运营状态。

$$结余 = 医院收入 - 变动成本 - 固定成本 \qquad 公式10-32$$

当结余等于零时,此时的工作量即为保本点的工作量。

$$保本工作量 = \frac{固定成本}{单位收入 - 单位变动成本} \qquad 公式10-33$$

$$保本收入 = \frac{固定成本}{1 - 变动成本率} \qquad 公式10-34$$

$$变动成本率 = \frac{单位变动成本}{单位收入} \times 100\% \qquad 公式10-35$$

【例19】 某医院普外科保本工作量数据见表10-9,住院量本例分析见图10-15。

表10-9 医院普外科保本工作量数据

科室	工作量	单位收入	单位变动成本	固定成本	保本工作量	保本收入
普外门诊	25 324	87.44	88.10	1 536 714.91	不存在	不存在
普外病房	19 383	887.22	684.55	4 374 952.66	21 586.58	19 152 047.66

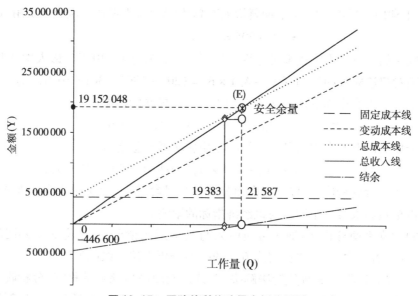

图 10-15 医院外科住院量本例分析图

由上表分析可知:普外门诊科室单位收入为87.44元,单位变动成本为88.1元,单位收入不能弥补单位变动成本,亏损严重,不存在保本门急诊人次和保本收入。此种情况下,医院该科室门诊工作量越大,亏损的数额也就越大,此时医院应该首先分析。影响单位变动成本的因素有工作量和变动成本,其中变动成本是由材料成本和其他成本组成,因此在决策时应该增大工作量和控制材料成本、其他成本来努力降低变动成本。

普外科病房的单位变动成本为684.55元,单位收入为887.22元,保本工作量为21 587床日,实际工作量为19 383床日,不能够实现扭亏为盈。要想降低保本工作量需要从两个方面考虑:一是降低固定成本;二是降低变动成本。固定成本一般不容易控制,只能够降低变动成本。

医院通过对保本点的计算,反映出工作量、成本间的互动关系,用以确定保证医院正常有序发展所达到的保本点工作量和保本收入总额,进一步确定所需要的目标工作量和目标收入总额,同时固定成本和变动成本的改变也会影响医院的运营发展。

以上通过成本报表等的相关数据列举了一些常用的成本分析方法。在实践工作中,除了这些常用的方法外,还有很多实用的方法。成本核算人员在分析过程中,可以从不同的角度,根据不同的需要,充分运用数据间的逻辑关系对指标进行组合或拆分,为决策者提供有助于决策的分析材料。

二、成本控制

新医改政策要求公立医院必须加快自身内涵发展,才能达到"为群众提供安全、有效、方便、价廉的医疗卫生服务"的改革目标,努力平衡好社会责任、医院发展与队伍稳定三者的关系。加强医院科学化、专业化、精细化管理,是医院建设发展的必由之路。成本管理是医院管理中举足轻重的部分,成本管理的核心内容则是成本控制,2010版《医院财务制度》明确要求医院在开展成本核算的基础上进行成本控制。见图10-16。

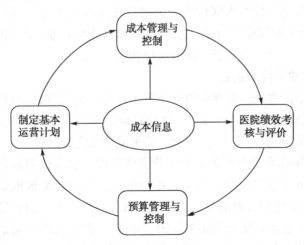

图 10-16　成本信息的运用

知识拓展

2010 版《医院财务制度》第三十六条规定：医院应在保证医疗服务质量的前提下，利用各种管理方法和措施，按照预定的成本定额、成本计划和成本费用开支标准，对成本形成过程中的耗费进行控制。

（一）医院成本控制的概念

成本控制是指以成本作为控制的手段，通过制定成本总水平指标值、可比产品成本降低率以及成本中心控制成本的责任等，达到对经济活动实施有效控制目的的系列管理活动与过程。成本控制包括三层含义：一是对目标成本本身的控制，这与成本预测、成本决策、成本计划密切相关；二是对目标成本完成的控制和过程的监控，这与成本计算、成本分析密切相关；三是在过程控制的基础上着眼于未来，为今后的成本控制指明方向。根据控制点的不同，控制可分为三种：反馈控制、过程控制和前馈控制。反馈控制作用于行动之后，只能改进下一次行动的质量。医院的日常成本控制就是一种反馈控制。它是在医院成本形成过程中，根据事先制定的目标成本，遵循一定的原则，对各科室（部门）实际发生的各项成本进行严格地计量、监督、揭示实际与预算的差异及其成因，并及时采取有效措施纠正不足，以保证原定的目标成本得以实现的活动。过程控制作用于行动之中，随时将行动中的偏差予以纠正，它是在成本发生过程中进行的一种事中控制。前馈控制作用于行动之前，在开始时就力争将问题的隐患予以排除。它是在制定目标成本之前，根据以往的实际成本，结合医院目前经济状况和未来的发展趋势，进行成本的规划、决策，选择最佳成本方案，规划未来目标成本，编制成本预算，以利于成本控制的活动。

医院成本控制就是按照既定的成本目标，对成本形成过程的一切消耗进行严格的计算、调节和监督，及时揭示偏差，并采取有效措施纠正不利差异，使成本被限制在预定的目标范围之内，以保证成本目标的实现。

卫生主管部门通过在本区域内全面推行成本控制工作，运用成本核算的手段，对本地区成本费用研究分析，进行公示，建立竞争机制，制定相关政策，以达到全面控制成本、优化资源配置、降低医疗费用的目的。

（二）医院成本控制的意义

成本控制是加强成本管理的重要手段和环节。成本管理的目的是为了规范成本行为，降低成本水平，增加结余，维持医院的生存与发展。成本控制过程就是发现薄弱环节，挖掘内部潜力，寻找一切可能降低成本途径的过程。

1. 成本控制能合理改善医院的经营管理工作 成本控制是通过制定标准，发现差异并改进未来实现的。实际工作中形成的成本要以标准成本为中心，尽量达到或低于标准成本，成本控制的直接结果是降低成本。当其他因素不变时，降低成本就意味着经营结余的相对增加。在同一领域，谁的经营成本最低，谁抵御经营风险的能力和竞争力就越强。因此，成本控制的好坏直接关系到医院的经济效益，关系到医院的生存与发展。这就促使医院各科室加强管理，厉行节约,实现医院的精细化管理,从而改善整个医院的经营管理。

2. 成本控制能有效增强医院成本信息的准确性　成本控制贯穿于成本形成的全过程,主要任务在于监督成本计划的执行情况,纠正不利差异。这些工作是以真实准确的原始资料为依据的,所以要求相应的成本数据必须符合实际,原始记录的工作制度必须健全。这样就促进了成本核算工作的及时性、完整性、合理性及科学性。

3. 成本控制是优化服务流程、改善医患关系的需要　当前,医疗费用的逐年增高是世界性难题。一方面,人均医疗费用逐年增高,另一方面,政府对医疗机构的投入不足,补偿不到位。加强医院的成本管理,控制成本费用,促使医院用较少的物资消耗和劳动消耗,取得较大的社会效益和经济效益,不断降低成本费用,为患者提供比较优质的服务,不但是提高医院管理水平、保持医院可持续发展的需要,也是构建和谐医患关系的迫切需要。

4. 健全成本控制考评制度,建立适当的激励约束机制　考评制度是医院成本控制发挥作用的主要因素。医院应建立以规章制度、标准成本等为考核依据的成本控制考核体系,确定具体的考核指标,并组织有关专业人员定期检查各部门以及各成本中心的各项成本费用指标的完成情况,并将考核情况和结果公布。这样,一方面可以以此为依据,客观评价各部门的成本控制业绩并按规定核定奖罚额度,有效利用激励机制。例如,北京市卫生局在对政府补偿进行初步探索时就将成本控制程度作为重要的指标进行衡量。另一方面通过业绩考核可以发现成本控制管理中存在的问题,有利于总结经验,并采取有效措施加以改进,不断提高医院成本控制水平。医院要将预算执行结果、成本控制目标实现情况和业务工作效率等一并作为内部业务综合考核的重要内容,逐步建立与年终评比、内部收入分配挂钩的机制。

（三）成本控制的原则

1. 经济性原则　成本控制的代价不应超过成本控制取得的收益,否则成本控制不可能持续。要选择重要领域的关键环节实施成本控制措施,并且措施要具有实用性和灵活性。对正常成本费用开支从简控制,对于例外情况则要重点关注。

2. 因地制宜原则　医院成本控制系统的设计要考虑医院、科室和成本项目的特定情况,针对医院的组织结构、管理模式、发展阶段以及科室、岗位、职务的特点设计对应措施。

3. 全员参与原则　成本控制观念要得到医院全体员工的认可,并且使每位领导和员工负有成本控制的责任。成本控制是全体员工的共同任务,只有通过员工的一致努力才能完成。

4. 重要性原则　成本控制过程中要重点关注对医院经营状况和成本状况有较大影响的成本项目,并进行重点的控制和管理。

（四）成本控制的方法

1. 标准成本法　标准成本法是指通过比较标准成本与实际成本差异并分析原因,从而采取成本控制措施。这种方法是将成本计划、控制、核算和分析集合在一起进行成本管理。

2. 定额成本法 定额成本法是指将实际费用划分为定额成本和定额差异,分析差异产生的原因并予以纠正。这种方法在发生费用时,及时揭示实际成本与定额成本的差异,将事后控制发展为事中控制。

(五)成本控制管理体系

1. 优化医院成本控制基础

(1)成本核算是成本控制的前提。

(2)健全医院成本控制组织,完善运行机制。

(3)健全医院成本分析体系,完善基础信息建设。医院应依据成本核算的费用要素和成本项目,健全医院基础信息建设。首先,应建立健全医院成本核算体系,通过明细账真实、及时的反映成本费用发生情况。其次,要完善医院成本分析机制,保证有关数据的真实性和覆盖率,力求能够反映成本管理活动的基本情况,使其作为判断的依据。抓住影响成本控制主要因素的阶段性特点,进行深层次的分析、研究,发现问题、及时修正。第三,要拓宽成本控制分析活动的视野,分析应对医院内外环境进行综合性考虑,不能顾此失彼。第四,要注意分析活动的时效性,根据医院的实际情况合理确定分析周期,避免分析和反馈信息滞后等情况的发生。

2. 健全成本控制系统,完善成本管理体系 2010 版《医院财务管理》规定医院应建立健全成本定额管理制度、费用审核制度等,采取有效措施纠正、限制不必要的成本费用支出差异,控制成本费用支出。

(1)建立科学的成本控制系统,实行全面成本控制管理:医院成本控制管理是运用成本管理的基本原理与方法体系,依据现代医院成本运动规律,以优化成本投入、改善成本结构、规避成本风险为主要目的,对医院经营管理活动实行成本管理和控制。所以,医院成本管理体系应以成本管理的科学性为依据,建立由全员参与的成本控制与管理体系。全面成本控制管理包括全过程成本控制管理和全员成本控制管理。具体应包含三个层次。

1)加强成本的事前控制—成本预算、成本决策、成本计划:成本与预算之间是相互依存的关系,成本核算数据为预算提供数据基础,而严格的预算管理制度是成本管理的最重要的工具。

2)强化成本的过程控制—过程管理:成本的过程控制是在成本形成过程中对成本的日常控制和现场控制。针对医院而言,它是在医院各项业务运作过程中,通过对实际发生的各种成本与费用进行限制、核算和监督,从而保证原定成本目标得以实现的管理活动。在业务运作过程中,实际成本与标准成本总会发生一定偏差,重点应注意那些不正常因素的关键性偏差,找到原因及其对策。

3)完善成本的事后控制—成本分析、成本考核:为了有效地控制成本费用,必须了解哪里存在浪费,哪几项成本费用开支可以压缩,效率偏低的原因何在,这就要求医院内部尽可能完善成本的系统监管。即按照成本发生的地点、环节和费用性质,确定责任部门。

(2)采取不同的管控措施,完善成本管理体系:强化医院成本管理,应把全成本控制作为医院管理的重要手段,把人置于成本控制的中心地位,将全体员工作为成本产生的直接因素。同时,建立一个自下而上、相互配合、以财务部门为中心的多层次全成本管理体系。

对于医院日常的成本控制措施主要有:

1)完善资产管理制度,健全原始记录和核算体系,正确区分成本费用和其他费用开支的界限。

2)因岗聘员、因事用人,降低人员费用,实现减员增效。

3)加强采购部门的管理,实行医疗设备和药品公开招标,在确保质量的同时降低采购成本,并预测最佳采购量,降低贮存成本。

4)建立健全的组织体系,岗位职责,制定定额标准。

5)加强资金的筹集投放与使用管理,增加资金的使用效率,保证资源最大化利用。

(3)加强成本核算信息在绩效考核及预算管理中的运用

1)加强医院成本核算信息在医院绩效考核中的运用。

2)结合医院成本核算结果,全面开展医院预算管理:①医院科室成本核算数据为预算编制提供数据基础;②预算执行期间根据科室成本核算情况对预算进行评价和调整;③预算管理与成本核算相融合(图10-17)。

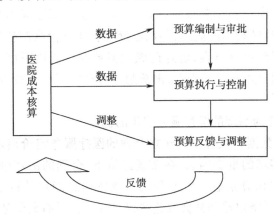

图 10-17 医院成本核算与预算关系图

总之,通过医院全成本核算与预算管理的应用促使医院各项收支沿着健康的轨道运行,增强医院的市场竞争能力,减轻患者的负担,推动医院的发展。

三、成本应用

(一)成本在财政补偿中的应用

1. 我国医院财政补偿的现状

(1)政府对医院的财政补偿政策的制定与政策引导缺少科学依据。

(2)财政补偿缺乏足够的理论依据,数据基础差。

(3)财政补偿不能弥补医院的生存与发展需要。

2. 成本在财政补偿中的应用 公立医院补偿机制是指对医疗服务过程中卫

生资源的耗费进行弥补、充实的方式和途径,也就是对医院经济活动的耗费有补偿作用的各种要素的有机结合。其运转和作用的基本功能,就是保证医院在经济活动中的物化劳动和活劳动消耗得到足额的补偿,以保证和满足医院简单再生产和扩大再生产的需要。目前,我国公立医院医疗服务过程中的消耗主要通过财政补助、医疗服务收费和药品加成三种途径得到补偿。然而在《关于公立医院改革试点的指导意见》(以下简称《指导意见》)中明确指出今后将推进医药分开,改革以药补医机制,逐步将公立医院补偿由服务收费、药品加成收入和政府补助三个渠道改为服务收费和政府补助两个渠道。

该《指导意见》还指出:在成本核算基础上,合理确定医疗技术服务价格,降低药品和大型医用设备检查治疗价格,加强医用耗材的价格管理。逐步取消药品加成政策,对公立医院由此而减少的合理收入,采取增设药事服务费、调整部分技术服务收费标准等措施,通过医疗保障基金支付和增加政府投入等途径予以补偿。药事服务费原则上按照药事服务成本,并综合考虑社会承受能力等因素合理确定。由此,成本核算成为了公立医院此次改革的基础,为财政补偿以及药事服务收费提供数据基础。

(二)成本在定价中的应用

1. 我国医疗服务定价的现状 医疗服务价格与其成本相背离。目前,我国现行的医疗服务收费价格由各省自行定价,且不是全部以成本为基础。由于物价水平的上涨、医疗新技术的应用,各地定价没有建立价格调整机制,因此,医疗服务价值与价格已经严重背离,也是造成大多数医疗机构医疗亏损的重要原因之一。在医疗项目成本核算基础上,重新制定合理的医疗收费价格,是一项复杂而迫切解决的问题。

2. 以成本核算为基础的医疗服务定价的优点

(1)医院成本数据为政府部门建立合理的医疗服务定价奠定了数据基础 价格是影响医疗需求的重要因素,在市场经济下,合理的医疗服务价格的确定,必须取决于全成本核算信息。根据全成本核算信息制定的科学的医疗服务价格,将有利于医院经济效益和社会效益的提高;反之,没有科学依据的医疗价格,不仅损害患者的消费权益,最终也将损害医院的经济效益。因此,合理调整医疗服务价格,既有利于公立医院的健康发展,也有利于维护患者的根本利益。

(2)有利于维护医院的公益性。价格是经济调节的杠杆,扭曲的价格,必然导致医疗服务行为的扭曲。如果医院为了追求经济利益,过度开展有经济效益的项目,最终损害的是患者利益。因此,合理调整医疗服务价格,充分体现医务工作者的劳动价值既有利于公立医院的健康发展,也有利于维护患者的根本利益。

3. 对目前收费体系调整的建议

(1)设立科学的价格调整系数,定期对医疗服务价格进行调整。

(2)调整医疗服务价格的结构。

(3)合理剔除政府补偿部分。

(三)成本在医疗保障偿付中的应用

1. 我国医疗保障费用偿付的现状 医院按项目付费的方式,无法控制医疗服务诱导需求的现象,易导致卫生费用上涨。

由于公立医院取得医疗服务补偿时是按照医疗项目实行后付费制,虽然在一定程度上了满足患者的需求,但是医院很容易从自身经济利益角度出发,采取过度的医疗服务行为,并且也容易诱发医院"乱收费",加重社会"看病贵"的问题。这种收入与成本不对称的按项目后付制的付费方法,不仅使政府很难约束医院的行为,医院也无法找到所获得的医疗收入与所消耗的医疗成本的对应关系,很难进行成本控制。

2. 成本核算在制定医疗保障费用偿付中的作用

(1)使用科学的方法对卫生服务成本进行核算,可以确定更加精确的医疗保障支付额度,从而达到控制医疗费用的目的。

(2)医疗保障的费用根据成本支付,可以促使医疗机构提高工作效率,降低服务成本,同时减少提供不必要的服务,节省了医疗资源。

(3)对于参保人员来说,由于医疗机构有了降低成本的主动性,使得患者就医费用有了下降的可能性,在一定程度上缓解"看病贵"的问题。

3. 对目前医疗保障费用偿付的建议

(1)对医疗服务的成本进行更加精确的计算是医疗保险费用偿付工作中的重要基础,这是一项结合了卫生成本核算、临床医学、医疗保险学等多学科的工作,需要以大量的数据和研究为前提,并使用科学的方法。建议从国家层面建立方法和指标体系,并结合行政力量进行推广。

(2)相对于后付制来说,预付制更有利于医疗费用的控制,如总额预付制等。医保机构对医疗机构预先支付的额度应严格依据成本核算的结果确定,同时应注意防范预付制中医疗机构可能出现的风险选择行为,加强卫生行政部门的监督力度,避免医疗机构拒收危重病人现象的发生。

国内外实践证明,公立医院服务支付方式的设计对医疗资源的合理利用有着重要的影响,不同类型的医疗服务需要采取不同形式的支付方式,而越来越多地依靠按病种付费的补偿机制来实现医疗资源的有效使用,将成为医疗服务补偿机制变革的趋势。医疗行业如何抓住并积极应对社保机构推行的定额付费制(单病种付费)的改革,必须坚持成本定价法原则,有成本核算体系和数据作为支撑,有参与定价和谈判的话语权,让价格和价值得到真正的统一才是解决问题的根本。

本 章 小 结

医院成本管理是在医院成本核算基础上进行的成本控制方面的管理,实施医院成本管理,首先应该进行医院成本核算,全面获取医院成本信息,然后利用成本信息进行医院的成本管理与控制。本章主要介绍了以下几方面内容:①"成本核算"、"成本控制"、"管理决策"三个阶段成本的概念体系,成本管理与核算的目的、对象、成本的构成等。②科室成本核算的流程和方法体系,包括科室的分类,科室直计成本的归集,计算计入成本的分配方法,科室成本的三级分摊方法,诊次成本和床日成本的计算直至最终成本报表的产生。③项目成本核算和病种成本核算的基本方法和思路。④成本管理的基本内容,包含成本的分析方法,成本控制的概念、意义、原则、方法等;成本在财政补偿、定价、医疗保障偿付中的应用。通过本章学习,使读者全面理解从成本核算到最终成本管理与应用的全过程。

关键术语

直接成本(direct cost)　　　　　　间接成本(indirect cost)

成本归集(cost accumulation)　　　全成本(total cost)

可控成本(controllable cost)　　　不可控成本(uncontrollable cost)

思考题

简要论述医院成本核算的方法体系和实施程序。

(程　薇)

笔记

一、教学目的

本教材结合《医院财务制度》及《基层医疗卫生机构财务制度》的主要内容，结合新医改的要求，以财务报表为起点，以案例为载体，使读者在学习解读医院及基层医疗机构财务信息的基础上，全面了解学习卫生财务管理的理论体系，提高实际操作技能。

二、前期需要掌握的课程名称

"卫生事业管理"、"医院管理"、"医院会计"或者"会计学基础"

三、学时建议

教学内容	学习要点	学时安排
第一章 卫生财务管理概论	1. 卫生财务管理的概念、营利性医院和非营利性医院财务管理的目标、财务关系 2. 卫生财务管理的对象、内容和职能 3. 卫生财务管理的内外部环境 4.《医院财务制度》、《基层医疗卫生机构财务制度》修订背景及主要思路	6学时
第二章 财务报告	1. 财务报告的会计核算基础 2. 财务报告的定义、作用、构成和审计 3. 医院和基层医疗卫生机构的资产负债表和收入费用总表及附表的编制、结构和内容、信息用途等 4. 财务报告中的其他内容，包括医院的现金流量表，医院和基层医疗卫生机构的财政补助收支情况表、基层医疗卫生机构净资产变动表以及医院成本报表等	8学时
第三章 财务分析	1. 财务分析的意义、目的、基本内容、步骤 2. 财务分析的几种主要方法 3. 财务分析的指标体系 4. 杜邦综合财务分析体系在医院财务分析中的应用	8学时
第四章 流动资产管理及控制	1. 流动资产的特点，管理的意义和要求 2. 货币资金的管理与控制，包括货币资金分类、持有动机和成本、日常管理、预算编制与内部控制等 3. 应收款项的管理与控制，包括应收款项的功能、管理目标、日常管理、内部控制等 4. 存货的管理与控制包括存货的分类、存货决策、日常管理、内部控制等	8学时

笔记

续表

教学内容	学习要点	学时安排
第五章 非流动资产管理与控制	1. 固定资产的概念、特点、分类、损耗与折旧 2. 固定资产归口分析管理以及固定资产管理的主要内容 3. 医疗卫生机构对外投资管理 4. 医疗卫生机构无形资产管理和控制	6学时
第六章 固定资产投资评价	1. 财务管理的价值观念 2. 固定资产的投资评价指标 3. 固定资产更新决策和投资期决策	8学时
第七章 负债、净资产管理及控制	1. 负债筹资的方式及管理手段 2. 净资产的筹资方式、净资产的种类及管理手段 3. 量本利分析和经营杠杆效应	6学时
第八章 收支、结余管理及控制	1. 收入的管理与控制的范围、要点、方法等 2. 支出的管理与控制的范围、要点、方法等 3. 收支结余的分配与管理	6学时
第九章 预算管理	1. 预算的概念、作用和原则 2. 医疗卫生机构常用的预算编制方法 3. 全面预算管理的含义、特点、功能、组织管理等	8学时
第十章 成本管理	1. 成本的概念体系,成本管理与核算的目的、对象、成本的构成 2. 科室成本核算的流程和方法体系,项目成本核算和病种成本核算的方法 3. 成本管理的基本内容,包括成本分析、成本控制以及成本信息的应用	8学时
合计学时		72学时

参考文献

1. 程薇. 医院财务管理. 北京:中国中医药出版社,2010.

2. 程薇. 医院会计与财务管理学. 北京:人民卫生出版社,2003.

3. 中华人民共和国财政部,中华人民共和国卫生部. 医院财务制度. 北京:中国财政经济出版社,2010.

4. 中华人民共和国财政部,中华人民共和国卫生部. 基层医疗卫生机构财务制度. 北京:中国财政经济出版社,2010.

5. 财政部社会保障司卫生部规划财务司. 医院财务制度基层医疗卫生机构财务制度讲解. 北京:中国财政经济出版社,2011.

6. 中华人民共和国财政部. 医院会计制度. 北京:经济科学出版社,2010.

7. 中华人民共和国财政部. 基层医疗卫生机构会计制度. 北京:中国财政经济出版社,2010.

8. 财政部会计司编写组. 医院会计制度讲解. 北京:经济科学出版社,2011.

9. 卫生部规划财务司. 医院财务制度. 北京:中国财政经济出版社,1999.

10. 程晓明,罗五金. 卫生经济学. 第 2 版. 北京:人民卫生出版社,2007.

11. 高广颖,李月明. 医院财务管理. 北京:中国人民大学出版社,2006.

12. 医院及基层医疗卫生机构财务会计制度培训教材编委会. 医院及基层医疗卫生机构财务会计制度培训教材. 北京:中国市场出版社,2011.

13. 侯常敏,程薇,刘建民. 新医院会计制度解读与衔接. 北京:经济科学出版社,2011.

14. 栾庆伟,迟国泰. 财务管理. 第 2 版. 大连:大连理工大学出版社,2001.

15. 周文贞,秦永芳,王金秀. 医院财务管理. 北京:中国经济出版社,2001.

16. 王庆成,郭复初. 财务管理学. 北京:高等教育出版社,2000.

17. 刘智宏. 财务管理实务. 北京:中国物资出版社,2011.

18. 缪启军. 财务管理实训. 上海:立信会计出版社,2011.

19. 温月振. 财务管理. 北京:中国人民大学出版社,2011.

20. 卫生部规划财务司. 医疗卫生机构财务会计内部控制规定讲座. 北京:企业管理出版社,2007.

21. 王为民. 公共组织财务管理 . 北京:中国人民大学出版社,2005.

22. 郭复初,王庆城. 财务管理学. 第 3 版. 北京:高等教育出版社,2009.

23. 中国资产评估协会. 2012 年全国注册资产评估师考试用书-资产评估. 北京:经济科学出版社,2012.

24. 费峰. 医院成本管理会计. 上海:上海财经大学出版社,2005.

25. 陆正飞. 财务管理. 大连:东北财经出版社,2001.

26. 孙其虎. 医院财务管理教程. 合肥:安徽科学技术出版社,2003.

27. 财政部注册会计师考试委员会办公室. 财务成本管理. 北京:经济科学出版社,2003.

28. 王新华. 财务管理学简易读本. 北京:中国石化出版社,2008.

29. 蒂芬·A·罗斯. 公司理财. 方红星,译. 北京:机械工业出版社,2007.

30. 罗利·托马斯,本顿·E·格普. 价值评估指南—来自顶级咨询公司及从业者的价值评估技术. 北京:电子工业出版社,2012.

31. 财政部注册会计师考试委员会办公室. 财务成本管理. 北京:经济科学出版社,2011.

笔记

32. 傅元略.财务管理.厦门:厦门大学出版社,2005.

33. 高山,申俊龙,王静梅.现代医院财务管理.南京:东南大学出版社,2010.

34. 王化成.财务管理学.第5版.北京:中国人民大学出版社,2009.

35. 王军.全面提升医疗机构财务、会计管理和监督水平[EB/OL]. http://www.casc.gov.cn,2011.

36. 吴世飞.于润吉.医院会计制度和医院财务制度修订情况的评价与分析.中国卫生经济, 2011.30(2):79-81.

37. 程淑珍.医疗卫生单位预算管理.北京:企业管理出版社,2008.

38. 金玲.医院财务管理理论与实务.北京:中国财政经济出版社,2010.

39. 田立启,张永征.医院管理会计.北京:中国财政经济出版社,2003.

40. 程薇.医院成本管理.北京:经济科学出版社,2012.

41. 陈有孝,褚以德.现代医院全成本核算.北京:人民卫生出版社,2009.

42. Stephen J. Williams. Introduction to Health Services. DelmarCengageLearning,2011.

笔记

中英文名词对照索引

笔记

笔记

笔记